国家卫生健康委员会"十三五"规划教材

全 国 高 等 学 校 教 材

供基础、临床、预防、口腔医学类专业用

医学生物学

Medical Biology

第9版

主 编 傅松滨

副主编 杨保胜 邱广蓉

人民卫生出版社

PEOPLE'S MEDICAL PUBLISHING HOUSE

图书在版编目（CIP）数据

医学生物学/傅松滨主编. —9 版. —北京:人民卫生出版社,2018

全国高等学校五年制本科临床医学专业第九轮规划教材

ISBN 978-7-117-26344-3

Ⅰ.①医…　Ⅱ.①傅…　Ⅲ.①医学-生物学-高等学校-教材　Ⅳ.①R318

中国版本图书馆 CIP 数据核字（2018）第 088493 号

| 人卫智网 | www.ipmph.com | 医学教育、学术、考试、健康，购书智慧智能综合服务平台 |
| 人卫官网 | www.pmph.com | 人卫官方资讯发布平台 |

医学生物学
第 9 版

主　　编:傅松滨

出版发行:人民卫生出版社(中继线 010-59780011)

地　　址:北京市朝阳区潘家园南里 19 号

邮　　编:100021

E - mail: pmph @ pmph. com

购书热线:010-59787592　010-59787584　010-65264830

印　　刷:人卫印务（北京）有限公司

经　　销:新华书店

开　　本:850×1168　1/16　印张:16

字　　数:473 千字

版　　次:1978 年 6 月第 1 版　　2018 年 7 月第 9 版
　　　　　2020 年 5 月第 9 版第 2 次印刷(总第 55 次印刷)

标准书号:ISBN 978-7-117-26344-3

定　　价:46.00 元

打击盗版举报电话:010-59787491　E-mail:WQ @ pmph. com
（凡属印装质量问题请与本社市场营销中心联系退换）

编 者

以姓氏笔画为序

王　玉（齐齐哈尔医学院）

王墨林（山东大学齐鲁医学院）

左　伋（复旦大学上海医学院）

孙　媛（大连医科大学）

杨春蕾（四川大学生命科学学院）

杨保胜（新乡医学院）

邱广蓉（中国医科大学）

何永蜀（昆明医科大学）

张　岩（哈尔滨医科大学）

张树冰（中南大学生命科学学院）

张咸宁（浙江大学医学院）

周好乐（内蒙古医科大学）

胡劲松（西安交通大学医学部）

殷丽天（山西医科大学）

彭鲁英（同济大学医学院）

韩　骅（空军军医大学）

傅松滨（哈尔滨医科大学）

融合教材阅读使用说明

> **融合教材介绍**:本套教材以融合教材形式出版,即融合纸书内容与数字服务的教材,每本教材均配有特色的数字内容,读者阅读纸书的同时可以通过扫描书中二维码阅读线上数字内容。
>
> 《医学生物学》(第9版)融合教材配有以下数字资源:
>
> 🕊 教学课件　🕊 案例　🕊 微课　🕊 知识拓展　🕊 自测试卷　🕊 英文名词读音

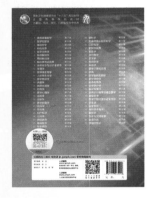

❶ 扫描教材封底圆形图标中的二维码,打开激活平台。

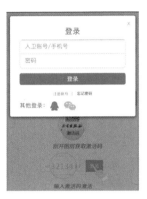

❷ 注册或使用已有人卫账号登录,输入刮开的激活码。

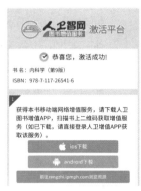

❸ 下载"人卫图书增值"APP,也可登录 zengzhi.ipmph.com 浏览。

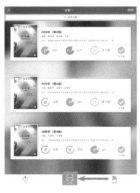

❹ 使用APP"扫码"功能,扫描教材中二维码可快速查看数字内容。

配套教材(共计56种)

全套教材书目

全套教材书目

《医学生物学》(第9版)配套教材

《医学生物学学习指导与习题集》(第5版)　主编:傅松滨

读者信息反馈方式

欢迎登录"人卫e教"平台官网"medu.pmph.com",在首页注册登录后,即可通过输入书名、书号或主编姓名等关键字,查询我社已出版教材,并可对该教材进行读者反馈、图书纠错、撰写书评以及分享资源等。

序　言

党的十九大报告明确提出,实施健康中国战略。没有合格医疗人才,就没有全民健康。推进健康中国建设要把培养好医药卫生人才作为重要基础工程。我们必须以习近平新时代中国特色社会主义思想为指引,按照十九大报告要求,把教育事业放在优先发展的位置,加快实现教育现代化,办好人民满意的医学教育,培养大批优秀的医药卫生人才。

着眼于面向 2030 年医学教育改革与健康中国建设,2017 年 7 月,教育部、国家卫生和计划生育委员会、国家中医药管理局联合召开了全国医学教育改革发展工作会议。之后,国务院办公厅颁布了《国务院办公厅关于深化医教协同进一步推进医学教育改革与发展的意见》(国办发〔2017〕63 号)。这次改革聚焦健康中国战略,突出问题导向,系统谋划发展,医教协同推进,以"服务需求、提高质量"为核心,确定了"两更加、一基本"的改革目标,即:到 2030 年,具有中国特色的标准化、规范化医学人才培养体系更加健全,医学教育改革与发展的政策环境更加完善,医学人才队伍基本满足健康中国建设需要,绘就了今后一个时期医学教育改革发展的宏伟蓝图,作出了具有全局性、战略性、引领性的重大改革部署。

教材是学校教育教学的基本依据,是解决培养什么样的人、如何培养人以及为谁培养人这一根本问题的重要载体,直接关系到党的教育方针的有效落实和教育目标的全面实现。要培养高素质的优秀医药卫生人才,必须出版高质量、高水平的优秀精品教材。一直以来,教育部高度重视医学教材编制工作,要求以教材建设为抓手,大力推动医学课程和教学方法改革。

改革开放四十年来,具有中国特色的全国高等学校五年制本科临床医学专业规划教材经历了九轮传承、创新和发展。在教育部、国家卫生和计划生育委员会的共同推动下,以裘法祖、吴阶平、吴孟超、陈灏珠等院士为代表的我国几代著名院士、专家、医学家、教育家,以高度的责任感和敬业精神参与了本套教材的创建和每一轮教材的修订工作。教材从无到有、从少到多、从多到精,不断丰富、完善与创新,逐步形成了课程门类齐全、学科系统优化、内容衔接合理、结构体系科学的立体化优秀精品教材格局,创建了中国特色医学教育教材建设模式,推动了我国高等医学本科教育的改革和发展,走出了一条适合中国医学教育和卫生健康事业发展实际的中国特色医药学教材建设发展道路。

在深化医教协同、进一步推进医学教育改革与发展的时代要求与背景下,我们启动了第九轮全国高等学校五年制本科临床医学专业规划教材的修订工作。教材修订过程中,坚持以习近平新时代中国特色社会主义思想为指引,贯彻党的十九大精神,落实"优先发展教育事业""实施健康中国战略"及"落实立德树人根本任务,发展素质教育"的战略部署要求,更加突出医德教育与人文素质教育,将医德教育贯穿于医学教育全过程,同时强调"多临床、早临床、反复临床"的理念,强化临床实践教学,着力培养医德高尚、医术精湛的临床医生。

我们高兴地看到,这套教材在编写宗旨上,不忘医学教育人才培养的初心,坚持质量第一、立德树人;在编写内容上,牢牢把握医学教育改革发展新形势和新要求,坚持与时俱进、力求创新;在编写形式上,聚力"互联网+"医学教育的数字化创新发展,充分运用 AR、VR、人工智能等新技术,在传统纸质教材的基础上融合实操性更强的数字内容,推动传统课堂教学迈向数字教学与移动学习的新时代。为进一步加强医学生临床实践能力培养,整套教材还配有相应的实践指导教材,内容丰富,图文并茂,具有较强的科学性和实践指导价值。

我们希望,这套教材的修订出版,能够进一步启发和指导高校不断深化医学教育改革,推进医教协同,为培养高质量医学人才、服务人民群众健康乃至推动健康中国建设作出积极贡献。

2018 年 2 月

全国高等学校五年制本科临床医学专业
第九轮　规划教材修订说明

　　全国高等学校五年制本科临床医学专业国家卫生健康委员会规划教材自1978年第一轮出版至今已有40年的历史。几十年来，在教育部、国家卫生健康委员会的领导和支持下，以裘法祖、吴阶平、吴孟超、陈灏珠等院士为代表的我国几代德高望重、有丰富的临床和教学经验、有高度责任感和敬业精神的国内外著名院士、专家、医学家、教育家参与了本套教材的创建和每一轮教材的修订工作，使我国的五年制本科临床医学教材从无到有，从少到多，从多到精，不断丰富、完善与创新，形成了课程门类齐全、学科系统优化、内容衔接合理、结构体系科学的由规划教材、配套教材、网络增值服务、数字出版等组成的立体化教材格局。这套教材为我国千百万医学生的培养和成才提供了根本保障，为我国培养了一代又一代高水平、高素质的合格医学人才，为推动我国医疗卫生事业的改革和发展做出了历史性巨大贡献，并通过教材的创新建设和高质量发展，推动了我国高等医学本科教育的改革和发展，促进了我国医药学相关学科或领域的教材建设和教育发展，走出了一条适合中国医药学教育和卫生事业发展实际的具有中国特色医药学教材建设和发展的道路，创建了中国特色医药学教育教材建设模式。老一辈医学教育家和科学家们亲切地称这套教材是中国医学教育的"干细胞"教材。

　　本套第九轮教材修订启动之时，正是我国进一步深化医教协同之际，更是我国医疗卫生体制改革和医学教育改革全方位深入推进之时。在全国医学教育改革发展工作会议上，李克强总理亲自批示"人才是卫生与健康事业的第一资源，医教协同推进医学教育改革发展，对于加强医学人才队伍建设、更好保障人民群众健康具有重要意义"，并着重强调，要办好人民满意的医学教育，加大改革创新力度，奋力推动建设健康中国。

　　教材建设是事关未来的战略工程、基础工程，教材体现国家意志。人民卫生出版社紧紧抓住医学教育综合改革的历史发展机遇期，以全国高等学校五年制本科临床医学专业第九轮规划教材全面启动为契机，以规划教材创新建设，全面推进国家级规划教材建设工作，服务于医改和教改。第九轮教材的修订原则，是积极贯彻落实国务院办公厅关于深化医教协同、进一步推进医学教育改革与发展的意见，努力优化人才培养结构，坚持以需求为导向，构建发展以"5+3"模式为主体的临床医学人才培养体系；强化临床实践教学，切实落实好"早临床、多临床、反复临床"的要求，提高医学生的临床实践能力。

　　在全国医学教育综合改革精神鼓舞下和老一辈医学家奉献精神的感召下，全国一大批临床教学、科研、医疗第一线的中青年专家、学者、教授继承和发扬了老一辈的优秀传统，以严谨治学的科学态度和无私奉献的敬业精神，积极参与第九轮教材的修订和建设工作，紧密结合五年制临床医学专业培养目标、高等医学教育教学改革的需要和医药卫生行业人才的需求，借鉴国内外医学教育教学的经验和成果，不断创新编写思路和编写模式，不断完善表达形式和内容，不断提升编写水平和质量，已逐渐将每一部教材打造成了学科精品教材，使第九轮全套教材更加成熟、完善和科学，从而构建了适合以"5+3"为主体的医学教育综合改革需要、满足卓越临床医师培养需求的教材体系和优化、系统、科学、经典的五年制本科临床医学专业课程体系。

其修订和编写特点如下：

1．教材编写修订工作是在国家卫生健康委员会、教育部的领导和支持下，由全国高等医药教材建设研究学组规划，临床医学专业教材评审委员会审定，院士专家把关，全国各医学院校知名专家教授编写，人民卫生出版社高质量出版。

2．教材编写修订工作是根据教育部培养目标、国家卫生健康委员会行业要求、社会用人需求，在全国进行科学调研的基础上，借鉴国内外医学人才培养模式和教材建设经验，充分研究论证本专业人才素质要求、学科体系构成、课程体系设计和教材体系规划后，科学进行的。

3．在教材修订工作中，进一步贯彻党的十九大精神，将"落实立德树人根本任务，发展素质教育"的战略部署要求，贯穿教材编写全过程。全套教材在专业内容中渗透医学人文的温度与情怀，通过案例与病例融合基础与临床相关知识，通过总结和汲取前八轮教材的编写经验与成果，充分体现教材的科学性、权威性、代表性和适用性。

4．教材编写修订工作着力进行课程体系的优化改革和教材体系的建设创新——科学整合课程、淡化学科意识、实现整体优化、注重系统科学、保证点面结合。继续坚持"三基、五性、三特定"的教材编写原则，以确保教材质量。

5．为配合教学改革的需要，减轻学生负担，精炼文字压缩字数，注重提高内容质量。根据学科需要，继续沿用大16开国际开本、双色或彩色印刷，充分拓展侧边留白的笔记和展示功能，提升学生阅读的体验性与学习的便利性。

6．为满足教学资源的多样化，实现教材系列化、立体化建设，进一步丰富了理论教材中的数字资源内容与类型，创新在教材移动端融入AR、VR、人工智能等新技术，为课堂学习带来身临其境的感受；每种教材均配有2套模拟试卷，线上实时答题与判卷，帮助学生复习和巩固重点知识。同时，根据实际需求进一步优化了实验指导与习题集类配套教材的品种，方便老师教学和学生自主学习。

第九轮教材共有53种，均为**国家卫生健康委员会"十三五"规划教材**。全套教材将于2018年6月出版发行，数字内容也将同步上线。教育部副部长林蕙青同志亲自为本套教材撰写序言，并对通过修订教材启发和指导高校不断深化医学教育改革、进一步推进医教协同，为培养高质量医学人才、服务人民群众健康乃至推动健康中国建设寄予厚望。希望全国广大院校在使用过程中能够多提供宝贵意见，反馈使用信息，以逐步修改和完善教材内容，提高教材质量，为第十轮教材的修订工作建言献策。

全国高等学校五年制本科临床医学专业第九轮规划教材
教材目录

序号	书名	版次	主编			副主编			
1.	医用高等数学	第7版	秦 侠	吕 丹		李 林	王桂杰	刘春扬	
2.	医学物理学	第9版	王 磊	冀 敏		李晓春	吴 杰		
3.	基础化学	第9版	李雪华	陈朝军		尚京川	刘 君	籍雪平	
4.	有机化学	第9版	陆 阳			罗美明	李柱来	李发胜	
5.	医学生物学	第9版	傅松滨			杨保胜	邱广蓉		
6.	系统解剖学	第9版	丁文龙	刘学政		孙晋浩	李洪鹏	欧阳宏伟	阿地力江·伊明
7.	局部解剖学	第9版	崔慧先	李瑞锡		张绍祥	钱亦华	张雅芳	张卫光
8.	组织学与胚胎学	第9版	李继承	曾园山		周 莉	周国民	邵淑娟	
9.	生物化学与分子生物学	第9版	周春燕	药立波		方定志	汤其群	高国全	吕社民
10.	生理学	第9版	王庭槐			罗自强	沈霖霖	管又飞	武宇明
11.	医学微生物学	第9版	李 凡	徐志凯		黄 敏	郭晓奎	彭宜红	
12.	人体寄生虫学	第9版	诸欣平	苏 川		吴忠道	李朝品	刘文琪	程彦斌
13.	医学免疫学	第7版	曹雪涛			姚 智	熊思东	司传平	于益芝
14.	病理学	第9版	步 宏	李一雷		来茂德	王娅兰	王国平	陶仪声
15.	病理生理学	第9版	王建枝	钱睿哲		吴立玲	孙连坤	李文斌	姜志胜
16.	药理学	第9版	杨宝峰	陈建国		臧伟进	魏敏杰		
17.	医学心理学	第7版	姚树桥	杨艳杰		潘 芳	汤艳清	张 宁	
18.	法医学	第7版	王保捷	侯一平		丛 斌	沈忆文	陈 腾	
19.	诊断学	第9版	万学红	卢雪峰		刘成玉	胡申江	杨 炯	周汉建
20.	医学影像学	第8版	徐 克	龚启勇	韩 萍	于春水	王 滨	文 戈	高剑波	王绍武
21.	内科学	第9版	葛均波	徐永健	王 辰	唐承薇	周 晋	肖海鹏	王建安	曾小峰
22.	外科学	第9版	陈孝平	汪建平	赵继宗	秦新裕	刘玉村	张英泽	孙颖浩	李宗芳
23.	妇产科学	第9版	谢 幸	孔北华	段 涛	林仲秋	狄 文	马 丁	曹云霞	漆洪波
24.	儿科学	第9版	王卫平	孙 锟	常立文	申昆玲	李 秋	杜立中	母得志
25.	神经病学	第8版	贾建平	陈生弟		崔丽英	王 伟	谢 鹏	罗本燕	楚 兰
26.	精神病学	第8版	郝 伟	陆 林		李 涛	刘金同	赵旭东	王高华
27.	传染病学	第9版	李兰娟	任 红		高志良	宁 琴	李用国	

序号	书名	版次	主编		副主编				
28.	眼科学	第9版	杨培增	范先群	孙兴怀	刘奕志	赵桂秋	原慧萍	
29.	耳鼻咽喉头颈外科学	第9版	孙 虹	张 罗	迟放鲁	刘 争	刘世喜	文卫平	
30.	口腔科学	第9版	张志愿		周学东	郭传瑸	程 斌		
31.	皮肤性病学	第9版	张学军	郑 捷	陆洪光	高兴华	何 黎	崔 勇	
32.	核医学	第9版	王荣福	安 锐	李亚明	李 林	田 梅	石洪成	
33.	流行病学	第9版	沈洪兵	齐秀英	叶冬青	许能锋	赵亚双		
34.	卫生学	第9版	朱启星		牛 侨	吴小南	张正东	姚应水	
35.	预防医学	第7版	傅 华		段广才	黄国伟	王培玉	洪 峰	
36.	中医学	第9版	陈金水		范 恒	徐 巍	金 红	李 锋	
37.	医学计算机应用	第6版	袁同山	阳小华	卜宪庚	张筠莉	时松和	娄 岩	
38.	体育	第6版	裴海泓		程 鹏	孙 晓			
39.	医学细胞生物学	第6版	陈誉华	陈志南	刘 佳	范礼斌	朱海英		
40.	医学遗传学	第7版	左 伋		顾鸣敏	张咸宁	韩 骅		
41.	临床药理学	第6版	李 俊		刘克辛	袁 洪	杜智敏	闫素英	
42.	医学统计学	第7版	李 康	贺 佳	杨土保	马 骏	王 彤		
43.	医学伦理学	第5版	王明旭	赵明杰	边 林	曹永福			
44.	临床流行病学与循证医学	第5版	刘续宝	孙业桓	时景璞	王小钦	徐佩茹		
45.	康复医学	第6版	黄晓琳	燕铁斌	王宁华	岳寿伟	吴 毅	敖丽娟	
46.	医学文献检索与论文写作	第5版	郭继军		马 路	张 帆	胡德华	韩玲革	
47.	卫生法	第5版	汪建荣		田 侃	王安富			
48.	医学导论	第5版	马建辉	闻德亮	曹德品	董 健	郭永松		
49.	全科医学概论	第5版	于晓松	路孝琴	胡传来	江孙芳	王永晨	王 敏	
50.	麻醉学	第4版	李文志	姚尚龙	郭曲练	邓小明	喻 田		
51.	急诊与灾难医学	第3版	沈 洪	刘中民	周荣斌	于凯江	何 庆		
52.	医患沟通	第2版	王锦帆	尹 梅	唐宏宇	陈卫昌	康德智	张瑞宏	
53.	肿瘤学概论	第2版	赫 捷		张清媛	李 薇	周云峰	王伟林	刘云鹏 赵新汉

第七届全国高等学校五年制本科临床医学专业教材评审委员会名单

顾　　问

吴孟超　　王德炳　　刘德培　　刘允怡

主 任 委 员

陈灏珠　　钟南山　　杨宝峰

副主任委员（以姓氏笔画为序）

王　辰　　王卫平　　丛　斌　　冯友梅　　孙颖浩　　李兰娟
步　宏　　汪建平　　张志愿　　陈孝平　　陈志南　　陈国强
郑树森　　郎景和　　赵玉沛　　赵继宗　　柯　杨　　桂永浩
曹雪涛　　葛均波　　赫　捷

委　　员（以姓氏笔画为序）

马存根　　王　滨　　王省良　　文历阳　　孔北华　　邓小明
白　波　　吕　帆　　吕兆丰　　刘吉成　　刘学政　　李　凡
李玉林　　吴在德　　吴肇汉　　何延政　　余艳红　　沈洪兵
陆再英　　赵　杰　　赵劲民　　胡翊群　　南登崑　　药立波
柏树令　　闻德亮　　姜志胜　　姚　智　　曹云霞　　崔慧先
曾因明　　雷　寒　　颜　虹

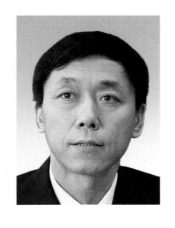

傅松滨

　　教授，现任哈尔滨医科大学副校长，遗传学科学术带头人，博士研究生导师。 兼任中国遗传学会常务理事、副秘书长，中国人类遗传资源专家委员会委员，黑龙江省遗传学会理事长，《国际遗传学杂志》主编。 1998 年获第六届中国青年科技奖和卫生部优秀青年科技人才，1999 年入选国家百千万人才工程，2000 年获国务院批准享受国家特殊津贴，2001 年获教育部优秀青年教师和国家模范教师称号，所率领的研究团队 2012 年入选教育部创新团队。

　　目前主要从事中国人类遗传资源保存及多样性研究、双微体结构与功能研究和中国人群遗传病发病机制研究。 其中参加的"实体瘤细胞遗传学研究"获 2001 年度国家科技进步奖二等奖；"中国不同民族永生细胞库的建立和中华民族遗传多样性的研究"获 2005 年度国家自然科学奖二等奖。

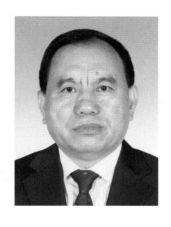

杨保胜

　　教授，硕士研究生导师，省级优秀教师。 中国遗传学会教育教学委员会副主任。 曾任新乡医学院基础医学院副院长、遗传医学研究所负责人。 河南省精品资源共享课程"医学遗传学"主持人，河南省精品在线开放课程"医学分子生物学"主持人，省级优秀基层教学组织主持人。

　　从事医学遗传与优生咨询教学、科研、临床服务 36 年，主持和参与"克隆大鼠部分肝切除诱导的 50kD ADAM 基因"等国家级和省级科研与教研课题 12 项，主持的"面向 21 世纪医学遗传学课程教学内容改革"获河南省 2004 年优秀教学成果一等奖。 主编出版《遗传病分子生物学》《医学遗传学》等专著及教材 31 部。 副主编"十二五""十一五"普通高等教育国家级规划教材《医学遗传学》《药学分子生物学》等 5 部。 主编的《医学遗传学》等 4 部教材被评为河南省"十二五"普通高等教育规划教材。

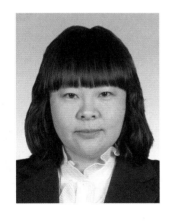

邱广蓉

　　教授，现任中国医科大学基础医学院医学遗传学教研室支部书记，博士研究生导师；兼任中国遗传学会理事，辽宁省医学会医学遗传学分会常委兼秘书，中华医学会医学遗传学分会教育学组委员。 2004 年入选辽宁省百千万人才工程千人层次，2006 年获辽宁省普通高等学校优秀青年骨干教师，2012 年获沈阳市五四奖章。

　　目前主要从事先天畸形发育遗传学和遗传病的基因诊断研究。 其中参加的"先天性心脏病的产前诊断及病因学研究"获辽宁省科学技术奖三等奖；"医学遗传学课程体系与教学模式改革"获辽宁省高等教育教学成果奖三等奖。 主持国家自然科学基金 2 项和省部级课题 4 项。 副主编"十一五"规划教材《人类发育与遗传学》（第 3 版）和《医学生物学实验教程》，参编教材 4 部，副主译《人类分子遗传学》，参译《医学遗传学原理》。

　　生物学是研究生命现象的本质，探讨生命发生、发展规律的一门生命学科。21 世纪是生命科学的时代，人类基因组计划的完成和功能基因组计划启动与顺利实施，进一步推动了医学与生物学的交叉、融合与发展。现代生物医学将更有助于人类认识疾病本质、研发靶向药物和发展精准的诊疗技术。同时，飞速发展的生物学与现代医学教育体制的变革相适应，突显《医学生物学》在医学教育中的重要地位。

　　开设《医学生物学》目的在于帮助医学生从生物学的视角认识现代生物科学与医学的关联及应用，使医学生在宏观与概括层面掌握系统的生物医学知识，培养学生的综合能力，奠定学习医学科学的基础。

　　《医学生物学》第 9 版教材共分 2 篇 16 章，上篇（1～6 章）介绍生命过程的一般原理，下篇（7～16 章）介绍现代生物医学理论和进展。与第 8 版教材相比，第 9 版教材在重点介绍生物学一般原理的基础上，增加了现代生物医学的新进展、新学科分支、遗传与疾病、基因组医学及其相关交叉学科，突出体现生物学与人类疾病的关联。

　　感谢各位编委和编写秘书的敬业与辛勤付出。感谢各参编单位在《医学生物学》第 9 版教材编写过程中给予的支持，真诚期待广大师生提出宝贵的意见和建议（fusb@ ems. hrbmu. edu. cn），以便再版时修订完善。

傅松滨

2018 年 5 月,哈尔滨

目　　录

下篇　现代生物医学

本书测试卷

绪　论

　　生物学(biology)是研究生命现象的本质,探讨生命发生、发展规律的一门生命学科。进入 21 世纪,生命科学已经成为自然科学中最有活力的主导学科。生命科学的发展,不仅能够迅速提高人类社会的生产力,还可以不断改善人类的生活水平、推动医学的发展、提高人类的生存质量和人口素质。

第一节　生物学与医学生物学的形成与发展

　　生物学的英文单词"biology"是一个希腊词语,由源于希腊语的"bio"(意为生命)和后缀"-logy"(意为科学、了解或研究)拼接构成。

　　自人类诞生以来,人类祖先对自然界的认识,首先是对那些作为食物和人类天敌生物的认识以及在生存竞争中不断积累的植物栽培、动物养殖等经验。例如,根据对陕西半坡村人类新石器时期遗址中出土的白菜籽的考证,确定我国栽培白菜的历史已有 7000 多年;公元前 5000 年,人类已懂得如何栽种水稻;公元前 3000 年,人类开始驯养家猪;公元前 2700 年,在长江流域已流传种桑、养蚕、织布的技术;公元前 221 年,我国人民已经会制酱、酿酒、制作豆腐。在治疗疾病的医学实践中,我们的祖先也积累了许多关于动植物形态、习性和药用等方面的知识。例如,春秋战国时期(公元前 520 年)的《诗经》一书中已收入药用动植物两百余种;汉朝的《神农百草经》中又将药物增至 360 种;公元 10 世纪,我国已发明预防天花的疫苗;明朝末年(1593 年)李时珍在其不朽巨著《本草纲目》一书中,对1892 种植物、动物及其他天然物质分门别类地进行了详细的形态描述及药性探讨,为人类留下了极其宝贵的医药财富。

　　现代生物学的起源通常要追溯到古希腊哲学时期。古希腊医学之祖希波克拉底(Hippocrates)当时已认识到疾病是由环境条件和生活条件不适引起的。希波克拉底最大的贡献是将医学与生物学从宗教和迷信当中解救出来。为了抵制"神赐疾病"的谬说,希波克拉底提出了体液学说(humorism),他认为复杂的人体是由血液、黏液、黄胆汁和黑胆汁这四种体液组成,四种体液在人体内的比例不同,形成了人的不同气质:性情急躁、动作迅猛的称为胆汁质;性情活跃、动作灵敏的称为多血质;性情沉静、动作迟缓的称为黏液质;性情脆弱、动作迟缓的称为抑郁质。人之所以会生病,就是由于这四种体液不平衡造成的,而体液失调又是外界因素影响的结果。

　　哲学家亚里士多德(Aristotle)也是生物学历史上最有影响力的学者之一。他曾经专注于生物成因与生物多样性的研究,通过对动植物习性和属性的细致观察,为植物和动物的分类做了大量工作。到 18 世纪,亚里士多德及其后的西方学者发现生物界从植物到人类是一个密切相关、有着严格等级排列的系统,即生存链。但亚里士多德相信"灵魂"的存在,并认为上帝是万物的始终,他的观点成为生物学中各种唯心主义学说的根源,加上当时封建制度和宗教的统治,使自然科学的发展在欧洲 4~14 世纪的漫长历史中受到严重阻碍。

　　1543 年,比利时著名医生兼解剖学家维萨里(Vesaliua)用他的人体解剖学论文《人体的构造》开创了西方医学的新时代。

　　16 世纪以后,随着资本主义工业的逐步发展,人类对与生活密切相关的生物进行了越来越多的研究,积累了许多宝贵的经验。例如,英国医学家哈维(Harvey)对动物生理的研究,特别是对心脏的血液循环研究,奠定了动物生理学的基础;英国生物学家胡克(Hooke)应用自制的简陋显微镜,首次发现了植物的细胞,并于 1665 年出版了《显微图像》,从而揭开了微观世界的神秘面纱,使细胞成为当时研究的热门;1735 年,瑞典植物学家林奈(Linnaeus)对植物种类进行了系统分类,整理出版了《自然系统》一书,创立了生物分类的等级和"双名法",奠定了生物分类学基础,并被生物科学界一直沿用至今。

　　到了 19 世纪,随着数学、物理、化学等学科与生命科学的相互交叉渗透,生命科学取得了巨大进展。例如,德国植物学家施莱登(Schleiden,1838 年)和德国动物学家施万(Schwann,1839 年)根据动物、植物的细胞研究创立了细胞学说,指出动物和植物的基本结构单位都是细胞。从此,"细胞学说"成为生命科学的核心并日益发挥出巨大作用,得到恩格斯的高度评价,称其为 19 世纪自然科学的三大发现之一。1859 年,随着达尔文(Darwin)的巨著《物种起源》的出版和进化论(theory of evolution)的提出,许多毋庸置疑的事实均已证明,物种进化的动因是环境变化、生物本身变异和自然选择的作用。在自然选择的作用下,各种生物不仅形成了各种各样的类型,也形成了它们各自的适应性。这些事实从根本上动摇了上帝创造万物和物种不变的唯心主义史观,从而大大推动了生命科学的发展。1865 年,奥地利人孟德尔(Mendel)应用豌豆杂交试验结果总结出遗传的基本规律,即孟德尔遗传定律,奠定了现代遗传学的基础。

　　20 世纪以来,生物化学、生物物理学等分支学科的建立与发展以及一些新技术的引入,促进了细胞生物学、分子生物学的建立与发展。1944 年,美国医生埃弗里(Avery)、麦克劳德(MacLeod)和麦卡蒂(McCarty)发现脱氧核糖核酸(DNA)是染色体的主要成分及构成基因的主要材料,第一次证实了DNA 是遗传物质;1953 年,美国人沃森(Watson)和英国人克里克(Crick)的研究证明了 DNA 分子的双螺旋结构和 DNA 的自我复制,DNA 分子遗传信息通过信使核糖核酸(mRNA)表达产生各种有功能的蛋白质,从而确定了生物界中分子运动规律的核心,即中心法则,并揭示了生物的遗传、代谢、发育和进化等过程的内在联系,从而使生命科学的发展进入了一个崭新的迅速发展阶段;据此,1961 年,法国生物学家雅各布(Jacob)和莫诺(Monod)提出乳糖操纵子模型用以探讨基因调控原理;1965 年,我国科学家在世界上首次人工合成了具有生物活性的牛胰岛素,在人类探索生命奥秘的历程中迈出了重要的一步;1966 年,生物界通用的 64 个遗传密码(genetic code)的破译,使人类在解开生命之谜的征途中取得了更重大突破,并从分子水平上证实了生物界各类型间的发展联系,为基因工程的发展提供了理论基础;20 世纪 70 年代以来,人们相继发现了反转录酶、限制性内切核酸酶和连接酶等;1973年,美国人科恩(Cohen)开创了体外重组 DNA 技术,并成功用于转化大肠埃希菌;1975 年,英国剑桥大学的科勒(Kohler)和米尔斯坦(Milstein)成功地获得了淋巴细胞杂交瘤并生产出单克隆抗体;1977年,日本科学家板仓(Itakura)将人生长激素释放抑制因子基因导入大肠埃希菌并成功表达,在 9kg 的培养液中获得的激素产量约等于从 50 万头羊脑中获得的总量。从此,基因工程成为分子生物学的重要研究领域,基因工程药物、转基因动物和转基因植物等都已成为世界各国争相研究的热点;1985年,美国人穆里斯(Mullis)及其同事发明的聚合酶链式反应(polymerase chain reaction,PCR)的发展和推广应用已成为现代生物技术历史上的另一个分水岭,其应用大大提高了遗传分析与基因克隆的速度和效率,并打开了全基因组测序的天窗;1997 年,英国人威尔默特(Wilmut)用羊乳腺细胞的细胞核成功克隆出了多利(Dolly)羊,这成为震撼世界的生命科学领域的重大突破,其后的克隆牛、克隆鼠、克隆猴等的诞生以及被称为 20 世纪三大科学技术工程之一的"人类基因组计划(Human Genome Project,HGP)"的启动,为 21 世纪的生命科学在深度和广度上取得重大进展和突破奠定了坚实基础。

　　进入 21 世纪,随着人类对与自身利益密切相关的粮食、人口、健康、资源、能源和环境等方面投入更多的关注,以及多学科的发展和交叉渗透,生物科学出现了全新的研究领域,包括生物信息学、计算生物学、理论生物学、模式生物学、基因组医学、天体生物学以及合成生物学等,这些前沿学科将进一步促进生命科学的发展,生命科学必将成为带动其他学科发展的主导学科,对人类的生存和发展产生难以估量的深远影响。当今生命科学的主要发展趋势是:

　　1. 继续对生命本质进行深入研究,生命科学将成为 21 世纪自然科学的带头学科。随着人类基因组计划的完成和后基因组计划——功能基因组研究的启动,人类对自身的研究和认识已深入到分子水平,预期成果会使人类生活质量不断提高、衰老过程减慢、平均寿命延长。例如,通过基因编辑对受精卵异常基因的定位矫正、靶向药物的研发等,将使一些重大疾病,包括癌症、艾滋病等得到有效防治;在分子水平对脑部结构和功能的深入研究,将对人类思维、记忆、情感行为和智力本质的认识取得创新性突破,从而推动脑科学、心理科学、教育科学和人的认知能力产生重大飞跃;鉴定人类基因组中20 000～25 000个基因的功能,明确人类基因组DNA变异及其在疾病诊治中的作用,将会实现人类疾病的个体化治疗。

2. 分子生物学成为生命科学的主导力量,将进一步推动生命科学各分支学科的形成与发展,推动生命的起源和进化、人与自然的关系等领域出现突破性进展。

3. 生命科学基础研究与应用研究的结合越来越紧密,研究成果向产业化转化的速度也越来越快。

4. 拓展空间生物学研究,将人类生命科学的视野由地球转向宇宙。

5. 生物科学与计算机科学有机结合产生人工智能,未来将广泛应用于新药研发、疾病的诊断和治疗。

6. 多个学科和生物科学的密切交叉、相互渗透以及新方法、新技术、新概念的广泛引入和应用,将有力地推动生命科学发生一次次飞跃与革命。回顾生命科学的发展过程,孟德尔应用数学统计的方法发现了遗传的基本定律,沃森和克里克应用物理学手段阐明了DNA双螺旋的空间结构,而基因工程、细胞工程、酶工程等也是生命科学与工程学结合诞生的。如今,随着数学、物理学、化学、工程技术等的发展和渗透,电子学、纳米科学、控制论、信息论等新理论、新概念的应用以及晶体分析技术、电子显微镜、隧道扫描显微镜、电子计算机等新技术、新仪器的应用,使21世纪的生物学充满生机与希望。

第二节　生物学与医学

一、生物学与医学的关系

医学生物学是涵盖生物学中与医学密切关系的基本理论和基础知识的一门学科。一些医学基础课程,如遗传学、细胞生物学、生理学、生物化学、神经生物学、分子生物学和微生物学等都属于生物学的分支学科。换言之,医学生物学是医学基础课程的基础。

从自然科学的发展历程来看,医学的发展一直是遵循着"生物-医学模式",随着生命科学的进展而不断发展。生物学理论概念的建立对医学发展起着重要的推动作用。例如,细胞膜受体的研究使人们认识了受体缺乏病;溶酶体的研究使人们认识了溶酶体贮积病;细胞周期的研究和认识,对解决临床医学面临的一些问题,特别是对于肿瘤的防治具有重要实践意义;配子发生和生殖机制的研究,使人类能够有效地进行避孕和治疗不孕症;应用体外受精、植入前基因诊断方法,使某些遗传病家族可以生出正常的后代;对基因突变的分析使我们对遗传病的起源有了正确的认识;分子遗传学的研究使人类找到基因诊断(包括植入前基因诊断)、基因治疗和治愈遗传病的途径;在生物学研究中阐明的一些生命本质,如生长、发育、分化、生殖、遗传与变异等,更是不断地影响和推动着医学的发展。

二、学习《医学生物学》的目的和要求

《医学生物学》是根据医学生的培养目标编写完成的。其目的是通过本课程的学习,使医学生了解、掌握与医学相关的生物学基本理论、基本知识和相关的基本技能,为进一步学好其他基础医学课程和临床各学科课程奠定基础。《医学生物学》从医学科学的角度,介绍生命现象的一般原理和发展趋势;从生命科学的角度,根据生命科学的发展规律介绍与医学相关的发展趋势,使医学生能更宏观、更全面、更辩证地理解、学习和研究医学科学,最终达到服务于医学的目的。

　　本教材共分两篇。上篇:生命过程的一般原理。介绍生命的本质是具有生命特征的生物体,说明生命的物质基础是核酸和蛋白质,细胞是生命结构的基本单位。在此基础上表现的各种生命现象——新陈代谢、生长和发育、生殖、遗传与变异,都是从细菌到人类等各种生物所共有的特征,而地球上的生命则是从非生命物质经过一定的发展过程产生的,使医学生对生命有一个初步的理解。下篇:现代生物医学。阐述随着生命科学和医学的发展、相互交叉和渗透,现代生物学与现代医学已经发展到相辅相成、相互促进的新阶段。本篇通过介绍疾病发生的生物学机制、染色体畸变与疾病、单基因遗传与疾病、线粒体遗传与疾病、多基因遗传与疾病、表观遗传与疾病、肿瘤生物学、基因组医学、模式生物学和生物信息与计算生物学,展示当前生命科学研究中已取得突破性进展的新理论、新思想及医学领域还有待深入探讨的问题,使医学生充分了解现代生物医学的研究成果和发展趋势。

（傅松滨）

上 篇
生命过程的一般原理

第一章　生命的起源与基本特征

什么是生命(life)？这是一个至今仍无最终答案的千古谜题。生命是一个极其抽象的概念。但是,作为一个个活生生的生命有机体,生命又是十分具体的。一切生命现象,均体现为生命有机体各种各样的生命的基本特征,认识生命现象,把握生命的基本特征,探讨生命的化学组成、生命活动过程的一般规律,揭示生命的本质,是生命科学研究的一贯主题。

第一节　组成生命的元素与化合物

除病毒外,地球上的生物都是由细胞构成的,组成细胞的物质称为原生质。不同细胞的原生质在化学成分上虽有差异,但其化学元素基本相同。这些化学元素相互结合成无机化合物(水、无机盐)和有机化合物(糖类、脂类、蛋白质、核酸)存在于细胞中,其中核酸、蛋白质等生物大分子是生命组成和生命活动的重要物质基础。

一、组成生命的元素

组成原生质的化学元素有 50 多种,包括常量元素和微量元素。其中碳(C)、氢(H)、氧(O)、氮(N)、硫(S)、磷(P)、氯(Cl)、钾(K)、钠(Na)、钙(Ca)、镁(Mg)、铁(Fe)12 种元素约占细胞元素总量的 99.9% 以上,称为常量元素或宏量元素;其中碳(C)、氢(H)、氧(O)、氮(N)四种元素含量最多,约占细胞总量的 90%,称为主要元素。常量元素是构成细胞最基本、最重要的化学元素,其中以 C 最为重要,是生命物质的分子结构中心。碳原子能同 H、O、N、S、P 等形成稳定的共价键,同时还可以与其他 C 原子之间能形成链式或环式的结构,因此,碳能构成结构复杂、分子量大的物质,如糖类、脂类、蛋白质和核酸等。此外,细胞中还含有一些数量极少的元素,如铜(Cu)、锌(Zn)、锰(Mn)、钼(Mo)、钴(Co)、铬(Cr)、硒(Se)、镉(Cd)、锂(Li)、碘(I)等,其含量约占细胞元素总量的 0.05%,称为微量元素或痕量元素。对人体而言,已知的有益微量元素约 16 种,如上所述,称为必需微量元素,其作用是参与细胞内化学物质的组成,与许多酶的活性有关。但有些微量元素如钡(Ba)、铷(Rb)、钛(Ti)等对人体无明显有益作用或毒副作用,称为非必需微量元素。

细胞中以上各种元素并非单独存在,这些元素的原子以不同化学键相互结合形成各种分子。一个细胞中可含有 1000 多种分子,分为无机化合物和有机化合物两大类。

二、组成生命的化合物

(一)无机化合物

细胞中的无机化合物主要包括水和无机盐。

1. **水**　水是生命之源,是细胞中含量最多的一种成分,占细胞总量的 70% ~80%,能够调节体温、溶解物质、参与细胞内各种代谢反应等。细胞中的水以游离水和结合水两种形式存在。游离水,约占细胞水含量的 95% 以上,构成细胞内的液体环境,是良好的溶剂,细胞代谢反应都是在水溶液里进行的;结合水,占细胞水含量的 4% ~5%,结合水通过氢键或其他键同蛋白质分子结合,是构成细胞结构的组成部分。

2. **无机盐**　细胞中的无机盐的含量很少,约占细胞总量的 1%。无机盐在细胞中均以离子状态存在,含量较多的阳离子有 K^+、Na^+、Ca^{2+}、Fe^{2+}、Mg^{2+} 等,阴离子有 Cl^-、HCO_3^-、HPO_4^{2-}、SO_4^{2-} 等。无机盐虽然在原生质中含量不多,但作用十分重要,有的无机离子游离于水中,维持细胞内外的酸碱度、渗透压和膜电位,以保持细胞正常的生理活动;有的无机离子同蛋白质或脂质结合形成具有特定功能的结合蛋白(如血红蛋白)或类脂(如磷脂);有的无机离子可作为酶反应的辅助因子。因此无机盐是维持细胞正常生命活动不可缺少的成分。

(二) 有机化合物

细胞中有机化合物包括有机小分子和生物大分子。

有机小分子是相对分子质量为 $10^2 \sim 10^3$ 的含碳化合物,如核苷酸(nucleotide)、氨基酸(amino acid)、单糖(monosaccharide)及脂肪酸(fatty acid)等。生物大分子以有机小分子为基础构成,相对分子质量为 $10^4 \sim 10^6$,如核酸(nucleic acid)、蛋白质(protein)和多糖(polysaccharide)等。这些生物大分子一般以复合分子的形式存在,如核蛋白、脂蛋白、糖蛋白与糖脂等。生物大分子结构复杂,在生命活动过程中各自执行其独特的功能。

1. 核苷酸和核酸 核苷酸是核酸的基本组成单位,也称为单核苷酸,由戊糖、含氮碱基及磷酸各一分子脱水缩合而成。

核苷酸中的戊糖有 *D*-核糖(ribose)和 *D*-2-脱氧核糖(deoxyribose)(图1-1)两种;分别形成核糖核苷酸(ribonucleotide)和脱氧核糖核苷酸(deoxyribonucleotide);因此核苷酸聚合而成的核酸也有两种:核糖核酸(ribonucleic acid,RNA)和脱氧核糖核酸(deoxyribonucleic acid,DNA)。

核苷酸中的碱基是含氮的杂环化合物,分为嘌呤(purine,Pu)和嘧啶(pyrimidine,Py)两大类。其中嘌呤主要有腺嘌呤(adenine,A)和鸟嘌呤(guanine,G)两种;嘧啶主要有胞嘧啶(cytosine,C)、尿嘧啶(uracil,U)和胸腺嘧啶(thymine,T)三种(图1-2)。腺嘌呤、鸟嘌呤和胞嘧啶并存于 DNA 和 RNA 分子中,尿嘧啶仅存在于 RNA 分子中,而胸腺嘧啶仅存在于 DNA 分子中。除此之外,还有一部分含量很少的稀有碱基,即在上述碱基的某些位

置复加或取代某些基团,如5-甲基胞嘧啶等。

核苷酸的产生过程分为两步:第一步是形成核苷,即戊糖和碱基以糖苷键相连形成核苷,通常是戊糖的 C1′ 的羟基与嘧啶的 N1 或嘌呤的 N9 上的氢脱水缩合而成;第二步是形成核苷酸,即核苷和磷酸以酯键相连形成核苷酸,通常是核苷戊糖的 C5′ 的羟基与磷酸分子上的氢脱水缩合而成(图1-3)。

核苷酸根据碱基和戊糖的不同而命名,如腺嘌呤、核糖、磷酸构成的核苷酸称为腺嘌呤核苷酸,简

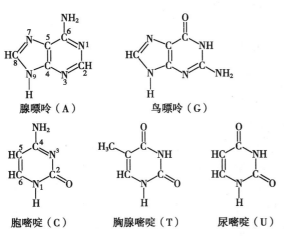

图1-2 含氮碱基

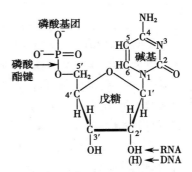

图1-3 核苷酸的构成

称腺苷酸(AMP)。组成 DNA 的核苷酸有腺嘌呤脱氧核苷酸(dAMP)、鸟嘌呤脱氧核苷酸(dGMP)、胞嘧啶脱氧核苷酸(dCMP)和胸腺嘧啶脱氧核苷酸(dTMP)四种;组成 RNA 的核苷酸有腺嘌呤核苷酸(AMP)、鸟嘌呤核苷酸(GMP)、胞嘧啶核苷酸(CMP)和尿嘧啶核苷酸(UMP)四种。

根据所含磷酸的个数不同,核苷酸还可分为一磷酸核苷酸、二磷酸核苷酸和三磷酸核苷酸等类型,例如,一磷酸腺苷(AMP)即腺苷酸,二磷酸腺苷(ADP)和三磷酸腺苷(ATP)(图1-4),它们彼此之间可以通过磷酸化和去磷酸化进行转换。组成 DNA 和 RNA 的核苷酸均为一磷酸核苷酸,而三磷酸腺苷(ATP)是生物体内通用的能量"货币"。有时候,磷酸可同时与核苷上的两个羟基形成酯键,连接成环状核苷酸分子,常见的有环腺苷酸(cAMP)和环鸟苷酸(cGMP),二者均为细胞内重要的信使分子。

图1-4 AMP、ADP 和 ATP 分子结构

核酸是存在于细胞内担负着储存和传递遗传信息功能的生物大分子,是由几十个乃至几百万个核苷酸脱水缩合而成的多聚核苷酸链,是含磷酸量最多的生物大分子。在多聚核苷酸链中,前一个核苷酸戊糖 C3′ 上的羟基与后一个核苷酸磷酸上的氢脱水缩合,形成酯键,使得核苷酸上的磷酸既与自身戊糖 C5′ 以酯键相连,又与前一个核苷酸的戊糖 C3′ 以酯键相连,形成了 3′,5′-磷酸二酯键。每条多聚核苷酸链具有两个不同的末端,戊糖第 5′ 位带有游离磷酸基的叫 5′ 末端,3′ 位带有游离羟基的叫 3′ 末端,因此核酸分子具有方向性,通常以 5′→3′ 方向为正向(图1-5)。核酸根据化学组成的差异分为两类,即核糖核酸(RNA)和脱氧核糖核酸(DNA)(表1-1)。从化学组成上看,DNA 可视为由脱氧核糖核苷酸线性排列组成,由于各种脱氧核糖和磷酸都是相同的,只有碱基是不同的,因此,可用碱基的排列顺序来代表 DNA 的脱氧核糖核苷酸的组成顺序。同理,可用碱基的排列顺序来代表 RNA 的核糖核苷酸的组成顺序。在 DNA 复制和转录成 RNA 时,遵循碱基互补配对原则:A 和 T 互补(A═T),G 和 C 互补(G≡C),A 和 U 互补(A═U)。DNA 与 RNA 虽然同为核酸,但两者之间有明显的不同,主要差别在于:①DNA 中的胸腺嘧啶在 RNA 中被尿嘧啶取

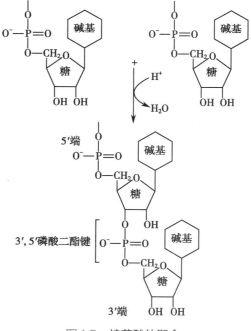

图1-5 核苷酸的聚合

代。②DNA 由脱氧核糖核苷酸组成;而 RNA 由核糖核苷酸组成,即二者所含戊糖不同。③DNA 结构为相互平行但方向相反的双链结构;而 RNA 大多以单链形式存在,但 RNA 分子的某些区域可形成假双链结构。④DNA 主要存在于细胞核中;而 RNA 主要存在于细胞质中,细胞核内少量分布。⑤DNA 分子大、结构复杂,功能为储存、复制和传递遗传信息;而 RNA 分子通常较小,种类、大小和结构也具多样化,功能多样。核酸是生物遗传的物质基础,参与生物的生长、发育、繁殖、遗传和变异等生命活动。

表 1-1　DNA 和 RNA 分子组成

	DNA		RNA
磷酸	磷酸		磷酸
戊糖	脱氧核糖		核糖
碱基　嘌呤	腺嘌呤(A)鸟嘌呤(G)		腺嘌呤(A)鸟嘌呤(G)
嘧啶	胞嘧啶(C)胸腺嘧啶(T)		胞嘧啶(C)尿嘧啶(U)

2. **氨基酸与蛋白质**　氨基酸(amino acid)是蛋白质组成的基本单位,主要由 C、H、O、N 四种元素组成。天然氨基酸种类不少于 300 种,能组成蛋白质的有 20 种(表 1-2)。除脯氨酸外,氨基酸的结构特点是:每个氨基酸在其 α 碳原子上都含有一个酸性的羧基(—COOH)、一个碱性氨基(—NH$_2$)和一个结构不同的 R 基团(即侧链)(图 1-6)。从氨基酸的结构可知,氨基酸为两性电解质。不同的侧链可使各种氨基酸具有不同的带电性和极性,因此可将氨基酸分为 4 种类型:带电荷的碱性氨基酸,如精氨酸和赖氨酸等;带电荷的酸性氨基酸,如谷氨酸和天冬氨酸;不带电荷的中性极性氨基酸,如丝氨酸和苏氨酸等;不带电荷的中性非极性氨基酸,如甘氨酸和丙氨酸等。根据人体细胞对氨基酸的合成情况,20 种氨基酸可分为必需氨基酸和非必需氨基酸两类。必需氨基酸人体自身不能合成,需由食物提供;非必需氨基酸人体能够合成,不需要食物提供。

表 1-2　氨基酸名称及缩写符号

	中文名称	英文名称	英文缩写
人体非必需氨基酸	丙氨酸	alanine	Ala
	甘氨酸	glycine	Gly
	酪氨酸	tyrosine	Tyr
	脯氨酸	proline	Pro
	半胱氨酸	cysteine	Cys
	天冬酰胺	asparagine	Asn
	谷氨酰胺	glutamine	Gln
	丝氨酸	serine	Ser
	天冬氨酸	aspartic acid	Asp
	谷氨酸	glutamic acid	Glu
	组氨酸	histidine	His
	精氨酸	arginine	Arg
人体必需氨基酸	缬氨酸	valine	Val
	亮氨酸	leucine	Leu
	异亮氨酸	isoleucine	Ile
	苯丙氨酸	phenylalanine	Phe
	色氨酸	tryptophan	Trp
	甲硫氨酸	methionine	Met
	苏氨酸	threonine	Thr
	赖氨酸	lysine	Lys

注:对于儿童来说除了这 8 种必需氨基酸外,组氨酸也是他们的必需氨基酸

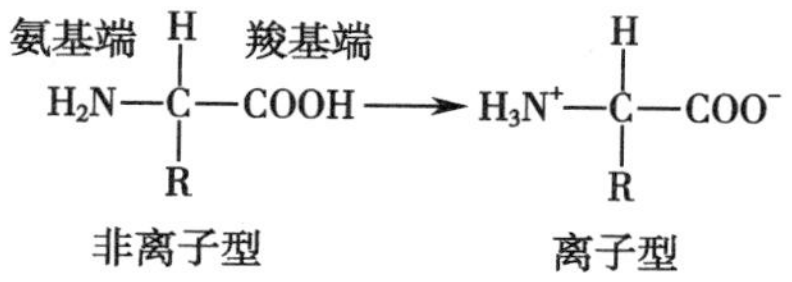

氨基端　　羧基端

$$H_2N-\overset{H}{\underset{R}{\overset{|}{\underset{|}{C}}}}-COOH \longrightarrow H_3N^+-\overset{H}{\underset{R}{\overset{|}{\underset{|}{C}}}}-COO^-$$

非离子型　　　　离子型

图1-6　氨基酸的结构式

组成蛋白质的各种氨基酸是以一定的化学键——肽键连接而成。一个氨基酸的羧基与另一个氨基酸的氨基脱水缩合而成的酰胺键称为肽键(peptide bond)(图1-7)。肽是氨基酸通过肽键缩合而成的化合物。两个氨基酸缩合形成二肽(dipeptide);三个氨基酸缩合形成三肽;依次为四肽、五肽、六肽……一般而言,20个以内氨基酸相连而成的肽称为寡肽(oligopeptide),20个以上氨基酸相连而成的肽称为多肽(polypeptide)。许多氨基酸通过肽键连接形成的链称为多肽链(polypeptide chain)。肽链中的氨基酸分子因脱水缩合而基团不全,称为氨基酸残基(residue)。多肽链中有游离氨基的一端称为氨基末端(amino terminal)或 N 末端;有游离羧基的一端称为羧基末端(carboxyl terminal)或 C 末端。肽的命名从 N 末端开始指向 C 末端。

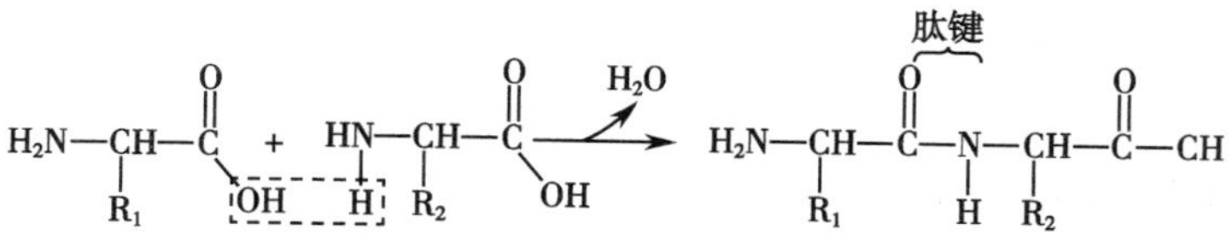

肽键

$$H_2N-CH-\overset{O}{\overset{\|}{C}} + HN-CH-\overset{O}{\overset{\|}{C}} \xrightarrow{H_2O} H_2N-CH-\overset{O}{\overset{\|}{C}}-N-CH-\overset{O}{\overset{\|}{C}}-CH$$

图1-7　氨基酸聚合形成多肽

蛋白质(protein)是构成细胞的主要成分,占细胞干重的一半以上,由多肽链组成,一个蛋白质分子可以含有一条或几条多肽链。多肽链上氨基酸的组成是蛋白质的结构基础,但蛋白质不只是其组成氨基酸的简单堆砌,而是以独特的三维构象形式存在。蛋白质的分子结构可分为四级,一级结构是其基本结构,二、三、四级结构是其空间结构。并非所有的蛋白质都有四级结构,由一条多肽链形成的蛋白质只有一级、二级和三级结构,由两条或两条以上多肽链形成的蛋白质才具有四级结构。蛋白质三维构象的形成主要由氨基酸排列顺序决定,是不同氨基酸之间相互作用的结果。氨基酸的排列组合与空间构象决定了蛋白质的功能。蛋白质不仅决定细胞的形态、结构,而且在生物体内具有广泛和重要的生理功能,如:参与细胞生命活动的调节、物质转运、信号转导、运动、催化以及防御等。

3. 糖类　糖类又称为碳水化合物,是含有 C、H、O 三种元素的化合物,化学分子通式为$(CH_2O)_n$。糖在细胞中占有很大比例,细胞中的糖除了以单糖的形式存在以外,还有寡糖和多糖。单糖、寡糖和多糖的分类依据是能否水解及水解程度。

单糖是不能再被水解的最小糖单位,可根据分子中所含碳原子的数量进一步命名(例如丙糖、丁糖、戊糖和己糖等)。人体内最典型的单糖是葡萄糖,含6个碳原子(己糖),分子式是 $C_6H_{12}O_6$,是大多数细胞可利用的能源物质,也是构成多糖的主要单体。细胞中重要的单糖还有核糖和脱氧核糖,为5碳糖(戊糖),如前面"核苷酸和核酸"部分所述,它们是组成核糖核苷酸和脱氧核糖核苷酸的主要成分。单糖分子通过糖苷键结合形成线形或分支状的糖链称为寡糖或多糖(polysaccharide)。

寡糖(oligosaccharide)又称低聚糖,一般指由10个以下单糖脱水缩合而成的分子结构。最简单的是双糖。双糖由两个单糖分子经脱水形成的糖苷键连接而成。常见的双糖有蔗糖、麦芽糖和乳糖。

多糖(polysaccharide)是构成生物体的重要成分之一,由许多单糖分子(一般为10个以上)脱水缩合而成。细胞中常见的多糖有糖原、淀粉、纤维素和几丁质等,它们均由简单而重复的单糖——葡萄糖组成。糖原存在于动物细胞中,而淀粉存在于植物细胞中,它们是细胞的能源物质,也称为营养储备多糖。

细胞中还有另一大类多糖或寡糖,其糖链序列是由非重复的单糖分子组成,这类复杂的寡糖或多糖通常与蛋白质或脂类连接,称为复合糖;复合糖形成细胞表面的一部分,也称为结构多糖。例如,细胞中的寡糖或多糖与蛋白质共价连接形成糖蛋白(glycoprotein)或蛋白聚糖(proteoglycan),与脂质连接形成糖脂(glycolipid)或脂多糖。近年来在细胞的质膜上还发现了一种新的复合糖类,即糖基磷脂酰肌醇锚定蛋白(glycosylphosphatidylinositol-anchored protein)。糖蛋白、蛋白聚糖、糖脂和脂多糖等复合糖主要存在于细胞膜表面和细胞间质中,其糖链在构成细胞抗原、细胞识别、细胞黏附以及信息传递过程中发挥着重要作用。

4. **脂肪酸与脂类**　体内脂肪酸少数以游离形式存在于组织与细胞中,而大部分脂肪酸则存在于脂肪、磷脂等脂类中。脂肪酸分子结构包括疏水的长烃链和亲水的羧基两部分,通式为$CH_3(CH_2)_nCOOH$。细胞内几乎所有脂肪酸分子都是通过其羧基与其他分子共价连接。各种脂肪酸的烃链长度及所含碳-碳双键数目和位置的不同,决定了它们不同的化学特性。按烃链中是否含双键,脂肪酸分为不饱和脂肪酸和饱和脂肪酸两类。亚油酸、亚麻酸和花生四烯酸均为不饱和脂肪酸。前两者为人体所必需,但人体不能合成,需从膳食中摄取,称为必需脂肪酸。花生四烯酸在体内转变生成的前列腺素、白三烯等属于不饱和脂肪酸衍生物,它们可充当信号分子,参与机体的炎症反应、免疫和凝血功能。

脂类是指脂肪酸和醇作用生成的酯及其衍生物,包括甘油三酯和类脂。脂肪,亦称为甘油三酯,是由 1 分子甘油和 3 分子脂肪酸所构成的中性脂。人体和动物的脂肪所含脂肪酸都为不含双键的饱和脂肪酸,脂肪是机体重要的储能、供能物质。类脂包括磷脂、糖脂、胆固醇等,是细胞内各种膜结构的主要成分,参与细胞间识别、细胞信号转导等活动,与生物特异性等有关。胆固醇还是细胞重要的前体物质,是性激素、维生素 D 等的合成原料。

第二节　生命的起源

生命是地球历史长期发展的产物。因此,其发生、发展必然和地球的形成、演变密切相关。尽管生命的起源迄今为止仍是一个未能揭晓的宇宙之谜,人们亦无法目睹或重演远古地球上曾发生过的历史过程,但是,自然历史所遗留下来的一些蛛丝马迹,地质学研究所发现的有关科学资料,却为我们去推测、论证生命的起源,探索、研究生命的进化历史,提供了必要的线索。

一、原始生命的化学演化

地球的形成约在 45 亿年前。原始的地球是炽热的,随着古地球的降温,大约 38 亿年前,在当时的地表出现了液态水,形成了原始海洋,并成为生命的摇篮。

据推测,原始生命物质的化学演化时期,约在距今 35 亿～36 亿年之间。其过程可划分为 4 个阶段,即:①从无机小分子物质生成有机小分子物质;②从有机小分子物质到生命大分子物质;③从生命大分子物质组成多分子体系;④从多分子体系演变为原始生命。

美国人米勒(Miller)在 1953 年模拟原始地球条件实验发现:当把原始地球表面的主要化学成分H_2、H_2O、CH_4、NH_3等混合于一个密闭的循环装置中,并模拟闪电和降雨作用,1 周后可生成有机酸、氨基酸与尿素。另一位美国科学家福克斯(Fox)与其合作者亦曾进行有关生命大分子合成的模拟实验,结果显示:将各种氨基酸混合物置于 140～180℃下加热一个小时或加入磷酸后,60℃温育较长时间,就能产生具有肽键结构、可被蛋白酶降解、但无一般蛋白质旋光性的类蛋白物质。同时还证明:多核苷酸也大致可按这种方式生成。以上两个颇具代表性的实验,或许可作为我们推测和探讨地球早期有机小分子物质及生命大分子物质产生机制的参考依据。

生命大分子物质并不能独立地表现生命现象。只有当它们在特定条件下,逐渐地积累,并形成多分子体系时,才有可能演化为原始生命。对此,美国的福克斯(Fox)与前苏联的奥裴林(Oparin)曾分别提出过各自的假说。前者认为:有机大分子物质可在水溶液中形成微球体(microsphere);后者则主张大分子有机物质最初先形成团聚体(coacervate)。两种假说均说明了大分子物质在溶液中具有自动聚集的作用,并形成各自独立的多分子体系。而多分子体系表面可能产生和存在的催化功能,又可反作用于各类单体,促使它们的聚合,产生更高级的原始蛋白和核酸。然后通过漫长、有序地演化,缓慢、逐渐地提高,最终产生出原始的生命。

然而,作为原始生命起源主体物质的大分子,是蛋白质还是核酸呢? 对此,一直存在着激烈的争辩,并曾一度陷入了"先有鸡,还是先有蛋"的怪圈。近年来,核酶(ribozyme)的发现,特别是 rRNA 在多肽链合成过程中具有明显催化作用的事实,明确提示和支持了核酸作为生命起源主体物质的观点。因为,RNA 所具有的信息编码和合成催化的双重功能,恰恰是生命的化学演化过程所必需的。

二、原始细胞的产生

毋庸置疑,细胞的产生是全部生命演化历史过程中一个质的飞跃,它标志着早期生命物质化学进化的完成。

一般认为,最原始细胞的雏形是:具有可变形的半通透性脂质-蛋白质界膜;含有由核酸、蛋白质整合体系组成的信息系统和蛋白质合成系统;能够通过厌氧呼吸获取能量的异养型原始生命单位。

根据地质学的研究推断,原始细胞的形成约在距今 34 亿~35 亿年之间。因为,目前发现的细菌化石,最早出现于约 34 亿年前的岩石中。至于原始细胞的形成过程,我们却还几乎是一无所知。

三、自养生物的出现

如前所述,最初的原始细胞可能是异养型的,它们以原始海洋中的有机物为营养物质。但是,当原始海洋中有机物因异养生物的消耗而减少时,原始细胞单凭异养方式难以生存。因此,在新的环境条件下,原始细胞开始了从异养型向自养型的分化、发展,最终出现了具有质体的蓝藻一类的原核生物(prokaryote)。从而使早期的生物具备了自养和异养、合成与分解两个物质循环的基本环节。这种彼此依存、互为制约的二极生态系统,奠定了生命向更高层次飞跃、进化的基础。

四、从原核生物到真核生物

蓝藻是已发现可行自养作用最早的原核生物,其化石标本存在于约 27 亿年前的岩石中。而真核生物(eukaryote)化石则最早出现于约 15 亿年前的岩石中。因此,一般认为,真核细胞是由原核细胞进化而来的。

那么,从原核生物到真核生物的进化途径是什么呢? 目前,主要有以下两种假说:

其一,分化起源假说。该假说认为,真核生物的出现,是在悠长的自然历史演化过程中,原核生物与自然环境之间相互作用,其内部结构逐渐分化、功能不断完善提高的结果。1974 年,亚泽尔(Uzzell)等就此曾提出过一个相关的模型,其要点是:原始的原核细胞,通过一系列 DNA 的胞内复制和质膜的内陷,形成了细胞核和细胞器;然后,再通过结构的分化,并伴随部分复制功能的消失,最终演化为真核细胞。

其二,内共生起源假说。与分化起源假说相反,该假说认为真核细胞内的细胞器不是细胞自身结构分化演变的结果,而是来源于外部。不少学者相信:中心粒、鞭毛源自螺旋菌样的内共生体;叶绿体和线粒体则分别是由共生于现代细胞祖先体内的古蓝藻和需氧细菌演化而来的。有人曾提出设想:真核细胞的祖先——前真核生物(proeucaryote),是一种具吞噬能力的厌氧生物,它们通过对吞入体内的糖类进行酵解获取能量;而线粒体的祖先则是一种好氧的革兰阴性细菌,它们能利用当时在大气中积累的氧气,彻底分解糖的酵解产物丙酮酸,从而获得更多的能量。前真核生物吞噬原线粒体后,两者形成了互利的内共生关系。

两种假说,均有一定的理论依据,也各有不完善的地方。不过,就目前看来,内共生起源假说似乎得到了较多证据的支持。

五、从单细胞生物到多细胞生物

生命起源与进化的另一个重要阶段是由单细胞生物进化出现了多细胞生物。早期真核生物均为单细胞生物,直到若干亿年后出现了多细胞生物,进而分化成各种各样的植物和动物。

尽管单细胞生物能适应各种不同的生活环境,但它们只能利用少数简单的营养物质合成供自身生长和繁殖的物质,而多细胞生物则可以更有效地利用自然环境资源,这种选择优势促进了生命从单细胞向多细胞的进化。多细胞生物进化的早期过程可能是由单细胞聚集成群体,然后再演变成为具有不同特化细胞的多细胞生物。群体形成的最简单方式是每次细胞分裂之后不分开,如单细胞生物黏菌,在营群体生活时,每个黏菌分泌的消化酶汇合在一起,提高了摄取食物的效率;而在多细胞生物团藻体内,细胞之间已出现了分工并彼此依存,有些细胞专司生殖,有些细胞专司运动,有些细胞进行光合作用,等等。由此可见,多细胞生物具有两个特点:一是细胞产生了特化,二是特化细胞之间相互协作、构成一个相互协调的统一的整体。

关于生命的起源及其发展过程是生命科学研究最为宏观的领域和极其艰深的课题。人类在这一领域的探索,尚有大片始终未能涉足的荒漠;科学家对这一课题的研究,还存在着许多暂时难以攻克的关隘。而对此问题的彻底阐明之日,也许就是生命奥秘最终揭秘之时。

第三节　生命的基本特征

虽然世界上的生物种类繁多,千姿百态,表现出各自形形色色、互不相同的生命活动现象。但是,所有生物,从最简单的原核生物到最为复杂的人类,都具有一些共同的生命基本特征。

一、生命是以核酸与蛋白质为主导的自然物质体系

生命是以自然元素为基本组分的物质运动体系。所有生命活动现象,最终都直接地体现为各种生命物质的特殊功能运动和相互作用。而作为生命物质共同的大分子基础——核酸和蛋白质,则以其特有的信息编码、信息转换、信息表达与化学反应催化功能,在整体生命活动过程中发挥着重要的主导作用。20 世纪生命科学的重大研究成果之一就是阐明了核酸与蛋白质两种生物大分子在生命过程中的相互关系及各自的活动规律。1958 年由英国著名科学家克里克(Crick)所提出的“中心法则”(central dogma)(图 1-8),不仅是对这一成果的高度概括,而且成为现代分子生物学研究的核心问题。

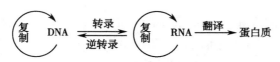

图 1-8　中心法则图解

二、生命是以细胞为基本单位的功能结构体系

物质是生命运动的前提。但是,生命有机体绝非只是化学物质的简单堆砌。它们只有按照一定的形式和比例,在不同的层次上相互化合,依次组装,形成特定的结构体系——细胞,才能执行各种生理功能,进行和完成各种生命活动过程。即便是以病毒(virus)、类病毒(viroid)和蛋白感染粒(prion)等前细胞形态形式存在的生命类型,也唯有借助于其宿主细胞,才能进行它们的生命活动,完成它们的生活周期。现代生命科学研究证明:细胞是一切生命有机体结构和功能活动的基本单位。

三、生命是以新陈代谢为基本运动形式的自我更新体系

任何生命有机体,无不时时刻刻地进行着与其周围环境间的物质和能量交换,并因此得以不断地自我更新,这就是所谓的新陈代谢(metabolism)。

新陈代谢包括同化作用(assimilation)和异化作用(disassimilation)两个方面。前者系指生命有机体从外界环境摄取营养物质以构建自身的能量储存过程;后者则是伴之以能量释放的自身物质分解

过程。这不仅是生物有机界高度一致的生命基本运动形式，而且也是其区别于非生命自然界的根本标志。

四、生命是以精密的信号转导通路网络维持的自主调节体系

各种生命有机体作为一个对外开放的完整功能结构体系，在新陈代谢的基础上，都具有其精密的信息传递与信息转换系统——信号转导通路（signal transduction pathway）及信号网络。无论是机体对外界环境及其变化的反应，还是机体内部不同器官、不同组织细胞之间的相互作用与信息交换，都是通过这一途径实现的。信号的转导涉及信号物质与受体之间的相互作用以及信号的转换、放大和效应器反应等一系列生物学过程，这不仅是生命物质自主性运动的表现形势，而且也是维持、调节机体正常生命活动的稳定性、协调性和秩序性的统一机制。

五、生命是以生长发育为表现形式的"质""量"转换体系

一切生命有机体，在其新陈代谢过程中的一定阶段，当同化作用大于异化作用时，都会表现出体积的增大和重量的增加，这就是生长。对于多细胞生命有机体来说，生长一方面是细胞本身体积的增大，另一方面则更主要地表现为细胞数量的增加，亦即多细胞生命有机体体积和数量大小的决定因素是细胞的数量而非单个细胞的体积。细胞的分裂增殖，是实现细胞数量增加的唯一途径。

在机体细胞不断地分裂增殖的同时，自始至终地伴随着机体在结构和功能上的一系列变化，即个体发育（ontogenesis）。如果把生长看做一种"量变"的积累，那么，个体发育则可相应地理解成一种"质变"的必然。"量变"与"质变"的交替、转换，贯穿于生物个体发育过程的始终，是生命物质运动极其重要的基本特征和表现形式之一。

六、生命是通过生殖繁衍实现的物质能量守恒体系

尽管任何生物个体的寿命总是有限的——当其生长发育到一定时期都会死亡；但是，生命现象的世代延续却是无限的——所有的生物都具有繁衍与其自身相似后代个体的能力。生命有机体通过特定的方式产生子代个体，从而使生命得以延续的这一过程，称之为生殖。生殖是一切生命有机体最重要的属性之一。

生殖方式有两种，即无性生殖（asexual reproduction）和有性生殖（sexual reproduction）。无性生殖一般以营养细胞（vegetative cell）或营养组织（vegetative tissue）为生殖单位。其主要特点是在生殖中通常没有遗传物质重组的发生，子代继承的遗传信息与亲代基本相同。经由同一个祖先无性生殖繁衍而来、在遗传上基本相同的后裔个体群，称为无性繁殖系或克隆。有性生殖一般则是通过两个亲体生殖细胞的结合来实现的。在有性生殖过程中，由于生殖细胞的结合及其遗传物质的重组，所产生的后代个体，在遗传上就会有一定的差异。

死亡，可被看做是生命物质运动有限性的终结；而生殖则可视为生命物质运动无限性的持续。

七、生命是以遗传变异规律为枢纽的综合决定体系

遗传（heredity）是指生命有机体在生殖过程中所表现出来的亲子代之间的相似现象。遗传是高度稳定的，但这种稳定性只是相对的。亲子之间仅仅是相似，而不会完全相同。世界上没有绝对相同的两个个体。这种同种个体之间的差异称为变异（variation）。

现代生命科学阐明：DNA是遗传的物质基础；控制生命活动的全部遗传信息，皆储藏于组成DNA分子的碱基对序列之中。一方面，DNA可按照严格的碱基互补原则进行准确的半保留复制，从而保证了遗传信息世代传递的相对稳定，这正是遗传稳定性和遗传连续性的分子基础；另一方面，在一定内、外环境因素的作用下，DNA分子会因其结构、碱基对组成或排列顺序的变化而导致原有遗传信息发生改变，此为变异的主要来源。

遗传与变异,既是抽象生命运动的一种具体表现形式,又最终决定和影响着几乎每一种具体的生命现象。因此,生命物质运动体系,是一个以遗传变异规律为枢纽的综合决定体系。

八、生命是具有高度时空顺序性的物质运动演化体系

生命现象是地球物质运动的特殊形式,表现生命现象的所有生物是生命历史长期演化的结果。依人类目前对生命历史的认知,其发展过程大致可被划分为两个阶段:最初,在原始地球条件下,无机物转化成较为复杂的有机物,进而积聚成生物大分子;当这些生物大分子逐渐形成一个有机的物质体系,并获得复制和传递信息的功能属性时,便出现了原始的生命。其后,则是单一生命形态的总体分化和不同生命形态各自内部功能结构的完善与提高。生命从无到有、从少到多、从简单到复杂、从低级到高级的发展过程就是进化(evolution),亦即生命活动的全部历史。

九、生命是与自然环境密切联系的协同共存体系

生命的存在不是孤立的。任何生物都占有一定的空间,一切生物的生命活动,都离不开特定的生存环境,并且必然地与构成其生存环境的各种外界条件相联系。生物与生存环境之间通过物质代谢、能量转换和信息传递进行的相互作用和协调统一,是生命自然界的基本法则。

对各种生命基本特征的不断认识和深入理解,不仅是人类以往探索自然奥秘的智慧结晶,也是当代生命科学研究的主要内容和未竟课题。

小　结

原生质是构成细胞的生命物质,组成原生质的化学元素有50多种,包括常量元素和微量元素,其中 C、H、O 和 N 为主要元素。这些元素的原子构成生命的两大物质:无机化合物和有机化合物。无机化合物主要包括水和无机盐;有机化合物包括有机小分子和生物大分子。有机小分子主要为核苷酸、氨基酸、单糖及脂肪酸等;生物大分子以有机小分子为基础构成,包括核酸、蛋白质和多糖等。生物大分子结构复杂,在生命活动过程中承担着重要功能。生命是地球历史长期发展的产物,起源经历了原始生命的化学演化、原始细胞的产生、从原核生物到真核生物、自养生物的出现以及从单细胞生物到多细胞生物五个阶段。生命基本特征为:以核酸与蛋白质为主导,以细胞为基本单位,新陈代谢,具有精密的信号转导通路网络,生长发育,生殖繁衍,遗传变异,进化,与自然环境的协同共存。

思　考　题

1. 总结生命起源的曲折研究历史,谈谈各种哲学思想对它的影响。
2. 信息传递对于生命活动具有何种重要意义?
3. 生命现象的延续是怎样实现的?

(孙　媛)

第二章 生命的基本单位——细胞

细胞(cell)是一切生命有机体的形态结构和生命活动的基本单位。生物体的一切生理活动、生命的基本特征及各种生命现象都是以细胞为单位体现的。细胞是生命的载体,不理解细胞就不理解生命。随着分子生物学研究的进展,一些新理论、新方法和新技术的不断涌现,对细胞的研究进入了一个新的阶段:即从细胞的整体、超微结构和分子水平研究细胞的结构、功能及其活动的本质,并探讨细胞与细胞之间相互作用的规律,由此形成的独立学科——细胞生物学(cell biology),成为生命科学领域中的前沿学科。

第一节　细胞概述

一、细胞的发现及细胞学说的建立

(一)细胞的发现

1665 年,英国物理学家胡克(Hooke)在用自制的显微镜观察软木组织时,首次发现了植物的组织细胞,实际上他观察到的是一些死亡的栎树皮韧皮部细胞的细胞壁。同年,他发表了《显微图谱》(*Micrographia*)一书,描述了软木组织是由许多小室组成的,状如蜂窝,称之为"细胞"。1675 年,荷兰生物学家列文虎克(Leeuwenhoek)用自制的放大倍数较高的显微镜观察到了生活状态的细胞,如池塘中的纤毛虫、人和哺乳动物的精子、鲑鱼红细胞以及细菌等。在胡克发现细胞后的近 200 年时间里,由于显微技术发展缓慢,对细胞的研究一直没有取得突破性进展。

(二)细胞学说的建立

19 世纪 30 年代随着高分辨率(<1μm)显微镜的问世,人们对细胞的认识也随之不断深入,为细胞学说的形成奠定了基础。从 19 世纪初叶到 19 世纪中叶,这一时期最值得称颂的是细胞学说的创立。在此期间,人们发现了细胞核、核仁、细胞分裂现象以及原生质等。例如,1827 年贝尔(Bear)在蛙卵和几种无脊椎动物的卵细胞中发现了细胞核;1831 年布朗(Brown)在兰科植物的叶片表皮细胞中发现了细胞核;1836 年瓦朗丁(Valentin)在结缔组织细胞核内又发现了核仁;1840 年捷克解剖学家普金耶(Purkinje)首次提出了原生质(protoplasm)的概念。至此细胞的基本结构都被发现了,人们对细胞的认识也初具系统性。

1838 年,德国植物学家施莱登(Schleiden)总结了前人的研究成果和自己所做的工作,出版了《关于植物的发生》一书,指出"植物无论发展到多么高级,都是由个体化的、分离的物体组成的聚合体,这些物体就是细胞"。1839 年,德国动物学家施万(Schwann)发表了《关于动植物在结构和生长中的相似性的显微研究》一文,指出"整个动物和植物乃是细胞的集合体,它们依照一定的规律排列在动植物体内"。施莱登和施万共同指出:"一切生物,包括单细胞生物、高等动物和植物都是由细胞组成的,细胞是生物形态结构和功能活动的基本单位"。这就是著名的细胞学说(cell theory)。细胞学说阐明了生物界的同一性和共同起源。1855 年,德国病理学家魏尔啸(Virehow)指出:"一切细胞只能来自原来的细胞""一切病理现象都是基于细胞的损伤"。这些观点不仅丰富了细胞学说的内容,而且揭示了疾病发生与细胞的关系。

恩格斯曾高度评价细胞学说:"有了这个发现,有机的有生命的自然产物的研究(比较解剖学、生理学和胚胎学)才获得了巩固的基础",并将细胞学说、生物进化论和能量守恒与转化定律并称为 19

世纪自然科学的三大发现。人们通常将细胞学说、生物进化论(达尔文,1859)和遗传学(孟德尔,1866)称为现代生物学的三大基石,而细胞学说又是后两者的基石。细胞学说的建立不仅推动了细胞学的发展,而且推动了整个生命科学的发展。

　　总之,细胞学说的基本内容可概括为:①一切生物都是由细胞组成的;②所有细胞都具有共同的基本结构;③生物体通过细胞活动反映其生命;④细胞来自原有细胞的分裂。

二、细胞的基本特征

(一) 细胞的基本定义

　　细胞是生命活动的基本单位。这一定义可以理解为:①细胞是构成生物有机体的基本结构单位。一切有机体均由细胞构成(病毒为非细胞形态的生命体除外);②细胞是代谢与功能的基本单位。在有机体的一切代谢活动与执行功能过程中,细胞呈现为一个独立的、有序的、自动控制性很强的独立代谢体系;③细胞是生物有机体生长发育的基本单位。生物有机体的生长与发育是依靠细胞的分裂、细胞体积的增长与细胞的分化来实现的。绝大多数多细胞生物的个体最初都是由一个细胞——受精卵,经过一系列过程发育而来的;④细胞是遗传的基本单位,具有遗传的全能性。人体内各种不同类型的细胞,所含的遗传信息都是相同的,都是由一个受精卵发育来的,它们之所以表现功能不同,是由于基因选择性开放和表达的结果。

(二) 细胞的大小、形态和数量

　　人和动物的细胞直径一般为 $10 \sim 100 \mu m$。人体内最大的细胞是卵细胞,直径约 $100 \mu m$,最小的细胞直径只有 $4 \sim 5 \mu m$,如小淋巴细胞等。肝细胞直径在 $18 \sim 20 \mu m$ 之间。鸵鸟卵是最大的细胞,其直径达 $12 cm$。支原体是最小的细胞,其直径只有 $0.1 \mu m$,约比细菌小 10 倍,比真核细胞小 1000 倍。

　　细胞的形态多种多样,大小也不一致,这是与细胞功能相适应的。凡是游离的细胞大多呈球形或椭圆形,如血细胞、卵细胞。神经细胞直径约 $100 \mu m$,而轴突可长达数厘米到 $1 m$,这与神经细胞的传导功能相适应。组织细胞受相邻细胞的制约和功能不同,常呈扁平形、多角形、立方形、圆柱形、长梭形、星形等。

　　多细胞生物的机体根据其复杂程度由数百乃至数万亿计细胞构成。如盘藻仅由 4 个到几十个细胞组成,高等动植物有机体由无数的功能与形态结构不同的细胞组成。如新生儿约有 10^{12} 个细胞,成人大约有 10^{14} 个细胞,他们都是由一个受精卵通过细胞分裂与分化而来。$1 g$ 哺乳动物的肝或肾组织大约有 2.5 亿 ~ 3 亿个细胞。功能相同的细胞群构成机体的组织,再由功能不同的组织按照特定的方式组成器官,几种组织构成器官、系统和个体。

　　各类细胞体积都相当恒定,如哺乳动物的肾细胞、肝细胞,在人、牛、马、小鼠中,细胞大小无明显差别。器官的大小与细胞的数量成正比,而与细胞的大小无关,这种关系有人称之为“细胞体积守恒定律”。

(三) 细胞的主要共性

　　不同类型的细胞在结构和功能上具有极大的类似性。

　　1. 细胞都具有选择透性的膜结构　细胞都具有一层界膜,将细胞内环境与外环境隔开。为了能够调节物质进出细胞,并使细胞有最适合的内部环境,膜结构有两个基本的作用:一是在细胞内外起屏障作用,即不允许物质随意进出细胞;二是要在细胞内构筑区室,形成各个功能特区。

　　2. 细胞都具有遗传物质　细胞内最重要的物质就是遗传物质 DNA。在真核细胞中,DNA 被包裹在膜结构即细胞核中,而原核细胞的 DNA 是裸露的,没有核膜包裹,所以称为拟核(nucleoid)。DNA 是遗传信息的载体,能够被转录成 RNA,指导蛋白质的合成,即遗传信息流。

　　3. 细胞都具有核糖体　所有类型的细胞,包括最简单的支原体都含有核糖体。核糖体是蛋白质合成的场所,在细胞遗传信息流的传递中起重要作用。

（四）原核细胞与真核细胞

在种类繁多的细胞世界中,根据其进化程度与结构的复杂程度,可划分为原核细胞与真核细胞两大类。

1. 原核细胞　原核细胞(prokaryotic cell)因没有典型的核结构而得名。其体积小,结构简单,进化地位原始,具有细胞膜、核物质和少数简单的细胞器,但无内膜系统和核膜。

原核生物包括支原体、细菌和蓝藻等(图2-1)。支原体是目前已知最小的细胞生物。原核细胞结构比真核细胞简单,外部有质膜包被,质膜的结构与化学组成和真核细胞膜差别不大。有些细菌的质膜内折形成中间体或质膜体,这种结构与细胞呼吸和细胞分裂有关。原核细胞(支原体除外)质膜外还有一层由蛋白质和多糖组成的坚固的细胞壁,厚度为 10～25nm,具有维持细胞形态和保护的作用。

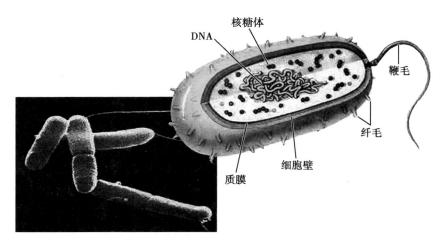

图2-1　原核细胞（细菌）结构模式图

原核细胞的细胞质中没有膜性细胞器。蓝藻有一种类囊体,可行光合作用,是与质膜不连续的膜成分。其他原核细胞都没有胞内的膜结构。

原核细胞最主要的特征是没有膜包被的细胞核,也没有核仁。DNA 位于细胞中央的核区,称为拟核,该区可称为拟核区。原核细胞 DNA 分子比较长且反复折叠,如大肠埃希菌 DNA 全长 1mm 左右,为菌体长度的 1000 倍。由于原核细胞没有组蛋白,所以其 DNA 与某种非组蛋白组装成染色体,原核细胞只有单条染色体。

很多细菌除了基因组 DNA 外还有一些小的环形 DNA 分子,叫做质粒(plasmid)。质粒长度为 1000～30 000 个碱基对(base pair,bp),在胞质中能进行自我复制,有的也可整合到拟核 DNA 分子中。其编码的蛋白质具有对抗抗生素等作用。

2. 真核细胞　一般认为真核细胞(eukaryotic cell)由原核细胞进化而来,所以二者有着共同的特征,如都具有细胞膜、DNA 和 RNA,都有核糖体参与蛋白质的合成,都能以分裂方式进行繁殖等。但是,真核细胞比原核细胞复杂得多(表2-1),原核生物向真核生物进化的一个重要变化就是细胞内部结构的复杂化,即出现了许多结构和功能都不同的细胞器。人体内大约有 200 多种不同类型的细胞,根据其分化程度不同又可分为 600 多种。虽然它们的形态、大小与功能差异很大,但具有共同的基本结构特点(图2-2)。

在光学显微镜下观察,真核细胞结构可分为 3 部分,即细胞膜(cell membrane)、细胞质(cytoplasm)和细胞核(nucleus)。在细胞质和细胞核中可以观察到一些比较大的细胞结构,如线粒体、中心体、核仁等。在电子显微镜下可观察到细胞内各种更微细的结构,可将其分为两大类:膜相结构和非膜相结构。

表 2-1　原核细胞和真核细胞的主要区别

特征	原核细胞	真核细胞
细胞大小	较小,直径 1～10μm	较大,直径 10～100μm
细胞壁	主要由肽聚糖组成,不含纤维素	主要由纤维素组成,不含肽聚糖
细胞质	除核糖体外无细胞器,无胞质环流	有各种细胞器,有胞质环流
核糖体	70S(50S+30S)	80S(60S+40S)
细胞骨架	无	有
内膜系统	无	有
细胞核	拟核(无核膜、核仁)	有核膜、核仁
染色体	一条,由非组蛋白与单个 DNA 分子组成	多条,由组蛋白及非组蛋白与多个 DNA 分子组成
细胞分裂	无丝分裂	有丝分裂、减数分裂

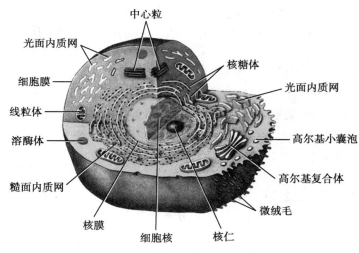

图 2-2　真核细胞结构模式图

　　真核细胞的膜相结构有细胞膜、线粒体、内质网、高尔基复合体、溶酶体、过氧化物酶体、叶绿体和核膜等。真核细胞的非膜相结构有核糖体、中心体、细胞质基质、核仁、染色质(染色体)、核基质和细胞骨架(微管、微丝和中间丝)等。

　　真核细胞的 DNA 量远远高于原核细胞。细菌 DNA 基因组约含 $4×10^6$ bp,高等动植物为其 40～1000 倍。因此,真核细胞 DNA 所编码的蛋白质种类要比原核细胞丰富得多,真核细胞核内的 DNA 分子与组蛋白一起组装成染色体。染色体的大小、数目随物种而异,一般含有两条或多条染色体,如人类有 46 条染色体。核物质外有核膜包被,核内有一个至数个核仁。

第二节　细胞的基本结构

一、细胞膜

　　细胞膜(cell membrane)是包围在细胞质表面的一层薄膜,也称质膜(plasma membrane)。在真核细胞中,除了细胞膜以外,细胞内还有丰富的由膜相结构组成的细胞器。一般将细胞膜和细胞内各种细胞器的膜统称为生物膜(biological membrane)。生物膜是细胞的基本结构,具有基本相同的化学组成和结构,它不仅具有界膜的功能,同时又是膜内外物质进出的通道。生物膜还有细胞区域化、调节运输、功能定位与组织化、信号传导、参与胞间相互作用和能量转换等功能。

(一)膜的化学组成

　　细胞膜具有各种复杂而重要的功能,其基础在于它的化学组成和结构。在各种不同类型的细胞中,细胞膜的化学组成相同,即主要由脂类、蛋白质及糖类组成。三种成分的比例在不同的膜中差异很大,对大多数细胞来说,脂类约占50%,蛋白质占40%～50%,糖类占2%～10%。

1. **膜脂**　生物膜上的脂类统称膜脂,主要有磷脂、胆固醇和糖脂3种,其中以磷脂含量最多。构成膜的脂类分子均为兼性分子,即它们都是由一个亲水的极性头部和一个疏水的非极性尾部组成。

(1)磷脂:磷脂是最重要的脂类,主要的磷脂有甘油磷脂和鞘磷脂。还有磷脂酰肌醇,数量虽少,但其功能也很重要。

最简单的甘油磷脂是磷脂酸。它以甘油为骨架,甘油分子1、2位羟基与脂肪酸形成酯键,3位羟基与磷酸形成酯键。磷脂酸在膜上含量不多,但它是合成其他磷酸甘油酯的前体,其磷酸基团再与其他分子,如胆碱、乙醇胺、L-丝氨酸等结合可形成多种磷脂,如磷脂酰胆碱(卵磷脂)、磷脂酰乙醇胺(脑磷脂)和磷脂酰丝氨酸等。典型的磷脂分子如磷脂酰胆碱,其亲水的极性头部包括胆碱、磷酸和甘油,而疏水的尾部为两条几乎平行的脂肪酸链。

细胞膜上除甘油磷脂外,还有鞘磷脂,它的结构和构象与磷脂酰胆碱相似,但是以鞘氨醇代替甘油磷脂中的甘油,其氨基和脂肪酸形成酰胺键结构称为N-酰基鞘氨醇,它的醇基与磷酸胆碱借酯键连接后形成鞘磷脂,只有一条脂肪酸链。在磷脂分子中,脂肪酸链的长短和饱和度不同,可以影响膜的流动性。一般脂肪酸链的碳原子数在12～24之间,都是偶数,其中以16碳和18碳为多。

(2)胆固醇:胆固醇是细胞膜内的中性脂类,包括3部分:羟基基团是它的极性头部,通过甾环与一个非极性的烃链连接。胆固醇分子散布于磷脂分子之间,其极性头部紧靠磷脂分子的极性头部,将甾环部分固定在近磷脂头的烃链上,对膜的稳定性发挥着重要作用。

(3)糖脂:糖脂的极性头部由一个或数个糖基组成,非极性尾部是两条烃链。最简单的糖脂是半乳糖脑苷脂,由一个半乳糖作为其极性头部;最复杂的是神经节苷脂,其头部含有一个或多个带负电荷的唾液酸和其他糖基。

由于膜脂分子具有双极性的特点,因此它们在水溶液中能自发形成脂双分子层,以疏水性尾部相对,极性头部朝向外侧,由脂分子排列成连续的双分子层组成生物膜的基本骨架(图2-3)。它使膜具有对大多数水溶性物质不能自由通过的屏障作用。

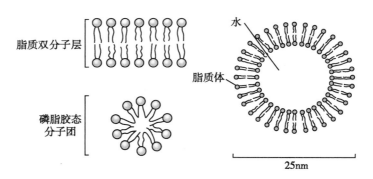

脂质双分子层

水

脂质体

磷脂胶态
分子团

25nm

图2-3　膜脂分子的排列特性

2. **膜蛋白**　生物膜中的蛋白质叫膜蛋白,主要是球形蛋白,有单体也有聚合体。它们以不同的方式与膜结合,有些仅附着于膜表面,有些部分或全部嵌在膜内。根据膜蛋白与膜脂的关系,将其分为3类(图2-4)。

(1)外在蛋白或称外周蛋白:占膜蛋白的20%～30%,主要分布在膜的内表面,为水溶性。它们常通过非共价键与膜脂或膜内在蛋白的亲水部分相互连接,容易被分离和纯化。

(2)内在蛋白或称镶嵌蛋白:占膜蛋白的70%～80%,有的部分嵌入膜中,有的贯穿全膜,两端暴露于膜的内外表面,称为跨膜蛋白。内在蛋白与膜结合紧密,只有用去垢剂使膜崩解后才可分离出来。

(3)脂锚定膜蛋白:通过共价键与脂分子结合,位于膜的内外两侧,形似外在膜蛋白。

笔记

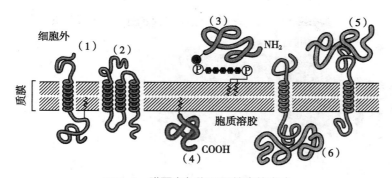

图2-4　膜蛋白与脂双层结合的方式

（1）、（2）内在（镶嵌）蛋白；（3）、（4）脂锚定膜蛋白；（5）、（6）外在（外周）蛋白

膜蛋白是细胞膜功能的主要承担者，它们有些是运输蛋白，有些是酶，有些是连接蛋白，有些是受体。膜蛋白的含量和种类与细胞膜的功能密切相关。

3. 膜糖类　所有真核细胞表面都有糖类。膜糖类大多数是与蛋白质或脂类分子相结合的低聚糖，主要分布在细胞膜的外表面。组成低聚糖的单糖有 9 种，其中主要有半乳糖和葡萄糖等。低聚糖一般由 1～10 个单糖或单糖衍生物组成，有直链也有分支链。它们与蛋白质或脂类分子共价结合成糖蛋白或糖脂，存在于细胞膜的外表面或生物膜的非胞质面。由于组成寡糖链的单糖的数量、种类、结合方式、排列顺序以及有无分支等不同，可出现千变万化的组合形式，贮存了大量的信息，成为细胞相互识别、黏着、信号接收、通讯联络、免疫应答等活动的分子基础，使这些糖蛋白和糖脂在膜与外界环境相互作用过程中担负着许多重要的功能。

"细胞外被"或"糖萼"通常指真核细胞表面富含糖类的外围区域，这一区域在大多数细胞宽约 200nm，大部分细胞外被由质膜中的糖蛋白和糖脂向外伸出的寡糖链部分组成，但也有一些实际上是细胞分泌出来后又黏附于膜表面的糖蛋白和蛋白多糖，它们属于细胞外基质成分（图2-5）。从这一角度来说，细胞质膜与细胞外基质的分界实际上很难划定。细胞外被除对细胞有保护作用外，还参与细胞间识别，对细胞的接触抑制以及细胞间的黏着性等都起着重要作用。

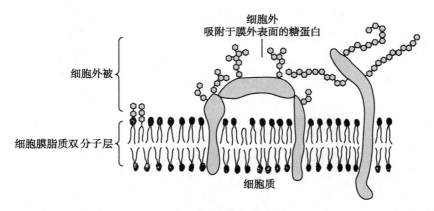

图2-5　膜糖类和细胞外被

（二）细胞膜的分子结构模型

细胞膜之所以具有种种复杂而重要的生理功能，是与质膜中的蛋白质、脂类、糖类分子之间巧妙的相互作用及特定的结构组成有关。细胞膜中的蛋白质、脂类分子是如何有机地结合在一起构成细胞膜的呢？迄今为止，已提出了多种不同的膜分子结构模型，这里简介下列几种模型。

1. 流动镶嵌模型　1972 年，桑格（Singer）和尼克森（Nicolson）总结了当时有关膜结构模型及各种新技术研究的成果，提出了流动镶嵌模型（fluid mosaic mode）（图2-6）。这个模型保留了原单位膜模型中

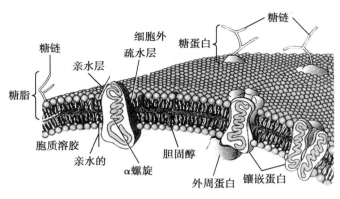

图2-6　流动镶嵌模型示意图

有关脂类双分子层的正确概念,反映了膜结构研究的新进展,解释了许多其他模型所不能解释的现象。该模型认为流动的脂质双分子层构成了细胞膜的连续主体,蛋白质分子无规则地分散在脂质分子中。依据蛋白质在脂双层中的位置,将其分为外在蛋白和内在蛋白。构成膜的脂双层具有液晶态的特性,它既有晶体分子排列的有序性,又有液体的流动性。该模型强调了膜的流动性及不对称性,也对膜功能的复杂性提供了物质基础。

流动镶嵌模型可以解释许多膜中所发生的现象,但没有说明具有流动性的细胞膜在变化过程中如何保持膜的相对完整和稳定性。

2. 晶格镶嵌模型　晶格镶嵌模型认为,生物膜中的类脂在可逆地进行无序(液态)和有序(晶态)的相变,膜蛋白对类脂分子的运动具有限制作用。镶嵌蛋白和其周围的类脂分子形成膜中晶态部分(晶格),而具有流动性的类脂呈小片的点状分布,因此类脂的流动性是局部的,并非整个类脂双分子层都在流动,这就比较合理地说明了生物膜既具有流动性,又具有相对完整性及稳定性的原因。

3. 板块镶嵌模型　板块镶嵌模型认为,在流动的脂双层中存在许多大小不同、刚性较大的能独立移动的类脂板块(有序结构的板块),这些有序结构的板块之间被流动的类脂区(无序结构的板块)分开。这两者之间处于一种连续动态平衡之中,因而生物膜是由同时存在不同流动性的板块镶嵌而成的动态结构。

4. 脂筏模型　脂筏模型(lipid rafts model)认为在生物膜上胆固醇富集而形成有序脂相,如同脂筏一样载着各种蛋白。脂筏(lipid raft)是质膜上富含胆固醇和鞘磷脂的微结构域,大小约70nm左右,是一种动态结构,位于质膜的外小页。由于鞘磷脂具有较长的饱和脂肪酸链,分子间的作用力较强,所以这些区域结构致密,介于无序液体与液晶之间(图2-7)。从结构角度分析,脂筏在膜内就像一个蛋白质停泊的平台,它有两个特点:①许多蛋白质聚集在脂筏内,便于相互作用;②脂筏提供了一个有利于蛋白质变构的环境,形成有效构象。脂筏的功能是参与信号转导、蛋白质分选、受体介导的内吞作用以及胆固醇代谢运输等。脂筏功能的紊乱已涉及艾滋病感染、肿瘤、动脉粥样硬化、疯牛病及肌营养不良等疾病。

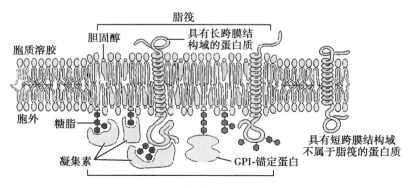

图2-7　脂筏模型示意图

膜的分子结构模型是逐步发展、相互补充的,尚不能说某一模型已经很完善。由于膜结构的复杂性和功能的多样性,目前没有一个模型能作为所有生物膜的通用模式。

（三）细胞表面与细胞外基质

1. 细胞表面　细胞表面（cell surface）是一个具有复杂结构的多功能体系，细胞膜是细胞表面的主体结构，它与质膜外侧的细胞外被和质膜内侧的胞质溶胶共同组成细胞表面。细胞表面在结构上包括细胞被（cell coat）和细胞质膜。动、植物细胞间的连接结构、细菌与植物细胞的细胞壁以及表面的特化结构，如纤毛（cilium）和鞭毛（flagellum）等都可看成是细胞表面结构的组成部分。

在功能上，细胞表面是细胞质膜功能的扩展：①保护细胞，使细胞有一个相对稳定的内环境；②参与细胞内外的物质交换和能量交换；③参与细胞识别、信息的接收和传递；④参与细胞运动；⑤维护细胞的各种形态。

2. 细胞外基质　在多细胞生物有机体内，除细胞之外还有非细胞性的固有物质成分，即细胞外基质（extracellular matrix，ECM）。ECM 由细胞分泌到细胞外间充质中的蛋白质和多糖类大分子物质，构成复杂的网架，连接组织结构、调节组织的发育和细胞生理活动。

（1）细胞外基质化学成分：细胞外基质成分的合成、分泌和组装是细胞活动的产物，化学成分为蛋白质和多糖。组成细胞外基质的大分子种类繁多，一般可分为 4 大类：胶原、非胶原糖蛋白、弹性蛋白以及氨基聚糖和蛋白聚糖。

（2）细胞外基质的主要功能：细胞与细胞外基质构成了完整的组织，是相互依存的关系。细胞外基质成分可以借助其细胞表面的特异性受体向细胞发出信号，通过细胞骨架或各种信号转导途径将信号传导至细胞质，乃至细胞核，影响基因的表达及细胞的活动。细胞外基质不仅参与组织结构的维持，而且对细胞的存活、形态、功能、代谢、增殖、分化和迁移等基本生命活动具有多方位的影响。

二、细胞内膜系统

细胞内膜系统（endomembrane system）是指位于细胞质内，在结构、功能以及发生上具有一定联系的膜性结构的总称。内膜系统是真核细胞特有的结构，主要包括内质网、高尔基复合体、核膜、溶酶体、过氧化物酶体和分泌泡等。线粒体虽然也是膜性结构，但由于它在结构、功能以及发生上均有一定的独立性，故不列入内膜系统。内膜系统的出现，为细胞增加了膜面积，使细胞功能呈现区域化，大大提高了细胞代谢效率。

内膜系统的最大特点是动态性质，各种膜结构处于流动状态。正是这种流动状态，将细胞的合成活动、分泌活动和内吞活动连成了一种网络，在各内膜结构之间常常看到一些小泡来回穿梭，这些小泡分别是从内质网、高尔基复合体和细胞质膜上产生的，这就使内膜系统的结构处于一种动态平衡（图 2-8）。

（一）内质网

内质网（endoplasmic reticulum，ER）是 1945 年波特（Porter）等在电镜下观察培养的小鼠成纤维细胞时，发现细胞质的内质区分布着一些由小管、小泡吻合形成的网状结构，取名为内质网。现已证实，其分布并非仅限于内质区，可分布在整个细胞质中。它广泛存在于真核细胞中，是细胞内生物大分子合成基地。

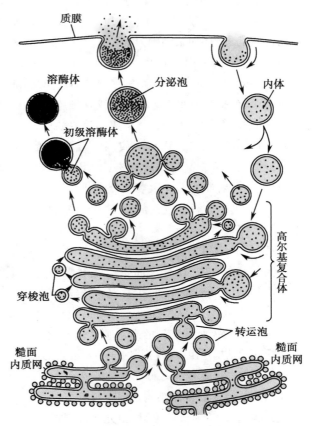

图 2-8　内膜系统及动态性质

1. **内质网的基本形态结构**   内质网是由一层单位膜形成的囊状、泡状和管状结构,并形成一个连续的网膜系统,其内腔是连通的。内质网中还具有大量的酶,其中葡萄糖-6-磷酸酶被视为内质网膜的标志酶。内质网通常占有细胞膜系统的一半左右,为细胞体积的10%以上。由于内质网是一种封闭的囊状、泡状和管状结构,它就有两个面,内质网的外表面称为胞质面(cytosolic surface),内表面称为腔面(cisternal surface)。

内质网一般呈连续的网状,但这种连续性和形状不是固定不变的。在细胞周期中,一个时期可能是一些连续的小管或小囊泡,而在另一个时期有可能是不连续的。同时,内质网对细胞的生理变化相当敏感,在不正常或服药的情况下,如饥饿、缺氧、辐射、患肝炎和服用激素等,均可使肝细胞的内质网囊泡化。

2. **内质网的分类**   根据是否附有核糖体,将内质网分为两类:糙面内质网(rough endoplasmic reticulum,RER)和光面内质网(smooth endoplasmic reticulum,SER)(图2-9)。

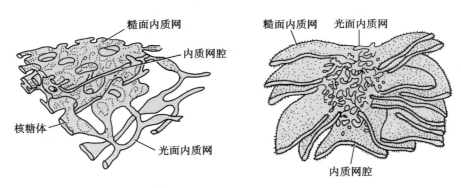

图2-9   内质网立体结构模式图

(1)糙面内质网:为有核糖体附着的内质网,多呈大的囊状,少数为小管和小泡。在电镜下观察排列极为整齐。它是核糖体和内质网共同构成的复合结构,普遍存在于合成分泌蛋白的细胞中;越是分泌旺盛的细胞(如浆细胞)RER越多,而未分化和肿瘤细胞中RER较少。其主要功能是合成分泌蛋白、多种膜蛋白和酶蛋白。RER与细胞核的外层膜相连通。

(2)光面内质网:即无核糖体附着的内质网,通常为小的管状和小的泡状,广泛存在于各种类型的细胞中,包括合成胆固醇的内分泌腺细胞、肌细胞、肾细胞等。SER是脂类合成的重要场所,它往往作为出芽的位点,将内质网上合成的蛋白质或脂类转运到高尔基复合体。SER具有很多重要的功能,如类固醇激素的合成、肝细胞的解毒作用、糖原分解释放葡萄糖、肌肉收缩的调节等。

(二)高尔基复合体

高尔基复合体(Golgi complex)是意大利科学家高尔基(Golgi)在1898年发现的,普遍存在于真核细胞中。

电子显微镜所观察到的高尔基复合体最富有特征性的结构是由一些(通常是4~8个)排列较为整齐的扁平膜囊(saccule)堆叠在一起,构成了高尔基复合体的主体结构。扁平膜囊多呈弓形,也有的呈半球形或球形,均由光滑的膜围绕而成,膜表面无核糖体颗粒附着(图2-10)。

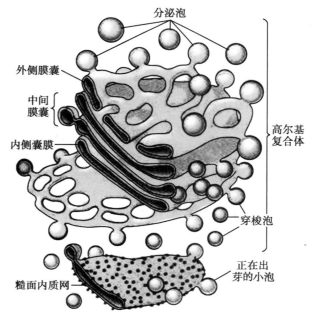

图2-10   高尔基复合体结构示意图

　　高尔基复合体由平行排列的扁平膜囊、大囊泡(vacuole)和小泡(vesicle)三种膜状结构所组成。扁平膜囊有两个面:形成面(内侧)和成熟面(外侧),来自内质网的蛋白质和脂从形成面逐渐向成熟面转运。高尔基复合体中含有许多种酶类,不同部位酶的类型和含量各不相同,说明不同区域具有不同的功能特性。糖基转移酶是高尔基复合体中最具特征性的标志酶。

　　高尔基复合体与细胞的分泌和蛋白质分选等功能有关,能够收集和排出内质网所合成的物质,它也是聚集某些酶原颗粒的场所,参与糖蛋白和黏多糖的合成。高尔基复合体与溶酶体的形成有关,并参与细胞的胞吞和胞吐过程。

(三) 溶酶体

　　1949年,迪夫(Duve)等用超离心技术从大鼠肝细胞中分离出一种有膜包被的微小颗粒,经细胞化学鉴定,这种颗粒内含丰富的酸性水解酶,具有分解多种大分子物质的功能,故被命名为溶酶体(lysosome)。现已证实溶酶体是一种广泛存在于真核细胞中专门从事细胞内消化作用的细胞器。

　　1. 溶酶体的形态结构与酶类　电镜下,溶酶体是由一层单位膜包围而成的圆形或卵圆形的囊状结构。膜厚约6nm,大小不一,直径常在$0.2 \sim 0.8 \mu m$之间。溶酶体内含有60余种酸性水解酶(标志酶是酸性磷酸酶),这些酶的最适pH为5.0,能将蛋白质、多糖、脂类和核酸等物质水解成能被细胞重新利用的小分子物质,从而为细胞代谢提供原料。不同类型细胞中溶酶体酶的种类和数量是不同的。

　　溶酶体的膜不同于其他膜结构,具有特殊的性质:①膜上嵌有质子泵,可将H^+泵入溶酶体内,以维持溶酶体内的酸性环境;②膜蛋白呈高度糖基化状态,糖链伸向膜内侧,可保护自身膜结构免受内部水解酶的消化;③膜上具有多种载体蛋白,用于水解产物向外转运。溶酶体膜的这些特性对于维持溶酶体正常功能十分重要。

　　2. 溶酶体的分类　溶酶体可分为初级溶酶体(primary lysosome)和次级溶酶体(secondary lysosome)两大类,前者是一种刚刚分泌的含有溶酶体酶的分泌小泡;后者含有水解酶和相应的底物,是一种将要或正在进行消化作用的溶酶体。溶酶体的主要功能是吞噬消化作用。

(四) 过氧化物酶体

　　过氧化物酶体(peroxisome)也叫微体,是由一层单位膜包裹而成的囊泡状细胞器,由于内含多种与过氧化氢代谢有关的酶,故称之为过氧化物酶体。

　　过氧化物酶体是由一层单位膜围绕而成的圆形或卵圆形小体,直径为$0.6 \sim 0.7 \mu m$。电镜下,内含极细的颗粒状物质。在哺乳动物中,只有在肝细胞和肾细胞中可见到典型的过氧化物酶体。而大多数细胞中的过氧化物酶体较小,直径仅$0.1 \sim 0.2 \mu m$,有人称之为微过氧化物酶体。

　　已在过氧化物酶体中发现了40余种酶,大体可分为两类:其中一半左右为催化生成过氧化氢的氧化酶,如尿酸氧化酶等;40%是分解过氧化氢的过氧化氢酶。在不同类型的组织细胞中,过氧化物酶体所含的酶类和数量不同,但所有过氧化物酶体中都含有过氧化氢酶,因此后者被视为过氧化物酶体的标志酶。

三、线粒体

　　线粒体是普遍存在于真核细胞中的一种重要细胞器。1894年由德国生物学家阿尔塔曼(Altmann)首先在动物细胞中发现,1897年贝达(Benda)将它命名为线粒体(mitochondrium)。由于线粒体是细胞进行氧化磷酸化并产生ATP的主要场所,细胞生命活动所需能量的80%以上是由线粒体提供的,因此被称为细胞的“动力工厂”。

(一) 线粒体的形态和分布

　　在光镜下,线粒体呈粒状、杆状或线状。其直径为$0.5 \sim 1.0 \mu m$,长短不一。不同类型细胞所含的线粒体数量差别很大,如哺乳动物肝细胞中约有2000个线粒体,肾细胞中约有400个,而精子中仅含约25个。其分布多集中于需能高的部位。一般功能旺盛的细胞所含线粒体丰富。

（二）线粒体的超微结构

1. **线粒体膜与膜间腔**   电镜下，线粒体是由两层单位膜套叠而成的囊状结构：①外膜：厚 5 ~ 7nm，膜上含有排列整齐的筒状圆柱体的孔蛋白，中央有 1 ~ 3nm 的小孔，可以通过相对分子质量 10 000 以下的分子；②内膜：厚约 6nm，通透性很差，仅允许小的不带电荷的分子进入，大的分子和离子通过内膜进入基质，需要特殊的转运蛋白帮助；③膜间隙：内外膜之间有 6 ~ 8nm 的空隙，称为膜间隙。被内膜所包围的空间称为内室或基质。内膜向内室突起形成嵴（图 2-11）。线粒体的不同部位有独特的标志酶，外膜的标志酶是单胺氧化酶；内膜的标志酶是细胞色素氧化酶；膜间隙的标志酶是腺苷酸激酶。

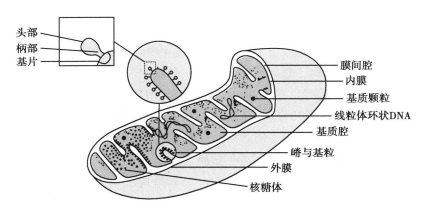

图 2-11   线粒体立体结构示意图

2. **基粒**   电镜下用磷钨酸负染法观察线粒体时，可见在内膜嵴上有许多排列规则、带柄的球状小体，称为基本颗粒，简称基粒。估计每个线粒体约有 10^4 ~ 10^5 个基粒。基粒由 3 部分组成：①头部：又称 F_1 因子。纯化的 F_1 因子可以催化 ATP 水解。它由 α、β、γ、δ、ε 五种亚基按 $\alpha_3\beta_3\gamma\delta\varepsilon$ 的比例组成，相对分子质量约 371 000。头部只有通过柄部与镶嵌在内膜上的基片相连时才表现催化 ATP 合成的作用。②柄部：是一种被称为寡霉素敏感授予蛋白的蛋白质。它能与寡霉素特异结合并使寡霉素的解偶联作用得以发挥，从而抑制 ATP 合成。③基片：又称 F_0 因子，是由至少 4 种多肽组成的疏水蛋白，它镶嵌于内膜脂质双层中。基片具有质子通道的作用，被呼吸链传递到膜间隙的大量质子（H^+）通过这个质子通道到达 F_1 因子时，便驱动 ATP 酶催化 ADP 磷酸化成为 ATP。

现已确定每一个基粒就是一个 ATP 酶复合体，有时称为复合体 V，是将呼吸链电子传递过程中释放的能量用于使 ADP 磷酸化形成 ATP 的结构，是偶联磷酸化的关键结构。

3. **线粒体基质**   为无定形物质，由于内膜通透性较低，使基质具有一定的 pH 和渗透压。基质中含有酶、脂类、DNA、RNA 和核糖体以及较大的致密颗粒。基质的标志酶是苹果酸脱氢酶。

四、细胞骨架系统

在 20 世纪初，细胞被看成是由悬浮在胞质溶胶中的各种独立的细胞器的集合体。电子显微镜和各种染色技术的发展，揭示细胞除了含有各种细胞器外，在细胞质中还有一个三维的网络结构系统（图 2-12），这个系统被称为细胞骨架（cytoskeleton）。细胞骨架是细胞内以蛋白质纤维为主要成分的网络结构，主要包括微管、微丝和中间丝三类。

（一）微管

微管（microtubule）是细胞骨架纤维中最粗的一种，具有保持细胞特定形态、参与细胞运动等功能。微管是一种动态结构，在细胞骨架中起支架（骨骼）的作用，它能很快地组装和去组装，因而在细胞中呈现各种形态和排列方式，以适应变动的细胞质状态和完成它们的各种功能。秋水仙素可抑制微管的聚合。微管还与其他蛋白共同组装成中心粒、基体、鞭毛、纤毛等特定结构。

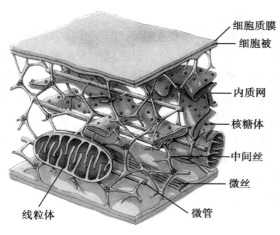

细胞质膜
细胞被
内质网
核糖体
中间丝
微丝
线粒体
微管

图 2-12　细胞骨架立体结构示意图

电镜下,微管是一种中空的管状结构,长短不一。微管由 13 条原纤维纵行螺旋排列而成,每条原纤维是由 α、β 微管蛋白相间排列而成的长链。微管结合蛋白参与微管的组成,调节微管的特异性,将微管与有关细胞器相连。

细胞中微管存在方式有三种,即单管、二联管和三联管。单管微管在细胞中呈网状或成束分布,不稳定,可随细胞周期发生变化。二联管、三联管只存在于某些特定的细胞器中,如中心粒(三联管)和鞭毛、纤毛(二联管)中的微管。

(二) 微丝

微丝(microfilament)是普遍存在于真核细胞中的一种实心骨架纤维,直径约为 7nm,可成束、成网或弥散分布于细胞质中,是一种可变的结构,它与微管共同构成细胞的支架。微丝的基本成分是肌动蛋白,由它组成的纤维与细胞内各种微丝结合蛋白相互作用。目前已发现 40 多种微丝结合蛋白,它们多数以简单的方式与肌动蛋白相结合,形成多种不同的亚细胞结构并具有多种功能。

肌动蛋白是微丝结构和功能的基础蛋白。肌动蛋白单体(G-肌动蛋白)先自体组装成长链后,两条长链相互缠绕成双螺旋形的肌动蛋白丝(F-肌动蛋白),即微丝。细胞松弛素 B 能特异性地破坏微丝的组装,鬼笔环肽(phalloidin)可以促进微丝的聚合,并稳定微丝的结构。

(三) 中间丝

中间丝(intermediate filament,IF)又称中间纤维,因其直径介于粗肌丝和细肌丝之间而得名。它的化学成分、种类复杂,结构独特,对解聚微管(如秋水仙素)和抑制微丝(如细胞松弛素 B)的药物均不敏感,是广泛存在于真核细胞中的第三种骨架成分。

电镜下,中间丝是中空管状结构,单根或成束地分布在细胞质内。已发现哺乳动物有 5 种不同蛋白成分的中间丝,其分布具有严格的组织特异性。例如,Ⅰ、Ⅱ型酸性角蛋白主要存在于上皮组织,Ⅴ型核纤层蛋白存在于所有细胞内。

目前发现大约有 15 种 IF 结合蛋白,其本身并非中间丝组分,但能与中间丝交联成束、成网,并把中间丝交联到质膜或其他骨架成分上。它们具有中间丝类型特异性,并与组织状态、细胞的功能和发育状态有关。

尽管构成中间丝的成分复杂,但它们具有相似的基本结构,即在中间丝蛋白分子肽链中部都有一个约 310 个氨基酸残基的 α 螺旋杆状区,其长度和氨基酸组成非常保守。杆状区的两端是非螺旋的头部和尾部,其氨基酸组成和化学性质是高度可变的,中间丝蛋白的差异,几乎完全在于其端部的多样化。

五、细胞核

细胞核由核膜、核仁、染色质(染色体)和核基质组成。它在细胞生命活动过程中处于极为重要的地位,是细胞内遗传信息贮存、复制和转录的场所,也是细胞功能及代谢、生长、增殖、分化、衰老的控制中心。

细胞核通常是球形,但也有长形、扁平和不规则的形态。细胞核在细胞中的位置也是多变的,并不都是位于细胞的中央。一般来说,一个细胞只有一个细胞核,有些特殊的细胞含有多个细胞核,例如脊椎动物的骨骼肌细胞,其中含有几十甚至几百个独立的细胞核。但是在成熟的红细胞中没有细胞核。

(一) 核膜

核膜又称核被膜,是细胞内膜系统的重要组成部分,它作为界膜将细胞内区分为核与质两个相对独立又相互联系的功能区,同时,由核被膜进一步构建成核孔复合体,控制着核质间的物质和信息的交流。

1. 核被膜 电镜下,核被膜由内外两层平行的单位膜组成,每层单位膜厚约 7.5nm。靠向细胞质的一层为外核膜,靠向核质的一层为内核膜,两层膜是同心排列的。两层膜之间的空隙称为核周隙,宽 20~40nm,内部充满着液态物质。外核膜表面附有核糖体,可与内质网相连。内核膜表面光滑,无核糖体附着,内侧有一层致密的纤维蛋白层,称为核纤层,内核膜上有特异蛋白与其相连,起稳定细胞核外形作用。在核膜表面,由于核膜内外层彼此融合,形成许多核膜孔,孔径一般在 50~70nm,它们是核质间的重要通道。

2. 核孔复合体 核膜孔并非是单纯的孔洞,而是复杂的环状结构,它由孔环颗粒、周边颗粒、中央颗粒和无定形物质组成,与核孔一起统称为核孔复合体(图 2-13)。

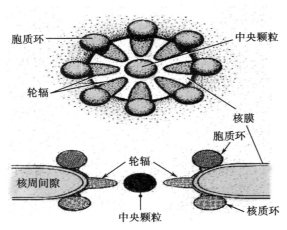

图 2-13　核孔复合体的结构模型

3. 核纤层 是内层核膜下的一层由纤维蛋白组成的纤维网络结构,一般厚 10~20nm。构成核纤层网络的蛋白称核纤层蛋白,有 A、B、C 三种,都是酸性蛋白。核纤层与核膜、核孔复合体以及染色质在结构上关系密切,为它们提供了结构支架,并介导核膜与染色质之间的相互作用。核纤层是一种高度动态结构,在细胞分裂期间,核纤层发生去组装和重新组装的周期性变化,影响着核膜的解体和重建。

(二) 核仁

核仁是真核细胞间期核中最显著的结构。它是细胞内 rRNA 合成、加工和核糖体亚单位装配的场所。在细胞增殖周期中,核仁又是一个高度动态的结构,表现出周期性消失与重建,其功能状态与细胞内蛋白质合成密切相关。

1. 核仁的化学组成 生化分析表明,核仁主要成分为蛋白质(80%)、RNA(10%~11%)、DNA(8%)和少量的脂类。

2. 核仁的形态结构 光镜下,核仁为均质折光性很强的球形小体。电镜下的核仁为一种无膜包被的海绵状网络结构,它由 4 部分组成:

(1)纤维成分:由紧密排列、直径为 5~8nm 的纤维丝组成,其主要成分是 RNA 和蛋白质,它们构成了核仁的海绵状网架。

(2)颗粒成分:电镜下表现为高电子密度的颗粒,直径 15~20nm,是由 rRNA 和蛋白质组成的核糖体亚单位前体物,多位于纤维结构的周围。

(3)核仁区染色质:包括,①核仁周边染色质:是围绕核仁周边的染色质,主要是异染色质;②核仁内染色质:为深入到核仁内的染色质,是具有功能活性的常染色质部分,上面载有大量 rRNA 基因(又称 rDNA),此段 DNA 称为核仁组织区(nucleolus organizer region, NOR),是组织形成核仁的部位。人类 NOR 位于 5 对有随体的染色体(13、14、15、21、22 号)的短臂端部。在分裂末期这 5 对染色体端部(含有 rRNA 基因的 10 条染色质袢环延伸进入核仁)先形成 10 个小的核仁,然后长大、融合成 1 个大的核仁(图 2-14)。

(4)核仁基质:为无定形的蛋白质性液体物质,与核基质沟通,是上述其他三种结构的存在环境。

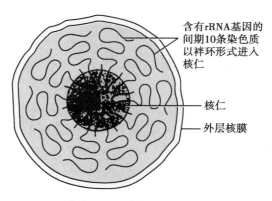

图 2-14　含有 rRNA 基因的 10 条染色质袢环延伸进入核仁

3. **核仁周期**　核仁是一种动态结构,在分裂间期,由于需要合成大量蛋白质,核仁组织区上的rDNA快速进行rRNA转录,在其周围装配核糖体亚单位,从而形成典型的核仁结构。在分裂前期,染色质形成染色体,核仁组织区上的rDNA停止了rRNA转录,其周围的核糖体亚单位散去,因此核仁消失。分裂末期,染色体解旋,rRNA重新转录,核仁又重现。由于核仁的功能是合成rRNA和装配核糖体亚单位。因此,核仁的大小可直接反映细胞内蛋白质合成状况,蛋白质合成旺盛的细胞,核仁大而明显,如分泌细胞、肿瘤细胞。

（三）**核基质**

核液中存在着一个主要由非组蛋白纤维组成的网络状结构,称为核基质。由于它的形态与胞质骨架很相似,相互之间又有一定的联系,所以也被称为核骨架。

（四）**染色质与染色体**

染色体是遗传信息的载体,由DNA、RNA和蛋白质构成,其形态和数目具有种系的特性。在细胞间期核中,以染色质丝形式存在。在细胞分裂时,染色质丝经过螺旋化、折叠、包装成为染色体,为显微镜下可见的具不同形状的小体。

1. **染色质的化学组成**　主要成分包括DNA、组蛋白、非组蛋白和少量RNA。

（1）DNA:是染色质的主要成分,也是遗传信息的携带者,遗传信息就蕴藏在DNA分子的核苷酸序列中。每一物种细胞中DNA含量是恒定的,如人体一个成熟生殖细胞中的DNA序列约含2.85×10^9bp,构成了人类细胞中2万~2.5万个基因。

（2）组蛋白:是染色质中的碱性蛋白,可分为H_1、H_2A、H_2B、H_3、H_4五类。H_1富含赖氨酸,其功能与染色质高级结构形成有关。其余4种均属核小体组蛋白,它们参与维持染色体结构。

（3）非组蛋白:是一类富含天冬氨酸和谷氨酸的酸性蛋白。这类蛋白质含量少,种类繁多(500多种),功能各异,主要是与DNA复制、染色质化学修饰有关的酶类,参与染色体构建的结构蛋白及少量组织特异性的调节蛋白等。

2. **染色质的超微结构与组装**　1974年,科恩伯格(Kornberg)等根据染色质的酶切降解和电镜观察,明确提出核小体是构成染色质的基本结构单位。

（1）核小体:核小体(nucleosome)由5种组蛋白和200bp左右的DNA组成。其中4种组蛋白(H_2A、H_2B、H_3、H_4)各两个分子,组成八聚体的核小体核心颗粒。146~147bpDNA缠绕在其外围1.75圈,形成直径为11nm的核小体。相邻核小体之间由60个左右碱基的DNA形成连接DNA。H_1位于DNA进出核心颗粒的结合处,是最大的一种组蛋白分子,比H_3或H_4大一倍,其功能是保持染色质纤维的高级结构和保护核心颗粒上的DNA碱基对不被核酸酶消化(图2-15)。

（2）染色质的四级结构模型:核小体构成了染色质的基本结构单位,由核小体再进一步组装构成染色质的更高级结构。在细胞分裂时,染色质组装成光镜下可见的染色体。20世纪70年代有人提出了染色质包装的四级结构模型。许多核小体彼此连接形成直径为11nm的串珠链,构成染色质的一级结构。再由直径11nm的核小体串珠链螺旋盘绕,每圈6个核小体,形成外径30nm,内径10nm,螺距11nm的螺线管,构成染色质的二级结构。由外径30nm的螺线管再进行盘绕形成直径300nm的超螺线管,构成染色质的三级结构。超螺线管进一步折叠,形成染色单体即染色质的四级结构。该模型

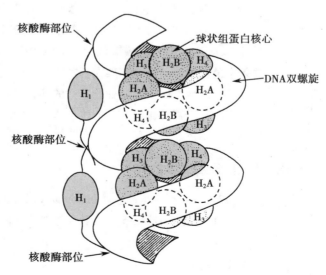

图2-15　核小体结构模式图

从 DNA 到染色体经过四级包装共压缩了8000～10 000 倍(图2-16)。人类的每条染色体 DNA 分子平均长 5cm,而分裂期的染色体只有几微米,压缩率与该模型大致吻合。

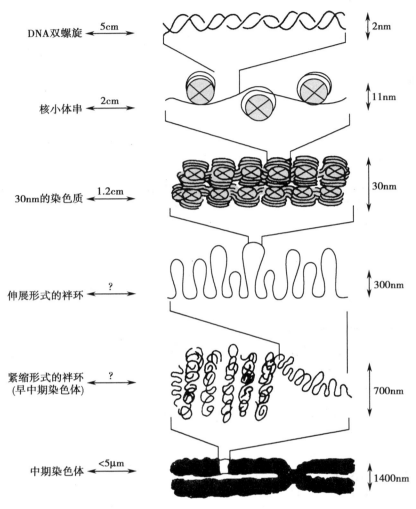

图2-16　染色质的四级结构模型图解

目前,关于染色质的包装,在一级和二级结构上已基本取得一致的看法,但从直径 30nm 的螺线管如何进一步包装成染色体尚有不同看法,提出了一些新的说法。由莱姆勒(Laemmli)等提出染色体"袢环模型"引起人们的重视,该模型认为在染色体中,有一个由非组蛋白构成的纤维网架,称为染色体支架。两条染色体的非组蛋白支架在着丝粒区相连接。直径 30nm 的螺线管一端与支架结合,另一端向周围呈环状迂回后再回到结合处。这样的环状结构称为袢环。袢环沿染色体纵轴由中央向四周伸出,构成放射环,每个袢环包含 315 个核小体,约含 63kb,每 18 个袢环呈放射平面排列形成微带,再沿纵轴构建成染色单体。

六、核糖核蛋白复合体

核糖核蛋白复合体(ribonucleoprotein complex)是由 RNA 和蛋白质组成的复合体,简称核糖核蛋白(ribonucleoprotein)。大的核糖核蛋白复合体如核糖体,小的核糖核蛋白复合体有信号识别颗粒、端粒酶、剪接体等。

(一) 核糖体

核糖体(ribosome)是罗宾逊(Ribinson)等(1953 年)在电镜下发现的一种颗粒状小体,后被证实它们普遍存在于真核细胞和原核细胞中,是专门用来合成蛋白质的细胞器,这种颗粒小体由 rRNA 和蛋白质组成。

1. 核糖体的形态结构 电镜下,核糖体为直径 15～25nm 的致密小颗粒,没有被膜包裹,由两个亚单位组成。大亚单位略呈圆锥形,其一侧伸出 3 个突起,中央为一凹陷。小亚单位为长条形（23nm×12nm）,1/3 处有一细的缢痕。大小亚单位结合时,凹部彼此对应,形成一个隧道,在蛋白质合成过程中,mRNA 穿行在隧道中。在大亚单位中,还有一垂直于隧道的通道,新合成的多肽链,由此释出（图 2-17）。

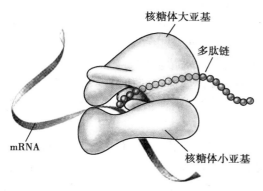

图 2-17 核糖体的形态结构模式图

2. 核糖体的重要活性部位 用免疫电镜技术,已确定了核糖体上的几个重要的功能活性部位。

（1）mRNA 结合部位:该位点位于小亚基上,能与 mRNA 分子起始密码子前一段富含嘌呤的序列结合,并使其保持单链构象。

（2）A、P 位:A 位(aminoacyl site, A site)也称氨酰位或受位,主要位于大亚基上,是接受氨酰基-tRNA 的部位。P 位(peptidyl site, P site)又称肽酰位或供位,主要位于小亚基上,是肽酰基-tRNA 移交肽链后,tRNA 释放的部位。

（3）肽基转移酶部位:具有肽基转移酶的活性,位于大亚基上,其作用是在肽链合成过程中催化氨基酸与氨基酸之间形成肽链。

（4）GTP 酶部位:具有 GTP 酶活性,能分解 GTP 并将肽酰基-tRNA 由 A 位移到 P 位。

（5）E 部位:即新生多肽链的出口位,它是大亚基上长约 30 个氨基酸的孔道,能容纳生长中经过的肽链。

（二）小的核糖核蛋白复合体

1. 信号识别颗粒 信号识别颗粒(signal recognition particle, SRP)是由 6 个蛋白质亚基结合在 1 个 7S RNA 分子上组成的核糖核酸蛋白复合体。SRP 能够识别并结合刚从游离核糖体上合成出来的分泌蛋白(膜蛋白及内质网、高尔基复合体和溶酶体基质中的蛋白)肽链中的信号肽,暂时中止新生肽的合成,又能与其在内质网上的受体(即停靠蛋白质)结合而将新生肽转移入内质网腔,防止蛋白水解酶对其损害。

2. 端粒酶 端粒酶(telomerase)为一种反转录酶,由蛋白质和 RNA 两部分组成核糖核蛋白复合体,其中 RNA 是一段模板序列,而其蛋白质组分具有反转录酶活性,指导合成端粒 DNA 的重复序列片段,以维持端粒长度及功能。

3. 剪接体 剪接体(spliceosome)是由核小 RNA(snRNA, U1、U2、U4、U5、U6 等)和蛋白质因子(约 100 多种)动态组成、识别真核生物 RNA 前体的剪接位点并催化剪接反应(切除内含子,连接外显子)的核糖核蛋白复合体。

第三节 细胞的基本功能

细胞的基本功能主要有物质运输、能量代谢、信号转导、细胞运动、遗传信息传递及其调控等。如生物膜的功能见图 2-18。

一、细胞的物质运输

细胞的物质运输包括离子和小分子物质的跨膜运输、生物大分子和颗粒性物质的膜泡运输、细胞内蛋白质的运输与分选、细胞核与细胞质间的物质交换等。

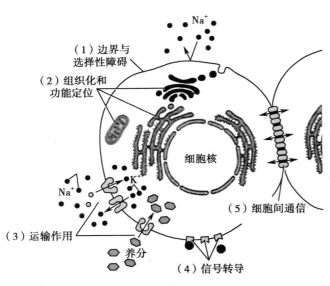

图 2-18　生物膜的功能示意图

图中标注：
- Na⁺
- （1）边界与选择性障碍
- （2）组织化和功能定位
- 细胞核
- （5）细胞间通信
- Na⁺ K⁺
- （3）运输作用
- 养分
- （4）信号转导

（一）离子和小分子物质的跨膜运输

物质穿越质膜的运输可分为被动运输和主动运输两类。

1. 被动运输　物质穿膜的被动扩散不消耗细胞的代谢能量，而是利用物质在膜两侧的浓度差势能，顺浓度梯度扩散。被动运输又依据是否有载体协助而分为简单扩散和易化扩散两种。

（1）简单扩散（simple diffusion）：又称单纯扩散或自由扩散（free diffusion）。是小分子由高浓度区向低浓度区的自行穿膜运输。属于最简单的一种物质运输方式，不需要消耗细胞的代谢能量，也不需要专一的载体。

（2）易化扩散（facilitated diffusion）：又称协助扩散，溶质的穿膜转运需要一个或多个膜转运蛋白（membrane transport protein）参与。它达到的膜两侧平衡分布与单纯扩散一样，但在特异性转运蛋白作用下溶质的穿膜移位不需消耗代谢能量。

1）膜转运蛋白：是指细胞膜上负责转运不能通过简单扩散穿膜的物质的蛋白质。可分为：①载体蛋白（carrier protein）：载体蛋白与特定溶质分子结合，通过构象改变进行物质转运，允许该物质穿过膜而进入膜的另一侧，既介导被动运输又介导主动运输。②通道蛋白（channel protein）：通道蛋白能形成贯穿膜脂双层的孔道，介导特定离子或水分子从膜的一侧进入另一侧；如离子通道（ion channel）是细胞膜上能调节和转运特异离子穿膜的通道，由穿膜的整合蛋白质构成，供离子顺电化学梯度穿过脂双层。一般可分为配体闸门通道与电压闸门通道两类。细胞膜上由水孔蛋白（aquaporin, AQP）形成专一性转运水分子的通道。

2）易化扩散的特点：①具有选择性、特异性；②转运速率高于简单扩散；具有饱和性；③存在最大转运速度。离子通道不持续开放，受"闸门"控制，高效转运各种离子。

2. 主动运输　主动运输是逆浓度梯度运输，需要细胞提供代谢能，并要求有载体蛋白参加，将物质由低浓度一侧向高浓度一侧进行的穿膜转运方式。如 Na⁺和 K⁺的穿膜运输即为主动运输。Na⁺-K⁺ ATP 酶（Na⁺-K⁺泵）利用水解 ATP 提供的能量将 Na⁺运出细胞，将 K⁺运进细胞。由于泵的活动，造成离子在膜两侧的浓度不同，使膜两侧保持一定的电位差，即膜电位。细胞内约有 1/3 的 ATP 是给 Na⁺-K⁺泵主动运输提供能量的，这种细胞内外 Na⁺、K⁺浓度差的维持对于膜电位的产生、渗透压的调节以及在神经和肌肉细胞的冲动传导等方面具有重要生理意义。Na⁺在膜两侧的浓度差可被用来进行某些物质（如葡萄糖）的偶联穿膜运输。

主动运输是细胞膜最主要的物质转运方式。进行主动运输的物质有离子、葡萄糖、氨基酸和核苷酸等极性分子等。细胞内约有 1/3 的能量是被主动运输消耗的，可见主动运输在细胞中的重要地位。

（二）生物大分子和颗粒性物质的膜泡运输

大分子和颗粒物质被运输时并不穿过细胞膜，物质进出是由膜包围，形成囊泡，通过一系列膜囊泡的形成和融合来完成转运过程，称为膜泡运输（vesicular transport），包括胞吞作用和胞吐作用。

1. 胞吞作用　胞吞作用（endocytosis）是指通过细胞膜的变形运动，将大分子和颗粒物质先包裹，然后形成小泡，最后脱离细胞膜进入细胞内的转运过程。根据吞入物质的状态、大小及特异程度的不同，可分为吞噬作用、胞饮作用和受体介导的胞吞作用三种方式。

（1）吞噬作用（phagocytosis）：是吞噬细胞摄入颗粒性物质的过程。细胞膜凹陷或形成伪足，摄入直径大于 250nm 的颗粒物质(如细菌、细胞碎片等)的过程,形成的小囊泡称吞噬体。具有吞噬功能的细胞主要有中性粒细胞、单核细胞和巨噬细胞等。吞噬作用在机体防御系统中发挥重要作用。

(2)胞饮作用(pinocytosis):是细胞吞入液体和可溶性物质的过程。细胞质膜内陷,非特异性摄入溶质或液体的过程,形成的小囊泡称胞饮体。胞饮作用常见于巨噬细胞、白细胞、毛细血管内皮细胞和小肠上皮细胞等。

(3)受体介导内吞作用(receptor-mediated endocytosis):指大分子物质与细胞膜上特异性受体识别并结合,通过膜内陷形成囊泡的方式将大分子物质运进细胞内的过程,是特异性很强的胞吞作用。为细胞提供了高效、选择性地摄取细胞外大分子物质的方式。内吞小泡的形成与质膜胞质面结合的网格蛋白(clathrin)有关。内吞小泡形成以后,网格蛋白脱离小泡回到质膜内表面,重新被利用。内吞小泡经过和内体、溶酶体融合,内吞物质被消化,部分小泡又返回质膜。

2. 胞吐作用 胞吐作用(exocytosis)是一种与胞吞作用相反的过程,也称外排作用。细胞内某些物质由膜包围形成小泡,从细胞内部逐渐移到细胞下方,小泡与质膜融合,最后把物质排出细胞外。这是细胞将分泌产生的激素、抗体、神经递质和酶类以及未被消化的残渣等物质排出细胞的重要方式。

胞吐作用能将细胞内产生的各种物质排到细胞外或整合到细胞膜中,细胞膜也可以通过胞吞作用再回到细胞质中,还可以再整合到新的分泌囊泡中,胞吞和胞吐作用使胞内膜和细胞膜不断地得到交换和更新,形成细胞的膜循环系统。

(三) 细胞内蛋白质的运输与分选

内膜系统各个部分之间的物质传递常常通过膜泡运输方式进行。膜泡运输是一种高度有组织的定向运输,各类运输泡之所以能够被准确地运到靶细胞器,主要是因为细胞器的胞质面具有特殊的膜标志蛋白。许多膜标志蛋白存在于不止一种细胞器,可见不同的膜标志蛋白组合决定膜的表面识别特征。

1. 细胞内的膜泡运输途径

(1)内质网附着核糖体上合成的蛋白质的运输:在 ER 的特定区域以出芽方式形成有被小泡,将所合成的正确折叠和正确组装的蛋白质运往高尔基复合体进行加工、分拣和包装;对蛋白质进行加工和分拣后,将其包装成分泌小泡,一部分借助于有被小泡运往细胞膜并分泌到胞外,一部分以有被小泡的形式运往溶酶体,其余分泌小泡暂时储存在细胞质中。

(2)内吞体在胞内的运输:在受体介导的内吞运输中,外源物质以有被小泡的形式被吞入细胞,形成内吞体。在把所吞入的外源物质送交溶酶体进行消化处理的同时,也会将部分受体运回细胞膜,参与有被小泡的再运输。

(3)膜的转化:ER 在以有被小泡的方式将合成物运送到高尔基复合体,小泡膜被整合到高尔基复合体的形成面囊泡上的同时,在高尔基复合体向 ER 方向的膜泡运输过程中,还可将部分小泡膜转化为 ER 膜,在高尔基复合体向 ER 之间也可进行膜的转化。

2. 胞内膜泡运输机制 大多数运输小泡是在膜的特定区域以出芽的方式产生的。其表面具有一个笼子状的由蛋白质构成的衣被(coat)。这种衣被在运输小泡与靶细胞器的膜融合之前解体。衣被具有两个主要作用:①选择性地将特定蛋白聚集在一起,形成运输小泡;②如同模具一样决定运输小泡的外部特征,相同性质的运输小泡之所以具有相同的形状和体积与衣被蛋白的组成有关。衣被小泡携带被运输的物质定向抵达靶标并且与靶膜融合。二者的融合具有高度特异性,膜泡与靶膜的识别是二者融合的前提。细胞内膜泡运输沿微管或微丝运行,动力来自马达蛋白,在马达蛋白的作用下,可将膜泡转运到特定的区域。

(四) 细胞核与细胞质间的物质交换

一般来说,水分子和一些离子及相对分子质量小于 5000 的单糖、氨基酸、核苷和核苷酸,可通过跨膜运输(被动或主动运输)通过核膜。核孔复合体既可以作为被动扩散的亲水通道,也可以对绝大多数大分子物质(如 RNA、核糖体、蛋白质等)进行主动运输。核孔复合体主动运输的特点主要有:具有选择性、直径大小可调节、信号识别与载体介导、消耗能量和双向性。

1. 亲核蛋白的输入　亲核蛋白(karyophilic protein)是在细胞质内游离的核糖体上合成后,经核孔复合体转运入细胞核内发挥功能的一类蛋白质,如构成核糖体组分的蛋白质,构成染色质组分的组蛋白等。亲核蛋白的输入必须有两个条件:①内部必须含有核定位信号(nuclear localization signal, NLS),引导蛋白质通过核孔复合体被转运到核内;②必须有核输入受体(nuclear import receptor)来衔接亲核蛋白与核孔复合体。

2. 核糖体亚基及 RNA 的核输出　核孔复合体上存在输出蛋白(exportin),能够像细胞质中转运RNA 一样,与转运的 RNA 或核糖体形成复合物后,在一些特殊的蛋白质因子的参与下经由核孔复合体进行主动运输,完成核输出。蛋白质通过核孔复合体运输时保持完全折叠的天然构象,如新生的核糖体亚基就是以装配好的核糖体颗粒形式通过核孔运输到细胞质的。

二、细胞的能量代谢

一切生物体都需要依靠能量维持其生存。生物合成、肌肉收缩、神经传导、维持体温、物质运输、细胞分裂等一系列生命活动都需要能量。

(一) 细胞能量的获得与转换

1. 细胞呼吸　在细胞内特定的细胞器(主要是线粒体)内,在 O_2 的参与下,分解各种大分子物质,产生 CO_2;与此同时,分解代谢所释放出的能量储存于 ATP 中,这一过程称为细胞呼吸(cellular respiration),也称为生物氧化。细胞呼吸是细胞内提供生物能源的主要途径,细胞呼吸有以下特点:①细胞呼吸本质上是在线粒体中进行的一系列由酶系所催化的氧化还原反应;②所产生的能量储存于 ATP 的高能磷酸键中;③整个反应过程是分步进行的,能量也是逐步释放的;④反应是在恒温(37℃)和恒压条件下进行的;⑤反应过程中需要 H_2O 的参与。

2. 细胞能量转换分子——ATP　细胞呼吸所产生的能量并不像燃烧所产生的热能那样散发出来,而是储存于细胞能量转换分子 ATP 中。ATP 是一种高能磷酸化合物,细胞呼吸时,释放的能量可通过 ADP 的磷酸化而及时储存于 ATP 的高能磷酸键中作为备用;反之,当细胞进行各种活动需要能量时,又可去磷酸化,断裂一个高能磷酸键以释放能量来满足机体需要。因为 ATP 是细胞内能量转换的中间携带者,所以被形象地称为“能量货币”。ATP 是细胞生命活动的直接供能者,也是细胞内能量获得、转换、储存和利用等环节的联系纽带。

(二) 细胞能量转换的机制

“能量货币”ATP 中所携带的能量来源于糖、氨基酸和脂肪酸等的氧化,这些物质的氧化是能量转换的前提。线粒体的主要功能是通过氧化磷酸化反应合成 ATP,为细胞提供能量(图 2-19)。糖和脂肪等营养物质在细胞质中经过酵解作用产生丙酮酸和脂肪酸,进入线粒体基质后,经过一系列分解代谢形成乙酰辅酶 A(乙酰 CoA),再进一步参加三羧酸循环,脱下的氢经线粒体内膜上的电子传递链(呼吸链),最后传递给氧,生成水。在此过程中释放出的能量,通过 ADP 的磷酸化,生成含高能磷酸键的 ATP 储存于体内,供机体各种活动的需要。

以葡萄糖为例,该过程大致可分为 4 个阶段:①葡萄糖在细胞质中进行糖酵解;②丙酮酸在线粒体基质中氧化脱羧生成乙酰 CoA;

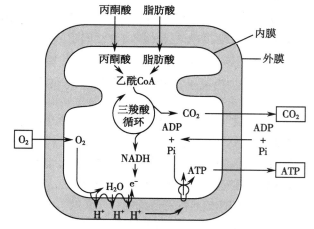

图 2-19　线粒体中主要代谢反应简图

③乙酰 CoA 在线粒体基质中进行三羧酸循环;④电子传递偶联氧化磷酸化:氧化磷酸化偶联与 ATP 形成是能量转换的关键;氧化磷酸化是释放代谢能的主要环节,在这个过程中,NADH 和 FADH$_2$分子把它们从食物氧化得来的电子转移到氧分子。这一反应相当于氢原子在空气中燃烧最终形成水的过程,释放出的能量绝大部分用于生成 ATP,少部分以热的形式释放。

蛋白质和脂肪的彻底氧化只在第一步中与糖的氧化有所区别。

三、细胞的信号转导

细胞信号转导(signal transduction)是指细胞通过细胞膜或胞内受体感受胞外信息分子的刺激,将信号转换后传递给相应的胞内系统,使细胞对外界信号做出适当的反应的过程。信号转导是多细胞动物调节机体各部分细胞活动的重要组成部分。细胞信号转导的相关分子包括细胞外信号分子、受体和胞内信号转导分子。

(一) 细胞信号分子与受体

1. **细胞外信号**　细胞外信号也称为配体(ligand),指能与受体蛋白质分子专一部位结合,引起细胞反应的分子。是由细胞分泌的、能够调节机体功能的一大类生物活性物质,是细胞间通讯的信号,被称为"第一信使"。胞外信号包括物理信号和化学信号,根据胞外信号的特点及作用方式,化学信号分子可分激素、神经递质、局部化学介质三种类型。

2. **受体**　受体(receptor)是能与细胞外专一信号分子(配体)结合引起细胞反应的蛋白质。受体与配体结合即发生分子构象变化,从而引起细胞反应,如介导细胞间信号转导、细胞间黏合、细胞的胞吞作用等。

根据受体所在细胞内部位的不同,将受体分为细胞膜受体和胞内受体 2 类。其中细胞膜受体又包括 3 类:即离子通道受体,G 蛋白偶联受体和酶联受体。膜受体多为膜上的糖蛋白。

3. **胞内信号转导分子**　细胞外的信号经过受体转换进入细胞内,通过细胞内一些蛋白质和小分子活性物质进行传递,这些能够在细胞内传递特定调控信号的化学物质称为胞内信号转导分子(signal transducer)或细胞内信息分子。胞内信号转导分子一般可分为 2 大类:①信号转导蛋白:如 G 蛋白、蛋白激酶 A 等;②第二信使(second messenger):如环腺苷酸(cyclic adenylic acid,cAMP)、肌醇三磷酸(inositol triphosphate,IP3)、二酰甘油(diacylglycerol,DAG)等。

(二) 细胞信号转导途径概述

1. **细胞信号转导途径的组成**　主要包括信号接收装置、信号转导装置及第二信使系统。通过细胞表面受体介导的信号途径包括以下 4 个步骤:①胞外信号分子与靶细胞膜上的特异性受体结合并激活受体;②胞外信号分子通过适当的分子开关机制实现信号的跨膜转导,产生胞内第二信使或活化的胞内信号转导分子;③信号在靶细胞内经一系列信号转导分子进行传递,引发胞内信号放大的级联反应,并激活特定的靶蛋白如基因调节蛋白、参与代谢反应的酶、细胞骨架蛋白等,由此引起基因表达的变化、代谢活性的变化、细胞形状的变化或细胞运动等多种反应;④细胞反应由于受体的脱敏或受体下调,启动反馈机制,从而终止或减低细胞反应。

2. **细胞信号转导的主要类型简介**　细胞信号转导的主要类型有:离子通道介导的信号转导途径、G 蛋白偶联受体介导的信号转导途径、酪氨酸蛋白激酶介导的信号转导途径、胞内受体及核受体介导的信号转导途径等。细胞膜上的膜受体在细胞识别和信息跨膜传递方面起重要作用。大多数肽类激素、神经递质和生长因子等亲水性细胞外信号分子(配体),不能直接进入细胞内,他们通过与靶细胞的膜受体结合,通过信号转换机制,把胞外信号转变为细胞内的信号。这里以 G 蛋白偶联受体介导的 cAMP 信号转导途径(刺激性)为例简介信号转导途径的特点。

(1) 细胞外的刺激型信号分子作用于刺激型 G 蛋白偶联受体,受体构象发生改变,作用于 G 蛋白。G 蛋白(G-protein)的全称为鸟苷酸结合蛋白,在静息状态下,G 蛋白以异三聚体的形式存在,由 α、β、γ 三个亚基组成,当 α 亚基与 GDP 结合时处于关闭状态,与 GTP 结合时处于开启状态,α 亚基具有 GTP 酶活性,能催化所结合的 GTP 水解,恢复无活性的三聚体状态。

（2）G 蛋白激活腺苷酸环化酶产生大量 cAMP：激活的 G 蛋白偶联受体与 G 蛋白的 α 亚单位结合,GDP 被排出,并代之以 GTP。α 亚单位与 GTP 的结合使 G 蛋白解体为和 GTP 结合的 α 亚单位,以及去附着的 βγ 复合物两个部分,并暴露出 α 亚基与腺苷酸环化酶(adenylate cyclase, AC)的结合位点;结合 GTP 的 α 亚基与 AC 结合,使之活化,并将 ATP 转化为 cAMP。

（3）细胞内 cAMP 水平升高,cAMP 充当细胞内的第二信使,磷酸化依赖 cAMP 的蛋白激酶 A(PKA),PKA 被活化,依次磷酸化无活性的靶蛋白,引起连锁反应和生物效应,使细胞内糖原分解成葡萄糖,或改变这些下游蛋白的活性,进一步影响到相关基因的表达。

各种信号转导分子的特定组合及有序的相互作用,构成了不同的信号转导途径。信号转导分子通过引起下游分子的数量、分布或活性状态变化而传递信号。小分子信号以浓度和分布的迅速变化为主、蛋白质信号转导分子依赖蛋白质的相互作用为主而传递信号。

四、细胞的运动

细胞运动(cell motility)是生命进化的最重要的成果之一。细胞运动不仅使细胞内的代谢产物、生物大分子和细胞器在细胞内合理分布,而且使细胞能转移到更适合生长的地点。

（一）细胞运动的形式

细胞运动的表现形式多种多样,从染色体分离到纤毛、鞭毛的摆动,从细胞性状的改变到位置的迁移(如白细胞等的变形运动)以及平滑肌和横纹肌的收缩等。所有细胞运动和细胞内的细胞骨架体系(尤其是微管和微丝)有关,同时需要 ATP 提供能量,所释放的能量通过动力蛋白(motor protein)驱使细胞运动。

1. 细胞的位置移动 细胞迁移(cell migration)也称为细胞爬行或细胞运动,是指细胞在接收到迁移信号或感受到某些物质的梯度后而产生的移动。细胞迁移为细胞头部伪足的延伸、新的黏附建立、细胞体尾部收缩在时空上的交替过程。包括:鞭毛和纤毛摆动、阿米巴样运动和褶皱运动。细胞迁移是正常细胞的基本功能之一,是机体正常生长发育的生理过程,也是活细胞普遍存在的一种运动形式。胚胎发育、血管生成、伤口愈合、免疫反应、炎症反应、动脉粥样硬化、癌症转移等过程中都涉及细胞迁移。如哺乳类的输卵管内摆动的纤毛能将卵细胞推向子宫方向;高等动物的巨噬细胞和部分白细胞通过阿米巴样运动,主动搜寻病原微生物,保护宿主抵御感染;肿瘤扩散也是由于癌细胞的运动功能失去控制造成的。

2. 细胞的形态改变 细胞骨架能维持细胞的性状,通过细胞骨架的不断组装(聚合)和去组装(解聚),使细胞能适应其功能状态发生形状改变及其运动方式,如肌纤维收缩、神经元突触生长、细胞表面突起(微绒毛、伪足等)的形成及消退等。

3. 细胞内运动 细胞运动中最复杂微妙的方式当属那些发生在细胞内的运动。主要有细胞质流动、膜泡运输、突触运输和染色体分离四种形式。

（1）细胞质流动:细胞代谢物主要通过胞质环流来实现在细胞内的扩散。

（2）膜泡运输:膜泡运输沿微管或微丝运行,动力来自马达蛋白,在马达蛋白的作用下,可将膜泡转运到特定的区域(详见本节细胞的物质运输部分)。

（3）突触运输:在神经元胞体合成的蛋白质、神经递质、小分子物质以及线粒体等膜性结构都必须沿轴突运输到神经末梢;同理,一些物质也要运回胞体,在胞体内被分解或重新组装;有些病毒或毒素进入神经细胞后,也可沿轴突到达胞体。轴突运输时沿着微管提供的轨道进行。

（4）染色体分离:细胞分裂中期时染色体排列组装在赤道板上,后期姐妹染色体分离移向细胞的两极,都是通过微管的组装和去组装完成的。染色体的这种运动对于其正确分离,保证遗传物质稳定性具有重要意义。

（二）细胞运动的机制及其调节

细胞运动机制及调节涉及：①需要一类特殊的蛋白质（酶）参与，这些蛋白质即动力蛋白，能水解ATP获得能量，沿着微管或微丝移动；②由于微管蛋白或肌动蛋白聚合，组装成束状或网格而引起细胞运动。此外，有些细胞运动方式由上述两种机制共同参与。

五、细胞的遗传信息传递及其调控

1. 细胞的遗传信息传递　作为基因的 DNA 序列不但能储存遗传信息，复制遗传信息，还能将遗传信息先转录到 mRNA，然后按照 mRNA 上的遗传密码翻译成蛋白质和酶，从而实现基因决定性状的功能。

2. 遗传信息传递的调控　基因表达是根据体内的需要进行严格调控的，基因的表达主要有如下几个层面的调控：①DNA 水平调控：DNA 分子的甲基化、组蛋白与 DNA 的结合都能抑制基因转录；②转录水平调控：基因内和基因外有一些特定的 DNA 序列，如启动子、增强子等，对基因转录的启动、转录的效率起调控作用；③转录后水平调控：转录后的 mRNA，要进行戴帽、加尾和剪接，如选择性剪接与细胞分化有关；④翻译水平调控：细胞质中有许多因子对基因的翻译过程起调节作用，如含铁蛋白元件可使阻遏蛋白从 mRNA 上解离，使翻译速度大大提高；⑤翻译后水平调控：翻译后加工过程对基因的表达起调控作用。翻译后修饰包括多肽切割和某些氨基酸的化学修饰，化学修饰包括羟化、磷酸化、糖基化等以及添加不同类型碳水化合物或脂类基团。

第四节　细胞的生命活动

细胞的生命活动是一个复杂的调控过程，每一个细胞都是独立的个体，都具备潜在的各种生命活动（增殖、发育、分化、衰老与死亡等）的能力，即全能性。但它们组成一个多细胞整体时，在某种协调因素如激素的运作下，又各司其职，具有协同性和统一性。

一、细胞增殖

（一）细胞增殖及其作用

1. 细胞增殖周期的概念　细胞增殖周期（cell generation cycle）简称为细胞周期（cell cycle），是指细胞从前一次有丝分裂结束开始到这一次有丝分裂结束为止所经历的全过程。

2. 细胞增殖的作用　细胞增殖是生物有机体维持正常生命活动的必要方式之一，是生物体生长和发育的基础，在机体的生命活动过程中，不断有细胞衰老和死亡，需要通过细胞增殖不断地产生新的细胞，以补充和更新其衰老和死亡的细胞。细胞增殖是机体损伤修复的基础，机体的意外损伤、手术治疗、器官移植等过程中创面的修复必须由细胞增殖产生新的细胞才能适应机体的需要。

细胞增殖有精确的调控机制，表现出严格的时间和空间的顺序性，如果异常就会产生疾病。如造血细胞生成的速率小于血液中细胞死亡的速率时就会造成贫血；机体局部细胞无休止的分裂时就会产生肿瘤。所以探讨细胞增殖的机制对于医学有十分重要的意义。

3. 细胞周期各时相的动态变化　许多学者用放射性标记物示踪法在分子水平上对细胞周期各时期的动态进行了深入的研究，揭示了细胞周期的各个时期的生化动态变化和形态变化特征。

（1）G_1 期（DNA 合成前期）：从前一次细胞分裂完成到 DNA 合成开始。此期进行一系列剧烈的生化变化，为进入 S 期准备必要的基本条件，其中最主要的是 RNA 和蛋白质的合成。

1）RNA 的合成：G_1 期 RNA 的含量增加很快，RNA 合成抑制剂可阻断细胞从 G_1 期向 S 期前进。可见，G_1 期合成 RNA 是细胞进入 S 期的必要条件。

2）蛋白质的合成：S 期所需的 DNA 复制相关的酶系如 DNA 聚合酶，及与 G_1 期向 S 期转变相关蛋白质如触发蛋白（trigger protein）、钙调蛋白（calmodulin, CaM）、细胞周期蛋白等均在此期合成。只有当触发蛋白含量积累到临界值,细胞周期才能朝 DNA 合成方向进行。钙调蛋白的含量在 G_1 晚期可达到峰值,用抗钙调蛋白药物处理细胞,可延缓其从 G_1 期到 S 期的进程。蛋白质的磷酸化作用在 G_1 期也较为突出。组蛋白、非组蛋白和一些蛋白激酶在 G_1 期也可发生磷酸化。

1980 年,有人观察到 DNA/RNA、RNA/染色质代谢在细胞周期中紧密相关的事实,而提出细胞周期室(cell cycle compartment)概念,认为在以 RNA 含量周期性变化为基础的同时,还应考虑 DNA 含量的变化,从而将细胞周期划分为更多的阶段。无论在细胞周期的哪个阶段,只有 RNA 含量和染色质凝集程度达到一定阈量才能进入具有增殖活性的状态。

按增殖状态可将机体细胞或体外培养细胞分为 3 种类型:①持续增殖细胞:始终保持旺盛的增殖活性,连续进行增殖,也称周期细胞(cycling cell)。这类细胞分化程度低,能量代谢和物质代谢水平高,对外界信号极为敏感。它们不断地补充那些分化、衰老、死亡的细胞,如上皮基底细胞、胚胎细胞、恶性肿瘤细胞。②暂不增殖细胞:较长时间地停留在 G_1 期,合成大量特异性的 RNA 和蛋白质,随后处于细胞增殖的静止状态,也称 G_0 期细胞。在适宜的条件下可被激活成为增殖状态,如肝实质细胞。③终末分化细胞(terminal differentiated cell):丧失增殖能力,始终停留在 G_1 状态,结构和功能发生高度分化,直至衰老死亡,如角化上皮细胞、肌细胞和神经元等。

(2)S 期(DNA 合成期):S 期是细胞进行大量 DNA 复制的阶段,组蛋白及非组蛋白也在此期大量的合成,最后完成染色体的复制。组蛋白与复制后的 DNA 迅速结合,组装成核小体,进而形成具有两条单体的染色体。如在 S 期细胞中加入抑制 DNA 合成药,如阿糖胞苷等,则组蛋白的合成立即终止。可见,DNA 和组蛋白在染色质复制过程中互为条件、相互制约,形成联动装置,以保证新合成的组蛋白在数量上适应 DNA 复制的需要。

中心粒的复制也在 S 期完成,形成的两对中心粒在以后的细胞周期进程中,将发挥微管组织中心的作用。纺锤体微管、星体微管的形成均与此相关。

(3)G_2 期(DNA 合成后期):从 DNA 合成结束到分裂期开始前的阶段。此期为细胞分裂准备期。G_2 期将加速合成新的 RNA 和蛋白质。细胞中合成一些与 M 期结构、功能相关的蛋白质,与核膜破裂、染色体凝集密切相关的成熟促进因子。微管蛋白在此期合成达高峰,为 M 期纺锤体微管的组装提供了丰富的原料。已复制的中心粒在 G_2 期逐渐长大,并开始向细胞两极分离。

(4)M 期(有丝分裂期):为细胞有丝分裂期。在此期染色体凝集后发生姐妹染色单体的分离,核膜、核仁破裂后再重建,纺锤体、收缩环出现,随着两个子细胞核的形成,胞质也一分为二,由此完成细胞分裂。

(二)细胞增殖——有丝分裂

有丝分裂(mitosis)是真核细胞的染色质凝集成染色体、复制的姐妹染色单体在纺锤丝的牵拉下分向两极,从而产生两个染色体数和遗传性相同的子细胞核的一种细胞分裂类型。通常划分为前期、中期、后期和末期五个阶段。

1. **前期**　前期(prophase)为有丝分裂或减数分裂的第一个阶段。指染色质开始凝集到核膜破裂为止的时期。在该期中染色质凝集,纺锤体开始在核外组装,至前期末,核仁消失,核被膜破裂。

(1)前期开始,核内细丝状的染色质开始凝集,逐渐缩短变粗,最终成为染色体(chromosome)。因为在间期已经复制,所以每条染色体由两条姐妹染色单体(sister chromatid)组成。随着前期的进展,染色体缩短变粗,含有着丝粒(centromere)的主缢痕(primary constriction)变得清晰可见。

(2)在动物细胞中,中心粒(centriole)向两极移动,确定分裂极,有丝分裂器开始形成。有丝分裂器是由中心粒、纺锤体及染色体形成的一个临时性的细胞结构。每对中心粒周围出现放射状的星体微管(astral microtubule),由此构成两个星体(aster)并排于核膜附近。而中心粒之间也有微管形成,因这些微管由纺锤体的一极通向另一极,故称为极间微管(polar microtubule),绝大多数极间微管不是连续的,而是由来自两极的微管在纺锤体赤道面彼此重叠、侧面相连构成。由微管和微管蛋白构成纺锤体(spindle),其与染色体的排列、移动和移向两极有关。前期末,由纺锤体一极发出的一些微管的一端附着于染色体的动粒上,这些微管为动粒微管(kinetochore microtubule)。纺锤体是在前期末出现的一种纺锤样的细胞器,由星体微管、极间微管、动粒微管纵向排列组成(图2-20)。

晚前期,随着染色质凝集成染色体,构成核仁关键部分的核仁组织区组装到染色体上,RNA合成停止,结果导致核仁的自然消失。

(3)核膜破裂发生于前期末,核纤层蛋白磷酸化致使核纤层解聚,核膜因此破裂,形成许多断片及小泡,散布于胞质中。

2. **中期**　中期(metaphase)是从细胞核膜消失到有丝分裂器形成的全过程。该期染色体最大程度地压缩,并排列在细胞中部赤道面上形成赤道板(equatorial plate),呈现出典型的中期染色体形态特征。中期染色体是由一对姐妹染色单体组成的,姐妹染色单体仅在着丝粒部位相连接。着丝粒的主要作用是使复制的染色体在有丝分裂和减数分裂中可均等地分配到子细胞中,也是姐妹染色单体在分开前相互联结的位置。中期细胞中出现的由染色体、星体、中心粒及纺锤体所组成的暂时性结构称为有丝分裂器(mitotic apparatus)。此结构为有丝分裂所特有,在以后的分裂过程中,染色体分离、向两极的移动及平均分配到子细胞中均与此密切相关(图2-21)。

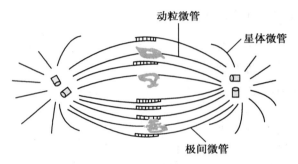

图2-20　纺锤体微管的组成

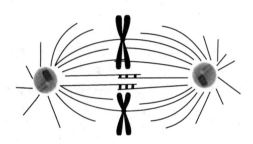

图2-21　动粒微管附着于中期染色体着丝粒区及有丝分裂器模式图

染色体在着丝粒两侧有一个特化部位,是由多种蛋白质形成的复合体结构,称为动粒(kineto-chore),也称着丝点(图2-22)。动粒的主要功能是外侧用于纺锤体微管附着,内侧与着丝粒相互交织。染色体依靠动粒捕捉由纺锤体极体发出的微管,没有动粒的染色体不能与纺锤体微管发生有机联系,也不能和其他染色体一起向两极运动。用咖啡因处理细胞,可使动粒与染色体脱离,可见在分裂期动粒单独向两极移动。

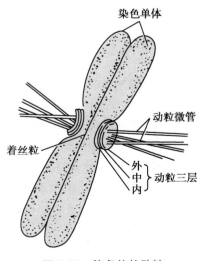

图2-22　染色体的动粒

3. **后期**　后期(anaphase)是从着丝粒分离至染色单体分别到达两极。染色单体的分离是从着丝粒开始的,染色单体在动粒微管的牵引下逐渐移向两极。染色体极部运动可能涉及两种机制(图2-23):①微管聚散学说:动粒微管在两端解聚缩短,致使姐妹染色单体向两极运动;②微管滑动学说:通过星体微管牵拉和极微管重叠区滑动,使纺锤体两极和染色体进一步分开。

4. **末期**　末期(telophase)是从染色体到达两极开始,至形成两个子细胞的时期。末期特点是子细胞核的形成和细胞质的分裂。在后期末,随着染色体移动到两极,染色体可因其组蛋白H_1的去磷酸化而发生解螺旋,伸长、松散为细丝状染色质纤维;分散在胞质中的核膜小泡相互融合,其周围也有内质网成分。由内质网及原来崩解的核膜片段再愈合,形成两个子细胞核的完整核膜。核孔重新组装,去磷酸化的核纤层蛋白又聚合形成核纤层,并连接于核膜上;RNA合成恢复,核仁重新出现,两个子

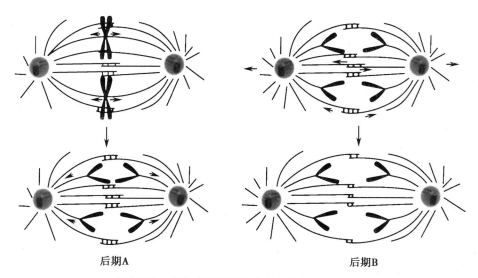

后期A   后期B

图 2-23   细胞分裂后期染色体极部运动示意图
后期 A. 微管聚散学说;后期 B. 微管滑动学说

细胞核形成。

在后期末或末期开始,赤道部位的细胞膜内侧有大量肌动蛋白和肌球蛋白聚合的微丝形成收缩环(contractile ring),随着收缩环的收缩,赤道部位细胞膜内陷,形成分裂沟(cleavage furrow),随着分裂沟的逐渐加深,最终将细胞质分割为两部分。

在有丝分裂过程中,蛋白质的磷酸化与去磷酸化是细胞许多形态变化产生的分子基础,如染色质凝集与去凝集、核膜的解聚与重建等。

二、细胞分化

从受精卵发育成多细胞的个体是通过细胞增殖和分化而实现的,细胞分化依赖于细胞增殖,而细胞增殖孕育了细胞分化。细胞分化是发育生物学的核心问题,与医学实践密切相关。

(一) 细胞分化的概念与分化特点

1. 细胞分化的概念   多细胞生物体的所有不同类型的细胞,如神经细胞伸出长的突触,具有传导神经冲动和储存信息的功能;肌细胞呈长条状,具有收缩功能等。可见在多细胞生物的个体发育过程中,不仅有细胞增殖使细胞数目增加,同时有细胞形态、功能的变化和分工。通常,把这种受精卵产生的同源细胞,在形态、结构和功能方面形成稳定性差异的过程称为细胞分化(cell differentiation)。

2. 细胞决定   细胞表型上发生分化之前其内部的变化已决定了其未来的发育命运,称为细胞决定(cell determination)。细胞决定是选择性表达的过渡阶段,虽然此时细胞还不能分辨其分化特征,但已具备向某一特定方向分化的能力。

3. 奢侈蛋白和管家蛋白   细胞分化一般指细胞表型的特化,主要标志是细胞内开始合成新的特异性蛋白。分化程度取决于某种特异蛋白的出现及其含量和成熟程度等。如肌细胞中的收缩蛋白、表皮细胞的角蛋白等,这类特异蛋白对细胞自身生存虽无直接影响,但却是细胞向特殊类型分化的物质基础,这类蛋白称为奢侈蛋白(luxury protein)。奢侈蛋白是分化细胞特有的,未分化细胞中是不存在的。细胞的分工正是由于各种细胞合成各自的奢侈蛋白的结果,如红细胞中合成了血红蛋白等。

细胞中有些蛋白质在分化和未分化的细胞中都存在,它们是维持细胞生命活动所必需的,各类细胞普遍共有的,如细胞膜蛋白、核糖体蛋白、线粒体蛋白等,将这些蛋白质称为管家蛋白(house-keeping protein)。

4. 细胞分化的特点

(1) 稳定性:在正常生理状态下,细胞分化的状态一旦确定,将终生不变,既不能逆转也不能互变。如神经细胞终生为神经细胞。细胞分化一旦被某种因素诱导"决定"其分化途径后,即使诱因不再存在,分化仍按原方向继续进行下去。

（2）时空性：一个细胞在不同发育阶段上有不同的形态与功能,这是在时间上的分化,而多细胞生物的细胞不仅有时间上的分化,且由于同一体内的各个细胞所处的位置不同,因而产生不同的结构和功能上的分工,这是空间上的分化。

（3）一次性和持续性：细胞分化可以出现在整个生命进程中,但胚胎期是最重要的细胞分化期。哺乳动物神经细胞的分化是在发育的早期一次发生的,婴儿期之后就不会再进一步的分化。但也有一些类型的细胞,分化可以在一生中不断进行。如红细胞、淋巴细胞和上皮细胞等,可在一生中连续更新。

（4）可逆性：细胞分化在一般情况下具有稳定性,但在某些特殊条件下,具有增殖能力的组织中,已经分化的细胞仍有可能重新获得分化潜能,并回到未分化状态,这种现象称去分化（dedifferentiation）,也称细胞分化的可逆性。在一定条件下哺乳动物的分化细胞可以去分化或转化成另一种细胞。例如,正常分化的细胞在射线、药物、毒物等因素的作用下可转化为癌细胞。

5. 细胞分化的潜能

（1）全能性：单个细胞经分裂和分化后仍具有发育成完整个体的能力,称为细胞全能性（totipotency）。具有这种潜能的细胞称为全能性细胞,如哺乳动物的受精卵和桑葚期"8 细胞前"的细胞。动物受精卵子代细胞的全能性随其发育过程逐渐受到限制而变窄,即由全能性细胞转化为多能和单能干细胞。但是对细胞核而言可称之为全能性细胞核（totipotent nucleus）。如 20 世纪 60 年代的蛙核移植发育为蝌蚪和 90 年代克隆羊"多利"都证明了细胞核具有发育成为一个有机体的潜能。

（2）多能性：高等动物细胞随着胚胎发育,细胞逐渐丧失了发育成个体的能力,仅具有分化成有限细胞类型的潜能,这种潜能称为细胞的多能性（pluripotency）,此类细胞称为多能性细胞,如胚胎的外胚层、中胚层和内胚层细胞。三胚层的分化潜能虽有局限性,但仍具有发育成多种类型的能力。

（3）单能性：经过器官发生、各种组织细胞的发育方向最终确定,呈单能性（unipotency）,形成在形态上特化、功能上专一化的终末分化细胞。

在细胞发育过程中,这种逐渐由"全能"变为"多能",最后趋向于"专能"稳定型的分化趋势是细胞分化过程中的一个普遍规律。

6. 干细胞与分化 通常把机体中具有分裂和分化能力的细胞称为干细胞。干细胞分为两大类,即胚胎干细胞和成体干细胞。

（1）胚胎干细胞（embryonic stem cell）：简称 ES 细胞,是指存在于早期胚胎中,具有多分化潜能的细胞。受精卵及卵裂早期（桑葚胚期以前）的每一个细胞都有发育成一个完整机体的潜能,这些细胞称为全能干细胞,它们具有发育的全能性。为具有多向分化潜能的细胞,可分化为胎儿或成体组织中的各种细胞类型。哺乳类动物早期胚胎在囊胚和三胚层形成之后,随着细胞空间关系的变化和微环境的差异,各胚层细胞在分化潜能上开始出现一定的局限性,只倾向于发育为本胚层的组织器官,但此时的细胞仍具有发育成为多种细胞的能力,所以这种细胞称为多能干细胞（pluripotent stem cell）。它们具有发育的多能性。多能干细胞可进一步分化产生成体干细胞。

（2）成体干细胞：成体的许多组织中都保留一些具有增殖和分化能力的细胞,这类细胞称为成体干细胞（adult stem cell）。当机体需要时,成体干细胞便可按发育的途径增殖分化为特定的细胞,它们通过增殖、分化补充机体各种组织器官中衰老死亡的细胞。如造血干细胞、间充质干细胞、神经干细胞等。目前发现成体干细胞具有横向分化的潜能,如骨髓细胞除了是血细胞来源之外,在一定条件下,还可诱导分化为肝细胞、肌细胞和神经元等。

干细胞研究在医药方面的应用价值受到广泛重视,如表皮干细胞的激活可加强表皮的再生,治疗皮肤烧伤,有望用作基因治疗的靶细胞等。

（二）细胞分化的分子基础及影响细胞分化的因素

1. 细胞分化的分子基础　机体的所有细胞都是由受精卵增殖而来,具有相同的基因结构,细胞内基因按其与细胞分化关系可分为两类:①管家基因(house-keeping gene),是维持细胞生命活动所必需的,各类细胞普遍共有的,与细胞分化关系不大,对细胞分化只起协助作用的基因。这类基因的产物对于维持细胞的基因结构和代谢功能是必不可少的;②奢侈基因(luxury gene),它控制决定细胞性状的特异蛋白,这类基因对细胞生存并无直接影响,但决定细胞分化的物质基础。细胞分化是奢侈基因按一定顺序,有选择性地相继活化表达。这一现象称基因差异表达(differential gene expression)。

2. 细胞分化的影响因素

（1）卵细胞质对细胞分化的影响:细胞质分布的不均质性对胚胎早期发育有很大影响,在一定程度上决定了细胞的早期分化。1997 年,英国爱丁堡罗斯林研究所成功地将一绵羊乳腺细胞核移植入去核的绵羊卵细胞中,培育出克隆羊"多利"。表明已高度分化的细胞核在卵细胞质的作用下能发育成一个完整的个体。这一事实说明了卵细胞质中的某些物质能决定细胞分化的方向。

（2）细胞核的作用:在细胞分化中,细胞核起着至关重要或是决定性的作用。这可从两方面看出:①生物任何性状的出现都是由遗传物质决定的,遗传物质位于细胞核内;②从胚胎全能细胞到多能细胞再到单能细胞是细胞核内基因组选择性表达的结果。细胞核对细胞分化的影响归根到底是由于基因的选择表达。

（3）核质的相互作用:在细胞分化中,细胞质对细胞核有作用,细胞核对细胞质也有反作用,这种相互作用因不同种类、不同区域、不同时期的细胞而异。一方面,细胞核中的基因对细胞质的代谢起调节作用;另一方面细胞质对核内基因的活性有控制作用。即细胞是一个整体,细胞核与细胞质有非常密切的协调关系,在任何的细胞活动中都不能将它们孤立来对待。

（4）细胞相互作用可诱导分化:在胚胎发育过程中,一部分细胞对邻近的另一部分细胞产生影响,并决定其分化方向的作用称为胚胎诱导(embryonic induction)。胚孔背唇移植实验是证明胚胎诱导现象的典型实验。将蝾螈的胚孔背唇细胞移植到另一个蝾螈的腹部外胚层下面,结果发育出具有两个神经系统的双头畸胎(图2-24)。这一结果说明脊索中胚层诱导外胚层分化为神经组织。

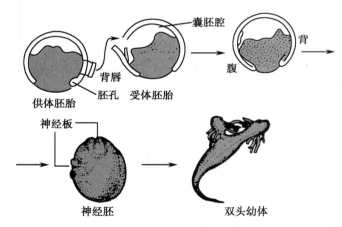

图 2-24　背唇移至受体腹部形成双头幼体

（5）激素对细胞分化的影响:激素对细胞分化的作用则是在胚胎发育晚期或胚后发育中,是远距离细胞之间相互作用的调节因素。例如,甲状腺素可引起蝌蚪变态;性激素刺激第二性征的出现等。

（6）环境因素可影响细胞分化:环境中的物理、化学、生物因子常常以提供信号的方式影响机体细胞分化。例如,畸胎瘤的产生就是环境影响早期胚胎细胞的决定和分化。各种途径所产生的畸胎瘤相似,都是异常环境干扰的结果。由此可见环境在细胞有序分化中的重要性。

三、细胞衰老与细胞死亡

细胞衰老与机体的衰老一样,表现为一定的寿命。各种细胞都有其各自的寿命。多细胞动物体的细胞寿命与有机体的寿命虽然有着密切的关系,但两者有本质的区别,机体的衰老并不等于所有细胞的衰老。因为在有机体发育的不同阶段,机体内总是有细胞在不断衰老与死亡,这些衰老细胞通常被免疫细胞所吞噬;同时机体内又有细胞不断增殖,形成新的细胞。细胞衰老、死亡与有机体的衰老、死亡是两个含义。

（一）细胞衰老

通过研究细胞衰老可了解衰老的某些规律,对延长人类的寿命,解决心血管病、脑血管病、癌症、关节炎等老年性疾病发病率上升的问题都有重要意义。

1. **细胞衰老的特征**　细胞衰老(cell senescence)是指细胞在正常环境条件下发生的细胞生理功能和增殖能力减弱以及细胞形态发生改变,并趋向于死亡的现象。细胞衰老时其形态结构、化学成分和生理功能有一系列变化,明显的变化特征有以下几个方面:

(1)细胞内原生质水分减少:水分减少致使原生质脱水与变性,细胞体积显著变小。

(2)细胞结构和功能的老化:表现为①细胞膜脂质过氧化;②细胞膜受体-配体复合物形成效能降低;③色素积累;④高尔基复合体发生崩解;⑤细胞核结构发生破坏;⑥染色质的转录活性下降;⑦酶的分子性质也随衰老而出现变化等。

2. **细胞衰老的机制**　目前较为广泛流行的有以下两种学说。

(1)衰老因子积累假说:该假说认为随着细胞年龄的增长,基因转录或翻译差错及代谢废物积累引起细胞衰老。

(2)细胞内衰老时钟的程序表达假说:认为生物体内有“衰老相关基因”,这些基因将在细胞生活到一定程度时开启并表达,而导致衰老。

（二）细胞的死亡

细胞死亡(cell death)是细胞衰老的结果,是细胞生命现象不可逆的终止。多细胞生物个体死亡时,并非机体的所有细胞都立即停止生命现象,细胞的死亡是逐渐进行的。细胞死亡与疾病的发生、发展以及有效的治疗密切相关。

细胞死亡的原因多种多样,死亡的现象也错综复杂,根据死亡的特点不同,细胞死亡可分为主动死亡和被动死亡。

1. **细胞坏死**　细胞坏死(cell necrosis)也称细胞被动死亡,主要是指受到环境因素,如温度、射线、渗透压、化学试剂、微生物和病毒感染等影响,导致细胞死亡的病理过程。细胞坏死常涉及组织中多个细胞。坏死的细胞其细胞膜通透性增加,细胞外形变得不规则,细胞质、细胞核及线粒体肿胀,内质网扩张,溶酶体破裂,最终细胞膜破裂,细胞解体,胞质外溢,引起炎症反应。所以坏死是病理性、炎症性死亡。

2. **细胞凋亡**　细胞凋亡(apoptosis)是细胞主动死亡,又称程序性细胞死亡(programmed cell death,PCD),是指体细胞发生主动的、有基因控制的自我消亡方式。与细胞坏死不同,细胞凋亡过程中涉及一系列基因的激活、表达以及调控作用,是细胞为适应生存环境而主动采取的死亡现象。

(1)细胞凋亡的形态结构改变:细胞凋亡的形态改变主要有细胞皱缩、染色质凝集、凋亡小体形成等,主要是细胞核的变化。

凋亡往往只涉及组织中单个细胞。凋亡的细胞首先变圆,与邻近细胞脱离,细胞质浓缩,染色质固缩并常聚集于核膜附近形成块状或新月形小体,DNA在核小体连接区被降解为180bp或其倍数的片段,细胞膜突出形成质膜小泡(即细胞“出泡”现象)脱落后形成凋亡小体,其内可保留完整的细胞器和致密的染色质。凋亡小体被周围细胞吞噬,无细胞内容物外泄,故无炎症反应(图2-25)。可见,细胞凋亡自始至终没有细胞膜的破裂,细胞是浓缩干枯形成凋亡小体,故名“凋亡”。凋亡是生理性、非炎症性死亡。

(2)细胞凋亡的生物化学变化:凋亡细胞中有RNA和蛋白质的合成增加,如内源性核酸内切酶的激活,使DNA规则性地被切为180bp或其倍数的片段,琼脂糖凝胶电泳时出现特征梯状DNA条带(DNA ladder)。所以,凋亡细胞有基因的激活及表达,是自主性的死亡。细胞凋亡涉及多种蛋白酶参与。如胱天蛋白酶(caspase)家族、拓扑异构酶等;细胞凋亡时线粒体膜通透性改变,导致能量代谢途径受到破坏。

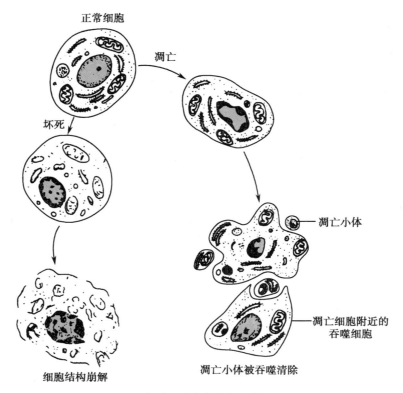

图 2-25　细胞凋亡与细胞坏死的形态比较

细胞坏死与细胞凋亡是两种不同的生物学过程和现象,二者在形态、生化代谢、细胞死亡的结局和意义等方面都有明显差异(表 2-2)。

表 2-2　细胞坏死与细胞凋亡形态上的比较

	凋亡细胞	坏死细胞
胞体	变小	变大
胞膜	皱缩、出泡	肿胀、破裂
胞核	染色质固缩形成块状小体,位于膜下	染色质裂解为颗粒状,散在分布
胞质	浓缩	肿胀
结果	形成凋亡小体 无炎症反应 只影响散在单个细胞 组织结构不被破坏	细胞崩解 引起炎症反应 涉及周边大量细胞 组织结构被破坏

3. 细胞凋亡的生物学意义　主要表现在两个方面:①在个体发育过程中,通过细胞凋亡途径可以清除多余或发育不正常的细胞,如机体对癌细胞的免疫杀伤作用;②依靠细胞凋亡,机体能清除那些功能已丧失并逐渐退化或有害的细胞等,保证机体新陈代谢的顺利进行。

小　结

细胞是生物体形态结构和生命活动的基本单位,可划分为原核细胞与真核细胞两大类。细胞的主要共性是都具有膜结构、遗传物质和核糖体。流动镶嵌模型是较公认的生物膜结构模型。细胞膜、核膜、内质网、高尔基复合体、溶酶体、过氧化物酶体、线粒体等均是以生物膜为基础形成的。细胞有 DNA-蛋白质与 RNA-蛋白质复合体形成的遗传信息载体与表达系统。染色质由 DNA、组蛋白和非组蛋白组成。染色体是由染色质高度螺旋盘曲而形成的。核仁是转录 rRNA 和装配核糖体亚单位的场所。细胞骨架主要是由微管、微丝与中间丝等构成。细胞的基本功能主要有物质运输、能量代谢、信号转导、细胞运动、遗传信息传递及其调控等。细胞周期的间期分为 G_1 期、S 期和 G_2 期,丝裂期分前、中、后和末期。细胞增殖周期的调控是由不同的基因严格按照时间顺序活化和表达、基因与环境相互作用的结果。细胞分化是通过严格而精密调控的基因表达而实现的。干细胞是分化程度相对较低、具有不断自我更新和分化潜能的细胞。细胞凋亡是一个主动的由基因决定的自动结束生命的过程。

思 考 题

1. 如何理解"细胞是生命活动的基本单位"？不同种类的细胞有哪些基本共性？
2. 概述生物膜系统、遗传信息表达系统和细胞骨架系统的结构与功能。
3. 概述细胞信号转导途径的组成及主要类型。
4. 细胞凋亡与细胞坏死有什么区别？概述细胞增殖与细胞凋亡的意义。
5. 概述细胞分化的特点及影响细胞分化的因素。

（左伋　杨保胜）

第三章　生命的延续

生殖是生命的特征之一,通过生殖,生命才得以延续、繁衍并完成进化过程。在结构简单的生物,如原核生物或单细胞真核生物,常常进行无性生殖;结构复杂的动、植物一般进行有性生殖。无性生殖和有性生殖都是以细胞分裂为基础的。

第一节　无性生殖与有性生殖

无性生殖(asexual reproduction)是不经过生殖细胞的结合,由母体直接产生新个体的生殖方式。进行无性生殖的生物细胞分裂过程很简单,主要是无丝分裂(amitosis)又称直接分裂。例如,细菌的遗传信息全部贮存在一个环形双链的 DNA 分子中,借一点附着于细胞膜的内表面,这就是其基因组(genome)。以这个环形双链的 DNA 分子上的某一点为复制起始点,由此点沿两个方向进行 DNA 的复制,当两个移动的复制点在远端相遇时 DNA 复制就完成了。此后,在两个子代 DNA 基因组附着点之间的区域处,细胞膜内陷,细胞壁也随之向内生长,细胞逐渐一分为二,结果每个新细胞都含有一个相同的基因组,这个过程称为二分裂(binary fission)(图 3-1)。

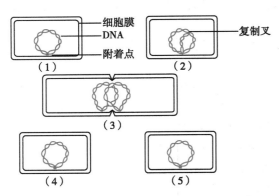

图 3-1　细菌细胞 DNA 的复制和细胞分裂
(1)细菌细胞 DNA;(2)DNA 复制开始;(3)DNA 复制完成,形成 2 个子 DNA 环,中间部位质膜内陷,形成隔;(4)子染色体分开,形成新的子细胞;(5)子染色体分开,形成新的子细胞

有性生殖(sexual reproduction)是高等动、植物普遍存在的生殖方式,是经过两性生殖细胞(卵细胞和精子)的结合,形成合子的方式。在有性生殖过程中,必须有两个亲本参加,它们先产生配子(gamete),雄配子也叫精子(sperm),雌配子也叫卵子(ovum)。精子与卵子结合后,形成合子(zygote)或称受精卵,由受精卵发育成下一代新个体。精子和卵子的细胞核中贮存有双亲的遗传物质,由于双亲遗传物质中所携带的遗传信息不同,所以受精后就会表现出复杂的遗传现象,增加了变异性,并扩大了适应的范围。因此,与无性生殖相比,有性生殖是一种高级的生殖方式。虽然有性生殖在繁殖的速度上略逊一筹,但是无性生殖不能取代有性生殖,它们的共存是生态系统中一种最稳定的结果。

第二节　配 子 发 生

配子发生(gametogenesis)是有性生殖过程中精子和卵子的形成过程。其共同特点是除有丝分裂(mitosis)外,在成熟期中都要进行减数分裂(meiosis),后者又称为成熟分裂。

一、精子发生

精子的发生是一个连续的过程,从精原细胞(spermatogonium)发育为精子的过程称为精子发生(spermatogenesis),人类精子需 64～72 天。精子发生在睾丸精曲小管内进行(图 3-2),在睾丸精曲小

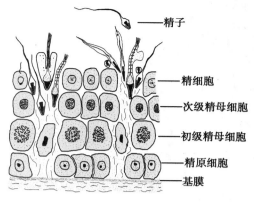

图3-2 精子发生模式图

图中标注：精子、精细胞、次级精母细胞、初级精母细胞、精原细胞、基膜

管上有规律地分布着各期生精细胞,可分为增殖期、生长期、成熟期和变形期等4个时期。

（一）增殖期

精原细胞位于精曲小管基膜上,呈圆形,分化较低,可分为A、B两型。A型是精原细胞的干细胞,经有丝分裂增殖,部分A型精原细胞保留干细胞功能,部分A型精原细胞分化为B型精原细胞。精原细胞细胞核中的染色体数目是二倍体（2n）,以人的为例,精原细胞具有46条染色体（23对）。

（二）生长期

B型精原细胞经数次分裂后,体积增大,形成初级精母细胞（primary spermatocyte）,其染色体数目仍为2n,如人的初级精母细胞中染色体数目仍为46条。初级精母细胞是各期生精细胞中体积最大的细胞。

（三）成熟期

初级精母细胞形成后,迅速进行减数分裂Ⅰ,形成两个次级精母细胞（secondary spermatocyte）。每个次级精母细胞再经减数分裂Ⅱ,结果共形成4个精细胞（spermatid）。染色体数目减少一半,由2n变为n。以人为例,精细胞中只有23条染色体。因此,这两次连续的分裂合称为减数分裂。次级精母细胞存在的时间很短。

（四）变形期

在变形期,精细胞完成分化过程形成精子。精子位于生精细管的管腔中,精子聚集成束,一般头部朝向管壁或深埋在支持细胞的细胞质中。典型的成熟精子一般为蝌蚪状,由头部、颈部、和尾部构成。

1. 头部 主要由细胞核和顶体组成,呈圆球形、长柱形、螺旋形、梨形和斧形等,这些形状都是由核和顶体的形状决定的。

（1）顶体形成:精子细胞的高尔基复合体经过变化形成一个大的囊泡称为顶体泡。顶体泡与核膜相贴并增大,形成双层膜帽覆盖于核的前2/3,即顶体。顶体中含有多种水解酶,如透明质酸酶、酸性磷酸酶、顶体蛋白酶等。受精时顶体酶释放,有助于精子穿过卵的透明带。

（2）核染色质凝聚:精子细胞中,与DNA结合的组蛋白相继被过渡性蛋白质（transitional protein）、精蛋白替代。然后DNA与精蛋白以一种独特的方式包装,使染色质高度浓缩、包裹在一个非常小的空间内。若组蛋白未被精蛋白完全替代,或过渡性蛋白质在核内持续存在,精子核就不能发育成熟。这种精子没有受精能力,如果在精液中比例过高可导致男性不育。

2. 颈部 此部最短,位于头部以后,呈圆柱状或漏斗状,又称为连接段。它前接核的后端,后接尾部。核膜虽为双层膜结构,但两层的间距很小,而且只在核后端与颈部相连的转褶处有核膜孔。

3. 尾部 分为3部分:中间段、主段和末段。主要结构是贯串于中央的轴丝。精子细胞的两个中心粒移向核的尾侧,微管形成轴丝伸向细胞尾部,随细胞变长相应伸长,部分线粒体聚集在轴丝近侧段形成线粒体鞘,细胞质向尾部汇集并脱落。精子轴丝的结构与动物的鞭毛（或纤毛）相似,基本组成上都是"9+2"型,即位于中央的两条是单根的微管,四周是9条成双的微管（二联体）。经过上述变化,精子细胞从圆形转变为蝌蚪状的精子（图3-3）。

二、卵子发生

从卵原细胞（oogonium）发育为卵子的过程称为卵子发生（oogenesis）,经历增殖期、生长期和成熟期3个发育阶段,形成卵子都要经过减数分裂。但是在初级卵母细胞完成减数分裂Ⅰ后,只形成一个大的次级卵母细胞并排出第一极体（first polar body）。次级卵母细胞即为生理上成熟的卵子,因为次

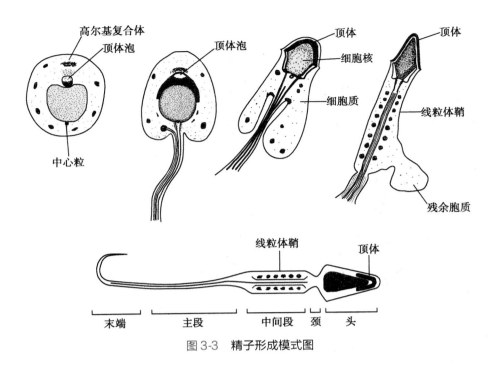

图 3-3　精子形成模式图

级卵母细胞的细胞核是处于减数分裂Ⅱ的中期,必须在精子入卵后卵子才完成减数分裂Ⅱ,并排出第二极体,极体在随后的发育中被丢弃掉。

(一) 增殖期

女性胚胎发育至第 6 周时,生殖嵴约有 1000～2000 个原始生殖细胞,它们以克隆方式增殖为卵原细胞。至第 20 周时,生殖细胞约为 700 万个,其中约 200 万个为卵原细胞,约 500 万个已发育成初级卵母细胞。卵原细胞的增殖可延续至胚胎发育至第 6 个月时。卵原细胞中,有二倍数染色体(2n),所以,也是二倍体,以人为例,它也有 46 条染色体。

(二) 生长期

卵原细胞体积增大成初级卵母细胞(primary oocyte),细胞内积累了大量卵黄、RNA 和蛋白质等物质,为受精后的发育提供信息、物质和能量准备。其染色体数仍为二倍体(2n)。在减数分裂诱导物质的诱导下,初级卵母细胞进入减数分裂Ⅰ并停止在前期Ⅰ的双线期。女性生殖细胞在卵巢内的卵泡(follicle)中发育,卵泡的发育过程分为 4 个阶段(图 3-4)。

(1) 原始卵泡(primordial follicle):由中央 1 个初级卵母细胞与其周围 1 层卵泡细胞(follicular cell)构成,初级卵母细胞由胚胎期卵原细胞分化而成。

(2) 初级卵泡(primary follicle):由中央 1 个初级卵母细胞与其周围的单层或多层卵泡细胞构成。卵泡周围的间质细胞逐渐密集形成卵泡膜。在卵母细胞与卵泡细胞间出现一层以糖蛋白为主要成分的非细胞性结构,称为透明带(zona pellucida),它具有很强的抗原性,其表面有特异性受体,能对同种精子进行专一性的识别与结合,从而使受精过程具有物种专一性。

(3) 次级卵泡(secondary follicle):当卵泡细胞增至 6～12 层时,细胞间出现一些大小不等的腔并逐渐合并成一个大的卵泡腔,腔内充满由卵泡细胞分泌和从血管渗透来的卵泡液,内含透明质酸酶和性激素。沿透明带周围的卵泡细胞呈放射状排列,称放射冠(corona radiata);其余的卵泡细胞沿卵泡腔分布,称颗粒层(granulosa)。卵泡膜分化为内、外两层。次级卵泡的生长主要受促卵泡激素(follicular stimulating hormone,FSH)影响,大的次级卵泡可发育成熟和排卵,小的次级卵泡大部分将闭锁。

(4) 成熟卵泡(mature follicle):由于卵泡液增多和卵泡腔扩大,将初级卵母细胞和其周围的卵泡细胞挤至卵泡一侧,形成突向卵泡腔的突起,称卵丘(cumulus oophorus)。此时的卵泡称近成熟卵泡(pre-mature follicle)或囊状卵泡。当囊状卵泡增大至直径 15～20mm 时向卵巢表面突出,即为成熟卵泡。

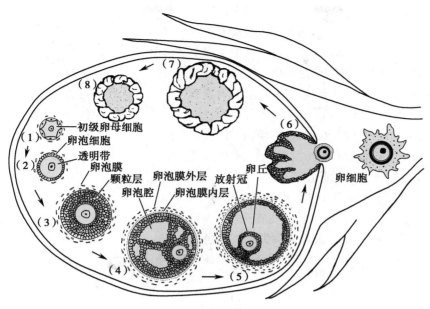

图 3-4　卵泡发育示意图

（1）原始卵泡；（2）初级卵泡；（3）初级卵泡；（4）次级卵泡；（5）次级卵泡晚期或成
熟卵泡；（6）排卵；（7）黄体；（8）白体

（三）成熟期

随着垂体促性腺激素的大量分泌,黄体生成素(luteinizing hormone,LH)渗入卵泡液,促使初级卵母细胞恢复并完成减数分裂Ⅰ,形成两个细胞:一个是次级卵母细胞(secondary oocyte);另一个体积很小,称为第一极体(first polar body)。减数分裂Ⅱ后,次级卵母细胞形成1个卵细胞(ootid)和1个小的细胞即第二极体(second polar body);第一极体则形成两个第二极体。极体以后不能继续发育而退化、消失。卵细胞即成为卵子,它们都具有单倍数染色体(n),在人即为23条染色体。这样,1个初级卵母细胞经过减数分裂形成1个卵细胞和3个极体。排卵后,在黄体生成素作用下,颗粒细胞和卵泡膜内层细胞分裂增生,细胞成多边形,胞质内有黄色颗粒和脂滴,呈黄色,故名黄体。若卵子未受精,黄体仅维持2周即萎缩,被结缔组织结疤所代替,即白体;若卵子受精成功并开始妊娠,黄体继续增长,至妊娠6个月甚至更长时间后慢慢萎缩(图3-5)。

胎儿自第5个月起至出生后,卵巢中的卵母细胞逐渐退变。新生儿两侧卵巢共约有70万～200万

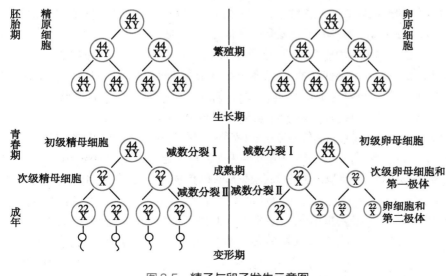

图 3-5　精子与卵子发生示意图

个原始卵泡,青春期已减少到约为 4 万个。卵泡生长速度较慢,1 个原始卵泡发育至成熟排卵,并非在 1 个月经周期内完成,而是跨几个周期才能完成。在 1 个周期内,卵巢虽然有若干不同发育状况的卵泡,但其中只有 1 个卵泡发育至一定大小时才可在垂体促性腺激素的作用下,于月经周期增生期内迅速生长成熟并排卵。排卵时,次级卵母细胞停留在减数分裂Ⅱ中期,受精后,它才完成减数分裂Ⅱ,形成卵细胞(图 3-6)。如果未受精,次级卵母细胞在 24 小时内死亡。

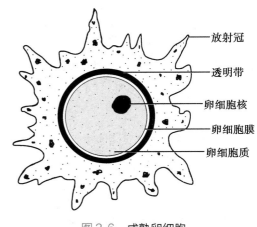

放射冠
透明带
卵细胞核
卵细胞膜
卵细胞质

图 3-6　成熟卵细胞

每位女性一生中约有 400 个成熟卵泡排放,其余的卵泡则在其发育到一定阶段而闭锁,主要是因为这些不同发育阶段的卵泡受到促性腺激素比例失调或不足的影响。现在用外源性促性腺激素处理排卵障碍,就是刺激了一些即将发生闭锁的卵泡,使它们达到成熟与排卵。

第三节　减 数 分 裂

减数分裂是配子发生成熟期中进行的两次连续的分裂。

一、减数分裂Ⅰ

减数分裂Ⅰ的过程比较复杂,包括以下各期。

(一) 前期Ⅰ

1. 细线期(leptotene)　　细胞核中的染色体呈细线状,此时染色体的复制已完成,但在光镜下看不出染色单体,所以每条染色体呈一条细线,称为染色线(chromonema),盘旋凝缩的部分染色较深,称为染色粒(chromomere)。

2. 偶线期(zygotene)　　每对形态、大小相同的同源染色体从靠近核膜的某一点开始相互靠拢在一起,在相同位置上的染色体准确地配对,这个过程称为联会(synapsis)。联会的结果,每对染色体形成一个紧密相伴的二价体(bivalent)。人的 23 对染色体形成 23 个二价体。

联会时,同源染色体之间形成一种蛋白质的复合结构,称为联会复合体(synaptonemal complex)。联会复合体是在同源染色体之间沿纵轴方向形成的。在电镜下,每个联会复合体呈 3 条纵带状结构,总宽度约为 150~200nm,两侧的电子密度高的纵带为侧体,是同源染色体的染色单体一部分;中央区较明亮,正中有一色暗的纵线为中央成分,是蛋白质构成的。中央成分和侧体之间经梯形排列的横纤维相连接。此时,在二价体的某些区域上,两条非姐妹染色单体之间存在交叉(chiasma),这表明它们之间发生了片段的交换(crossing-over)。联会复合体的中央区有一些圆形、椭圆形或棒形的、直径约 90nm 的蛋白质集合体,称为重组节(recombination nodules)(图 3-7)。

3. 粗线期(pachytene)　　染色体进一步螺旋化,变得短粗。在光镜下可以看到每个二价体都是由两条同源染色体组成,每条染色体有两条姐妹染色单体连于 1 个着丝粒。这样,每个二价体含 4 条染色单体,称为四分体(tetrad)。同源染色体的染色单体之间互称为非姐妹染色单体(non-sister chromatid)(图 3-8)。

重组节中含有大量与 DNA 重组有关的酶,是一个多酶集合体。重组节的数目与交叉的数目大致相等,重组节在联会复合体的分布与交换的分布基本一致。因此,一般认为重组节是与交换有关的结构。

粗线期的过程较长,人的粗线期约为 16 天。

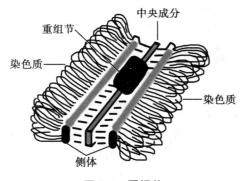

图3-7　重组节

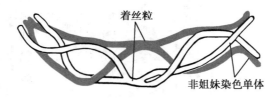

图3-8　联会复合体结构模式图

4. 双线期（diplotene）　随着二价体进一步螺旋化、缩短,联会复合体解体,联会的同源染色体相互排斥而发生分离,交叉点逐渐向两端移动,称为交叉端化（terminalization）。人的生殖细胞,每个二价体平均有2.36个交叉。

此期中,初级卵母细胞内有rRNA基因的扩增,形成大量核糖体,贮备起来供早期胚胎发育应用。

5. 终变期（diakinesis）　二价体高度螺旋化,变得很粗短并移至核的周边区。交叉数目减少,往往只有二价体的端部保留交叉。核仁、核膜消失。

（二）中期 I

各二价体排列在赤道面上,纺锤体形成,纺锤丝的微管与着丝粒区的动原粒相连。一对同源染色体的动原粒朝向两极。这时,二价体仍有交叉联系着。

（三）后期 I

二价体中的同源染色体彼此分开,分别被纺锤丝拉向两极,每一极只获得同源染色体的1条,即二分体（dyad）。由于粗线期中同源染色体的非姐妹染色单体之间发生了交换,所以,每条染色体的染色单体上DNA的组成并不相同。

（四）末期 I

各二分体移至两极后,解旋、伸展,核膜重新形成。结果减数分裂 I 中,成对的同源染色体分离,进入了不同的细胞。以人来说,分裂后所形成的细胞中,只有23个二分体,而且发生了重组（交换）。

二、减数分裂 II

减数分裂 II 的间期很短,并无DNA的复制。

（一）前期 II

每个二分体凝缩,核膜消失。

（二）中期 II

各二分体排列于赤道面上形成赤道板,着丝粒纵裂而形成两条染色体,其着丝粒区的动原粒连于纺锤丝的微管。

（三）后期 II

各染色体被纺锤丝拉向两极。

（四）末期 II

各染色体移至两极后,解旋伸展,分别形成细胞核。结果,分裂后所形成的细胞中只含单倍数染色体,以人来说只含23条染色体。

在上述过程中,染色体复制了一次,细胞分裂了两次,所形成的4个细胞中,染色体数目减少了一半,由二倍数（2n）变成单倍数（n）,故称为减数分裂（图3-9）。

由于减数分裂,使每种生物代代都能够保持二倍体的染色体数目。在减数分裂过程中非同源染

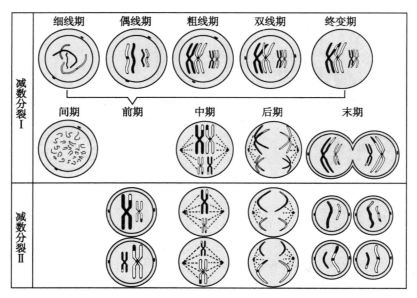

图 3-9　减数分裂模式图

色体重新组合,同源染色体间发生部分交换,结果使配子的遗传基础多样化,使后代对环境条件的变化有更大的适应性。在精子与卵子经过受精而形成受精卵过程中,其结合也是随机的。

第四节　受　　精

精子和卵子结合成合子(受精卵)的过程称为受精(fertilization)。人类卵细胞与精子结合的部位是在输卵管壶腹部,精子一旦进入女性生殖道即经历成熟变化并存活 2 天左右。成群的精子在运行过程中经过子宫、输卵管肌肉的收缩运动,大批精子失去活力而衰亡,最后只有 20 ~ 200 个左右的精子到达卵细胞的周围,最终只能有一个精子与一个卵子结合形成受精卵。在子宫内发育,通过胎盘从母体获得营养,这使发育中的胚胎得到充分营养与保护,增高了受精的成功率和胚胎的存活率。

一、配子的成熟与运行

(一) 精子的成熟与运行

哺乳类睾丸中的精子并不具备受精能力,它们要在附睾中停留 12 ~ 21 天才能获得主动运动与受精的能力。附睾为精子成熟提供合适的环境,附睾上皮能分泌唾液酸糖蛋白、甘油磷酸胆碱、肉毒碱等物质,它们与精子的运动和成熟有关。精子通过时,附睾上皮分泌多种糖蛋白覆盖于精子表面,其中唾液酸糖蛋白的作用较重要,它能防止精子在附睾内贮存时凝集成团,并避免精子在成熟与运行过程中发生自身免疫反应和顶体反应。

射精后,精液注入阴道穹窿,射出的精液立即凝固,几分钟后开始液化。液化后的精子具有充分的运动力,借助于阴道、子宫与输卵管肌层的收缩和生殖道纤毛细胞的纤毛摆动作用,到达输卵管壶腹部,在那里与卵受精。

(二) 卵的成熟与运行

卵的成熟包括细胞核的成熟和细胞质的成熟。核的成熟主要表现为初级卵母细胞恢复并完成减数分裂Ⅰ,形成次级卵母细胞与第一极体。次级卵母细胞停留在减数分裂Ⅱ的中期。胞质的成熟表现为在胞质内可见皮质颗粒形成,并沿次级卵母细胞膜分布,颗粒外周有膜包被,内含酶。

卵排出后附着在卵巢表面,由伞部上皮纤毛的摆动与肌肉收缩将其扫拂入输卵管并在壶腹部停留。若遇精子,即在此受精。

二、受精

（一）精子获能

哺乳动物（包括人类）刚射出的精子是不能与卵子受精的,它需要在雌(女)性生殖道中孵育一段时间,才获得受精能力,这种现象称为获能(capacitation)。获能所需的时间在不同物种、不同个体间差异很大,即使同一次射出的精子,其中一些精子也比另一些精子获能要快些。人类精子获能约需5~6小时,但并非固定不变,它取决于女性生理状况(如激素水平等)。

在射精过程中,来自附睾的成熟精子的表面被精浆物质覆盖。精浆中含有某些抗受精因子,称为去能因子(decapacitation factor,DF),系精囊腺产生的糖蛋白,它们使精子暂时失去受精能力。一般认为,获能的本质是:精子在子宫或输卵管中,覆盖精子表面特别是顶体区的精浆物质和去能因子逐渐被去除,暴露出精子受体部位而使精子特异地与卵的受体或者卵释放的物质相作用,并在与卵的外围屏障(如放射冠、透明带)接触中发生顶体反应。

虽然正常情况下获能在雌(女)性生殖道中发生,但也可用各种实验条件离体诱发,这是临床上进行人工体外受精得以成功的基础。

（二）顶体反应

在输卵管壶腹,获能精子靠近或与卵的外围屏障接触时,覆盖在顶体表面的细胞膜与顶体外膜多处发生融合并释放出多种酶系,这一过程称为顶体反应(acrosome reaction)。顶体酶协助精子穿透卵子外面的各层屏障。如透明质酸酶使精子穿过卵丘细胞层;在顶体素(acrosin)的作用下,精子能够穿破透明带而达卵黄膜。精子若发生了顶体反应表明它们已经获能,所以顶体反应通常可以作为精子成功获能的可靠指征。不过在离体条件下,某些特定因素或特殊试剂有可能越过获能阶段而直接诱发精子顶体反应。

（三）精卵融合

精子穿过卵透明带后,进入卵黄周间隙(perivitelline space),其头部与卵膜接触,头部赤道段的细胞膜首先与卵膜发生融合,精子细胞膜通过融合成为卵膜的一部分,整个精子也就进入卵中,这个过程称为精卵融合(sperm-egg fusion)。精子头部进入卵的细胞质以后,迅速膨大,并且出现核仁,形成核膜。精子和卵的细胞核相互靠近,但两个核不融合,而是相互并列,核膜消失,仅染色体组合在一起,形成受精卵的染色体组,这样就完成了受精作用(图3-10)。

获能、顶体反应、与卵融合是精子具备受精能力的3个要素。三者之一缺如则该精子不能进入卵内,因此在离体检测时,如果一个精子进入了卵内,就可认为该精子具备了受精能力。

（四）皮质反应与透明带反应

精卵融合时,诱导卵膜特征发生改变,产生膜电荷变化,卵膜立即阻挡第二个精子以及其他的精子进入卵内,这一机制称为卵膜封闭(plasma membrane block)。同时,激活后的卵胞质,发生细胞外排作用,排出皮质颗粒。皮质颗粒与透明带发生作用并修饰透明带,使透明带拒绝其他精子穿过,称为透明带反应(zona reaction)。皮质反应慢或不完全是多精受精最常见原因,而不受精则可能与皮质颗粒过早排出或不排出有关。

（五）雌、雄原核形成与融合

精卵开始融合时,次级卵母细胞被激活,完成减数分裂Ⅱ,形成卵细胞和第二极体。卵细胞单倍染色体向细胞中央移动,核膜形成,染色体解螺旋成为染色质,雌原核形成。

精子核进入卵内后,核膜崩溃。在被激活的卵胞质中某些因子的刺激下,高度浓缩的精子核染色质解凝聚,核内精蛋白被组蛋白替换,新形成的核膜包在染色质外周,形成雄原核。

伴随精、卵原核的发育,精、卵原核的DNA合成和染色体复制同步进行。细胞骨架系统被激活与重排,并将发育中的精、卵原核带到卵的中心,精、卵原核的核膜消失,两原核染色体组互相混合,配对排列于赤道板,纺锤体出现,进行第一次卵裂,新的生命开始。人受精卵和卵裂所形成的细胞中,又恢

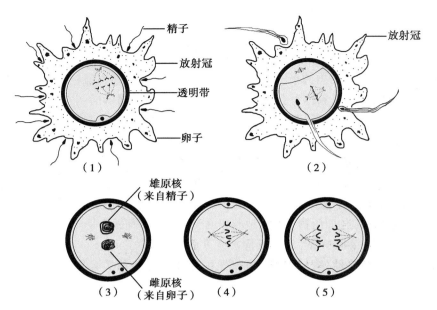

图 3-10 受精过程

（1）精卵结合：穿过放射冠；（2）精卵结合：精子穿过透明带；（3）雄原核和雌原核
形成；（4）二核融合开始分裂；（5）分裂后期

复了二倍体的染色体数（2n）。

卵裂所形成的细胞团被称为卵裂球，不同卵裂球在不同发育阶段基因的表达出现差异，最终导致胚胎发育的分化。

小　结

生殖是生命的基本特征之一，生殖方式多种多样，一般随着生物的进化而发展，表现出由简单到复杂，由低级到高级的发展趋势，无性生殖与有性生殖共存，且有性生殖是更高级的生殖方式。人类的生殖能力由男性精液质量和女性受孕比率决定，因此配子的发生及环境的影响对人类的生命延续起着至关重要的作用。

思 考 题

1. 简述精子和卵子在发生上的差异。
2. 简述卵母细胞减数分裂的调控机制。
3. 什么是获能，获能的本质是什么？
4. 任何两个个体在遗传上不可能完全相同的原因是什么？

（王　玉）

第四章　生命的个体发育

生殖和发育是生命的基本现象,没有生殖,物种不能繁衍,没有发育,个体不能形成。个体发育是生物个体发生、发展、变化过程的总称。有性生殖生物的生命起始于受精卵,经过卵裂、囊胚、原肠胚、神经胚以及器官发生等阶段,衍生出与亲代相似的个体,经过生长发育为成熟个体,然后进入老年,最后衰老死亡,这一全过程称为个体发育。它包括胚胎发育(embryonic development)和胚后发育(post embryonic development)两个阶段。前者是指受精卵在卵膜或母体内发生发展形成幼小个体的过程;后者则是幼体从卵膜孵化出或从母体分娩出以后,经生长、成熟、衰老、死亡的过程。

第一节　胚胎发育过程概述

脊椎动物的胚胎发育过程都要经过几个基本的发育阶段,即受精、卵裂、囊胚、原肠胚、神经胚以及器官发生等阶段。

受精是雌雄生殖细胞结合的过程,详见第三章第四节。

一、卵裂

受精卵的分裂称为卵裂。受精卵在获得新的遗传物质和进行了细胞质的重排之后,便开始了快速的细胞有丝分裂过程,形成多细胞体。卵裂产生的子细胞称为卵裂球。卵裂具有严格的模式,不同动物的卵裂方式不完全相同,这主要由于细胞质中存在的影响纺锤体方位、角度和形成时间有关的一

些因子,还和卵黄物质在细胞质中的分布和数量有关。而卵裂的方向则由卵的固有极性所决定,有些卵裂方向还与精子进入卵的位置有关。通常情况下,卵黄物质对卵裂的对称性和卵裂方式有明显影响,卵黄物质的分布和数量则决定卵裂发生的部位。

脊椎动物卵细胞一般有极性。卵细胞内卵黄少的一极为动物极(animal pole),卵裂速度相对较快;另一极卵黄含量多,为植物极(vegetal pole),分裂慢。

卵裂虽然属于有丝分裂,但它与普通的细胞有丝分裂不同,G_1 和 G_2 期特别短或没有,因此胚体不生长,卵裂球迅速进行一次又一次的分裂,分裂次数越多,分裂球体积越小。当受精卵分裂成 16 个细胞时,这些细胞密集地堆集在一起,成为一个实心的细胞团,称为桑葚胚(morula)(图 4-1)。

二、囊胚

细胞继续进行分裂,卵裂球数量增多,实心胚体中间出现一个不规则的腔隙,随着腔隙中液体增多,此腔变为

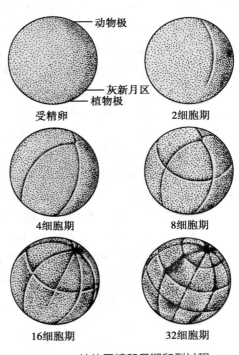

图 4-1　蛙的受精卵早期卵裂过程

一圆形的空腔,称为囊胚腔(blastocoele)。在人类,此腔又称为胚泡腔(blastocyst cavity)。这种囊状的胚胎称为囊胚(blastula)。囊胚的形成标志着卵裂期的结束。在哺乳类,因为卵中所含的卵黄少,外部细胞构成囊胚壁,由单层细胞构成,称为滋养层(trophoblast),将发育为绒毛膜,参与胎盘(placenta)形成,滋养层能分泌蛋白酶,将母体子宫内膜溶解,利于胚胎植入母体子宫壁获取营养,保证胎儿正常发育。同时还可分泌激素,使母体子宫接纳胎儿。而内部细胞逐渐排列于胚泡腔的一端,称为内细胞团(inner cell mass,ICM)(图4-2),后者将分化为由内、中、外三个胚层构成的胚盘。内细胞团与滋养层细胞无论在形态上还是在细胞质内蛋白质合成上都不相同,这代表哺乳动物细胞进行了早期细胞分化。有实验证明,哺乳动物胚胎2细胞、4细胞、8细胞期的单个卵裂球具有发育成滋养层和内细胞团,进而发育为完整个体的潜能,这说明是全能的。因此,哺乳动物的囊胚与其他动物囊胚不同。

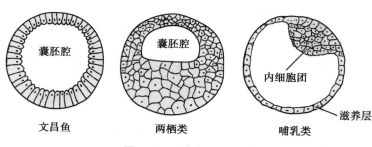

图4-2 几种囊胚的比较

三、原肠胚

原肠胚(gastrula)是胚胎发生中一个极其重要的时期,是胚胎进入到分化为三个胚层的时期。在这过程中,细胞发生重排。

胚胎发育到囊胚期以后,细胞继续分裂,但细胞分裂速度减缓,并开始剧烈运动。空球状的囊胚因为植物极细胞逐渐向囊胚内部凹陷,囊胚腔逐渐缩小或消失,动物极细胞向植物极方向迁移,并外包植物极半球。这时胚胎成为具两层细胞的胚体,陷入的细胞所包围的腔称为原肠腔,它以胚孔(blastopore)与外界相通。此时期的胚胎称为原肠胚。胚孔、原肠腔的形成以及胚层的出现,是原肠胚期的主要形态特征。各种动物原肠胚形成期差别很大,但基本过程和发生机制都一致。

(一) 蛙原肠胚的形成过程

蛙原肠胚出现的最初标志是在受精卵的灰色新月区上部,植物极细胞在此内陷形成一弧形的沟,称为新月沟。沟的上方为背唇(dorsal lip)。分裂速度快的动物极细胞迁移并外包植物极半球,同时背唇细胞从新月沟处卷入胚体内。卷入以及内陷的细胞继续增多,原肠腔逐渐扩大,随后卷入活动由背唇向两侧扩展,形成左右两侧的侧唇(lateral lip)。外包和卷入区域继续扩大,又形成了腹唇(ventral lip),最后由背唇、侧唇、腹唇围绕成一环形的胚孔。在胚孔中央尚有未完全陷入的含较多卵黄的植物极细胞,称为卵黄栓(yolk plug)。随着内陷、外包和卷入过程的进行,原肠腔由小变大逐渐将囊胚腔挤向侧面。

原肠胚形成结束时,卵黄栓全部包进胚胎内部,胚孔缩成一条狭缝,以后胚孔处将形成肛门。至此,经过外包、卷入、内陷等复杂的细胞迁移活动,终于形成具有胚孔,原肠腔,内、外两层的原肠胚(图4-3)。这时的原肠腔并未全部由内胚层(endoderm)包围,在原肠腔背面顶壁和侧壁只有中胚层(mesoderm),在继后的神经胚时期,内胚层从两侧向背部靠拢,最后完全包围原肠腔,所以原肠胚的形成过程也是三个胚层的形成过程。

(二) 哺乳动物原肠胚的形成

哺乳动物的卵很小,为均黄卵,胚胎发育的主要营养来自母体。在囊胚期,胚泡植入母体子宫壁。胚胎在发育时形成一些特殊的结构,如尿囊、胚盘等。随着内细胞团细胞不断分裂、增殖,靠近胚泡腔

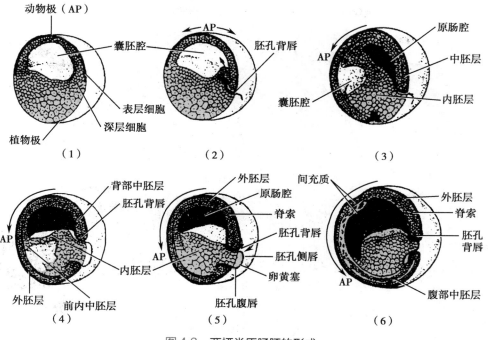

图4-3　两栖类原肠胚的形成

一侧的细胞演变成为一层细胞,称为下胚层(hypoblast)或初级内胚层,其余内细胞团贴近滋养层一侧,形成上胚层(epiblast),又称为初级外胚层。构成胚泡壁的滋养层细胞在许多动物逐渐消失。由内细胞团分化发育的胚盘(placenta)直接发育成为原肠胚。高等哺乳类动物,如灵长类,滋养层细胞增殖发育成绒毛膜,后者参与胎盘的形成,从子宫内膜获取营养,内细胞团分化成由内、中、外三个胚层构成的胚盘。内、外胚层周缘的细胞分别向四周延伸,围成卵黄囊及羊膜腔。中胚层在内、外胚层之后出现。此后,三个胚层开始分化,进入神经胚期。

从以上可以看出,从原肠胚开始形成到原肠胚形成是一个复杂的细胞迁移、重排的过程,是动物发育过程中的一个重要的阶段。囊胚期以前,胚胎的结构和生理活动都很简单,囊胚基本上是一些结构相似的细胞集合在一起。原肠胚及其以后就有明显的变化,出现了胚层的分化,特别是中胚层的出现,为以后复杂的组织和器官的形成打下基础。

四、神经胚

原肠胚期结束后,胚体开始伸长,并具备了内、中、外三个胚层,它们是动物所有组织器官形成的基础。胚层开始分化,在胚体背部产生中轴器官——脊索(notochord)和神经管,这时期的胚胎称为神经胚(neurula)。所有的脊椎动物都有相同的器官发生模式。

神经管是由外胚层细胞分化而来,它将来形成脑和脊髓。神经管的形成大致分为三个阶段:在胚体背部位于脊索原基上方的外胚层细胞增厚,形成神经板(neural plate);神经板的两侧向上隆起,形成神经褶(neural fold);神经板的中部凹陷形成神经沟(neural groove);神经褶继续向背方延伸并相互靠拢、融合,形成神经管(neural tube)。最后神经管自外胚层脱离,陷入胚体内,其上方的外胚层愈合(图4-4)。

脊索是由背正中区的中胚层细胞分化形成的一条纵贯胚体的圆柱形中轴结构,脊索的下方为内胚层,两侧为中胚层,将发育成体节(somite)。神经胚是脊椎动物特有的胚胎发育阶段。

五、器官发生

器官发生(organogenesis)是指由内、中、外三个胚层分化发育成胚体各个器官系统的发生过程。

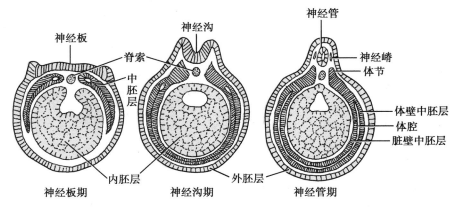

图 4-4   蛙神经胚形成的三个阶段

当发育到原肠胚,胚层逐渐形成,细胞开始分化,并开始分离成为初级器官原基(primary organ rudiment)。以后这些细胞进一步集聚和分化,形成固定的次级器官原基(secondary organ rudiment)。各种组织开始明显地分化出来。有的细胞层局部加厚(如神经板),有的细胞集聚成团,排列成节(如生骨节、生肌节),有的细胞层折叠,卷成管状(如神经管、消化管等),有的胚层细胞分散成间叶细胞,于是各器官逐渐分化定型。胚胎的形态也随之发生变化,首先躯体变长,然后形成头与尾,颈和躯干也逐渐形成,出现肢芽,动物雏形显现。在形态发生时期,胚胎对环境的影响特别敏感,在某些因素(药物、理化因素、病毒等)作用下,易发生先天畸形。

脊椎动物的三个胚层分化发育成的主要组织和器官如表 4-1 所示。

表 4-1   哺乳动物三胚层发育的组织器官

胚层	发育的组织器官
外胚层	皮肤的表皮、毛发、爪甲、汗腺;神经系统(脑、脊髓、神经节),神经感官的接收器细胞;眼的晶体;口、鼻腔及肛门上皮、牙的釉质(神经系统、感官器官)
中胚层	肌肉:平滑肌、骨骼肌及心肌;皮肤的真皮;结缔组织,硬骨及软骨;牙的牙质;血液及血管;肠系膜;肾脏;睾丸和卵巢(骨骼、肌肉、心血管系统、泌尿生殖系统)
内胚层	肠上皮、气管、支气管、肺上皮;肝脏、胰腺;胆囊上皮;甲状腺、甲状旁腺及胸腺;膀胱、尿道上皮(消化道上皮、呼吸道上皮和泌尿系统上皮,消化腺等)

第二节   胚胎发育机制

有性生殖的个体从受精卵开始发育为新个体,经历了复杂演变过程,严格按照时间、空间顺序进行一系列核质之间,细胞之间,细胞与环境之间的相互作用。经历了由细胞→组织→器官→系统→个体各层次的胚胎发育过程。胚胎发育的机制一直是发育生物学重点研究的领域。

一、胚胎发育的遗传学机制

整个发育过程是由遗传控制的、程序化的、精确有序的发育过程。从基因型到表型是通过发育实现的。发育是遗传特性的表达和展现,是基因组遗传信息按照特定时间和空间表达的结果,是生物体基因型与内外环境之间相互作用,并逐步转化为表型的过程。

（一）基因差异表达决定分化和形态发生

1. **基因差异表达决定分化**   高等生物的基因表达具有组织特异性和发育阶段特异性,动物的胚胎发育过程中,不同基因随时间、空间而有选择性地表达,这种基因的差异表达决定了生命的所有过程。

对于肌细胞的发育,在原肠胚形成时,整个胚胎各细胞都能合成肌球蛋白,但在原肠胚以后,随着细胞分化形成组织、器官,肌球蛋白的合成便发生变化,仅在心脏区的细胞表达,而其他部位的细胞则沉默。在较晚期,随着肌肉收缩纤维的形成,肌细胞便增强了肌球蛋白的合成。事实上,分化细胞基因组中90%以上的基因被抑制,只有少部分基因选择性地表达。

细胞分化是基因差异表达的结果。由于基因差异表达,使细胞出现特异的蛋白质,表现出特殊的形态结构,执行不同的生理功能,例如,红细胞中编码血红蛋白的基因表达,使细胞中具有血红蛋白,细胞呈圆的双凹形,执行运输氧和二氧化碳的功能。

人和许多动物的血红蛋白为四聚体,在不同发育时期的组成均不相同。人胚胎血红蛋白由2个ζ链和2个ε链组成;妊娠第2个月ζ链和ε链的合成停止,而α链和γ链的合成量增加,故胎儿的血红蛋白分子为$\alpha_2\gamma_2$;从妊娠第三个月开始β和δ基因开始表达,其产物β链和δ链缓慢增加,β链到出生前后迅速增加到最高水平并一直保持终身,同时γ链的基因表达则迅速下降并停止,而δ则维持较低的表达水平;在出生后及成人血红蛋白由胎儿的$\alpha_2\gamma_2$迅速转换为成体型$\alpha_2\beta_2$。

2. 基因差异表达决定形态发生　对果蝇、脊椎动物等研究表明,在细胞核中存在着控制胚胎发育、细胞分化的多层次基因群,它们形成网络,控制胚胎发育过程。受精后主要涉及母源效应基因(maternal effect gene)、分节基因群(segmentation genes)、同源异形基因(homeotic gene),这三组基因的"级联式"激活,导致胚胎前后轴、背腹面、体节及附肢的形成(图4-5)。

(1) 母源效应基因:决定卵和未来胚胎的前后轴和背腹面的一组基因,这些基因的产物(mRNA

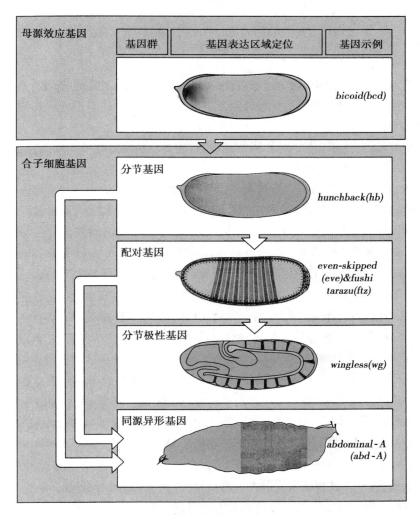

图4-5　基因群的顺序表达确定了果蝇的前-后轴的形成

和蛋白质)在卵细胞质中按一定的时空图式分布,使细胞核中的基因被选择性激活,决定未来胚胎外、中、内三个胚层的命运和分节。如果母源基因突变,将导致增加或丢失头、尾、背、腹部的结构。

例如,果蝇的母源效应基因 *bicoid* 编码转录因子,其 mRNA 分布在卵的前端,受精后被翻译为蛋白质并在合胞体中扩散形成从前到后的浓度梯度(图 4-6),前端高浓度的 BICOID 蛋白启动了头部发育的特异性基因的表达,而低浓度的 BICOID 蛋白则与形成胸部的特异性基因表达有关。母源效应基因又依次激活了分节基因群。

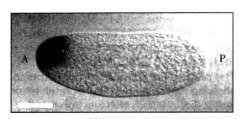

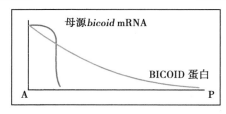

图 4-6　受精前后 *bicoid* mRNA 及蛋白的浓度梯度分布
A:前端;P:后端

(2)分节基因群:是决定体节的分节和极性,奠定胚胎形体的大格局的基因群。

上述基因仅使早期胚胎沿整个头尾轴分割为限定的体节,指导体节进一步发育为一定表型特征的是同源异型基因。

(3)同源异型基因:在分节基因群作用的基础上,进一步决定各体节的形态特征,控制胚胎空间构型的发育,如头、胸、腹、肠、附肢等。

同源异型基因是指导体节进一步发育成一定表型,决定各体节的形态特征的一大群基因。这类基因均含有共同的 180bp 的 DNA 片段的同源盒结构,这个共同的片段称为同源盒(homeo box)。含有同源盒的基因称为同源盒基因(homeobox gene)。这 180 多个核苷酸组成的高度保守的开放读码框架,编码 61~68 个氨基酸组成的肽链片段,称为同源结构域(homeodomain,HD)。同源结构域形成一种拐弯的螺旋-回折-螺旋(HLH)立体结构,这种结构是转录调节因子中 DNA 结合区的重要结构形式之一,因此,含 HD 结构的蛋白质是一大类 DNA 序列特异的结合蛋白,组成了 HD 超家族。其在进化上高度保守,从无脊椎动物(果蝇、线虫)到脊椎动物(爪蟾、斑马鱼、鼠和人)都存在这种结构。它们在发育过程中沿胚胎前后轴依顺序表达,即这些基因激活的时间顺序表现为越靠近前部的基因表达越早,而靠近后部的基因表达较迟;这些基因表达的空间顺序表现为头区的最前叶只表达该基因簇的第一个基因,而身体最后部则表达基因簇的最后一个基因。这种排列与表达模式在从果蝇到哺乳动物的各个门类中是高度保守的(图 4-7)。控制中枢神经系统和中轴器官前后轴的区域。

例如,果蝇同源异形基因称为 *HOM* 基因,而与 *HOM* 基因相对应的动物和人类的同源盒基因称为 *Hox* 基因。在进化过程中,果蝇 *HOM* 基因在哺乳动物中出现了 4 次:*HoxA*、*HoxB*、*HoxC*、*HoxD*,分别定位于人的 7、17、12 和 2 号染色体;在小鼠则分别定位于 6、11、15 和 2 号染色体上。

(二)　细胞分化与个体发育的表观遗传学机制

生物发育过程中的细胞分化不仅受到基因转录调控、mRNA 的选择性加工和剪接、翻译调控等,在多层次上还受到表观遗传修饰的影响。表观遗传修饰参与生命过程几乎所有阶段,包括胚胎发育、

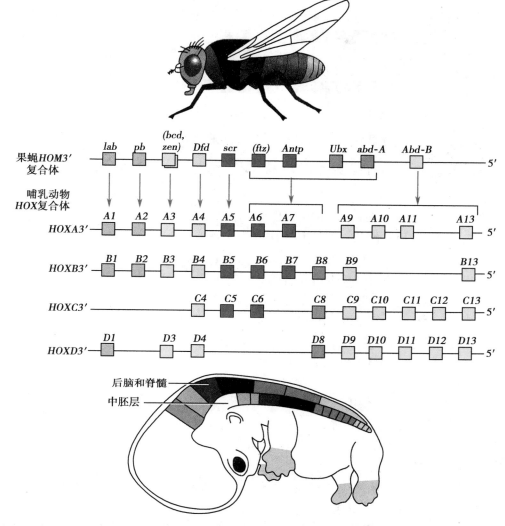

图 4-7　同源异形基因在果蝇和小鼠染色体上的排列顺序及基因表达的解剖顺序

增殖分化、衰老、凋亡、疾病发生以及药物治疗,等等(详见第十二章)。

1. **DNA 甲基化**　DNA 甲基化在真核生物基因组中呈不均匀分布并广泛存在。脊椎动物一些基因的活性与基因调控区域或其周围特定胞嘧啶的甲基化有关。DNA 甲基化不仅导致染色质或染色体的异染色质化,使其大范围区段上的基因失去转录能力或导致整条染色体的失活(例如,雌性哺乳动物的 X 染色体失活),也可以作用于某个基因的启动子使其沉默。

在动物受精后,无论是来自于父系基因组还是母系基因组均会发生大规模的脱甲基化(印记基因除外),然后再重新建立新的甲基化模式。从囊胚期内细胞开始甲基化并逐渐扩大到整个胚胎。在细胞分化过程中需要维持这种甲基化模式,当基因特异表达时还会发生特异性的去甲基化。

例如,在人类红细胞发育中,与珠蛋白合成有关的 DNA 几乎无甲基化,而在其他不合成珠蛋白的细胞中,相应的 DNA 部位则高度甲基化。在胚胎卵黄囊,ε 珠蛋白基因的启动子未发生甲基化,而 γ 珠蛋白基因的启动子则甲基化,因此在该时期 ε 珠蛋白基因表达,而 γ 珠蛋白的基因关闭(图 4-8)。在胎儿期,在胎儿肝细胞中,γ 珠蛋白基因没有甲基化,但在成体肝细胞中这一基因则被甲基化。

2. **组蛋白的修饰**　组蛋白修饰主要以共价键形式发生,包括组蛋白的乙酰化、甲基化、磷酸化、泛素化、ADP 核糖基化,等等,这些修饰都会影响基因的转录活性。

(1)组蛋白甲基化:甲基化可发生在组蛋白的赖氨酸和精氨酸残基上,而且赖氨酸残基能够发生

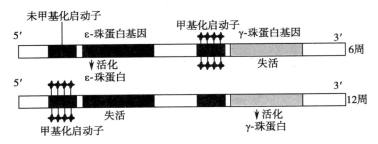

图 4-8　人类胚胎红细胞中珠蛋白基因的甲基化

单、双、三甲基化,而精氨酸残基能够单、双甲基化,这些不同程度的甲基化极大地增加了组蛋白修饰和调节基因表达的复杂性。甲基化修饰可使染色体的结构发生变化,也可以通过其他转录因子来调控基因的表达。研究表明,组蛋白精氨酸甲基化是一种相对动态的标记,精氨酸甲基化与基因激活相关,而 H_3 和 H_4 精氨酸的甲基化丢失与基因沉默相关。而赖氨酸甲基化是基因表达调控中一种较为稳定的标记。例如,H_3 第 4 位的赖氨酸残基甲基化与基因激活相关,而第 9 位和第 27 位赖氨酸甲基化与基因沉默相关。甲基化数与基因沉默和激活的程度相关。组蛋白甲基化对 DNA 甲基化有指导作用。

（2）组蛋白乙酰化:组蛋白的乙酰化通过对组蛋白电荷以及相互作用蛋白的影响,来调节基因转录。高乙酰化与激活基因表达有关,低乙酰化与抑制基因表达有关。通过组蛋白的乙酰化与去乙酰化,会使与组蛋白结合的基因表达受到精确的调控。

（3）组蛋白的磷酸化与泛素化:组蛋白的磷酸化则通过改变组蛋白的电荷、修饰组蛋白的结合表面,在基因转录过程中起调控作用。

组蛋白的泛素化主要通过对被降解组蛋白连接上泛素进行标记,使部分蛋白启动基因表达来实现。H_2B 组蛋白的泛素化可以影响 H_3-K_4 和 H_3-K_{79} 的甲基化,各种修饰间也存在着相互的关联。

（三）miRNA 与细胞分化及个体发育

miRNA 是近年发现的长度约在 22 个左右核苷酸的非编码 RNA(non-coding RNA,ncRNA)。越来越多的研究资料表明,miRNA 广泛地存在于哺乳动物,具有高度的保守性,miRNA 主要通过调控细胞的增殖、分化与凋亡而参与了胚胎早期发育、神经发育、肌肉发育和淋巴细胞发育等动物发育的各个方面,是动物发育过程中的重要调控因子,而且与很多人类疾病相关。

piRNA 在转录水平调控哺乳动物配子发生、生殖干细胞分化、调控胚胎的发育、维持 DNA 的完整性、参与性别的决定等方面发挥重要作用。在心脏的发育过程中过表达 miRNA-1 能抑制细胞增殖,控制心室壁的厚薄。神经元特异表达的 miRNA-124,使神经细胞的特性得以获得并维持。miRNA-145参与了调控平滑肌细胞的分化。miRNA-150 特异表达于成熟的淋巴细胞,影响淋巴细胞的发育与应答反应;miRNA-223 特异表达于骨髓,对祖细胞的增殖和粒细胞的分化及活化进行负调控。

迄今,在线虫、果蝇、小鼠和人类等物种中,已经发现的数百个 miRNA 中的多数具有和其他参与调控基因表达的分子一样的特征,在不同组织、不同发育阶段中,miRNA 的水平有显著差异。miRNA作为参与调控基因表达的分子在细胞分化中起重要作用。

在哺乳动物发育过程中,各种 miRNA 并不是孤立发挥功能,而是相互协作,各自行使功能来确保发育正常地进行。它们是细胞调控网络中不可缺少的极其重要的一部分,它们的表达异常如缺失、表达过量和过低都会引起发育异常。

（四）长链非编码 RNA 与细胞分化和个体发育

哺乳动物基因组中有 4% ~9% 的序列产生的转录产物是长链非编码 RNA(long non-coding RNA,lncRNA)。lncRNA 可通过一系列机制在表观遗传水平、转录水平及转录后水平对基因表达进行调控。已有的研究表明,lncRNA 参与了 X 染色体失活,基因组印记以及染色质修饰、转录激活、转录干扰、核内运输等多种重要的调控过程,从多个层面上参与细胞分化和个体发育调控,维持胚胎干细胞多潜能状态,参与了胚胎干细胞、神经干细胞、肌肉细胞、表皮细胞、成骨细胞、脂肪细胞等的分化,并与疾病密切相关。

二、个体发育的细胞学机制

细胞分裂和分化是受精卵发育为个体的关键,是胚胎发育的核心和基础。经过细胞分裂,细胞数量增加,经过分化,产生不同类型的细胞。由各型细胞组成组织、器官、系统和生物体。

(一) 细胞决定与细胞分化

1. 细胞决定的概念　在胚胎三胚层期,虽然在形态上没有可见的差异,但各胚层在分化潜能上开始出现一定的局限性,只趋向于发育为本胚层的组织器官,细胞已经具备按特定的方向分化,最终形成一定表型的细胞的能力,这种细胞在分化之前就已预先确定了其未来的发育命运,只能向特定方向分化,这种现象称为细胞决定。

影响细胞决定的有两方面的因素:①卵细胞的极性与早期胚胎细胞的不对称分裂,细胞的不对称分裂使存在卵细胞中的 mRNA 并非均匀分布的,在细胞分裂时这些决定因子不均匀地分配到子细胞中,造成两种子细胞命运的差异,如高等脊椎动物卵中的生殖质,在卵裂开始时就不均等地分配到不同的卵裂球中,有生殖质的卵裂球将发育成原始生殖细胞,无生殖质的卵裂球就发育成成体细胞;②发育早期细胞间的相互作用。一个细胞的命运可由相邻细胞决定,如囊胚中的内细胞团可以分化为胚体结构,而位于外层的滋养层细胞则分化为胎膜成分,细胞间的相互作用会影响细胞内某些基因的关闭或某些基因的表达。

细胞决定一般是稳定的,如两栖类原肠胚早期到晚期之间的某一时期细胞分化的方向开始决定,一旦决定,细胞分化方向不会因为环境改变而变化。

2. 细胞分化潜能　胚胎细胞在不同发育阶段,其分化潜能不同,在桑葚胚之前的细胞,都具有发育为整个个体的潜能,属全能性。但是从原肠胚细胞重排成三胚层后,随着细胞空间关系的改变和微环境的差异,三个胚层衍生的未来组织器官的轮廓开始决定下来,分化潜能出现一定的局限性,各胚层倾向于发育为本胚层的组织器官。这时的分化潜能虽然局限,但仍具有发育为多种表型细胞的潜能,这种细胞称为多能细胞(pluripotent cell)。经过器官发生,各种组织,细胞的发育命运最终决定,在形态上特化、功能上专一化,这种细胞称为单能细胞(unipotent cell),最后成为特化的细胞。细胞分化潜能是由全能→多能→单能→特化的方向演化。这种分化能力逐渐降低的现象,是细胞分化过程中的一个普遍规律,是基因选择表达的结果。成体中有成体干细胞(adult stem cell),这些细胞具有增殖、自我更新的能力及分化的潜能,分化为不同类型细胞。

3. 胚胎发育过程中细胞核与细胞质的相互关系　分化受细胞核与细胞质之间、细胞群与细胞群之间、胚胎不同部位之间、细胞外物质等一系列因素相互作用的制约。在胚胎发育过程中,以上因素连续地或选择性地激活某些基因,决定了细胞分化和组织器官的结构,而基因组中的基因按一定时间和空间顺序选择性地表达,控制某些特定蛋白质的合成,使细胞按时空顺序分化为某种类型的细胞。

(二) 胚胎发育中细胞间的相互作用

原肠胚以后,三个胚层的发育前途虽已确定,但各胚层进一步发育还有赖于细胞之间、细胞群之间的相互作用。主要表现在胚胎诱导与抑制。

1. 胚胎诱导　胚胎发育的特定阶段,一部分细胞对邻近细胞产生影响,并决定其分化方向的作用,称为胚胎诱导(embryonic induction)或诱导(induction)。起诱导作用的组织称为诱导组织。被诱导而发生分化的组织称为反应组织。胚胎诱导可发生在不同胚层之间,也可以发生在同一胚层不同区域之间。在原肠胚晚期,中胚层首先独立分化,这一启动对邻近胚层有很强的诱导分化作用,它促进内胚层和外胚层向各自相应的组织器官分化。例如,将蝾螈胚体(供体)取一小片尚未迁移到内部的背唇细胞团移植到一正处于原肠胚期(受体)的腹部,这块移植物以后发育成第二条脊索,受其诱导,在移植物上方的受体细胞发育成第二个神经板并进一步发育成神经管,这是初级诱导。神经管的前端膨大形成原脑,原脑两侧突出的视杯(optic cup)诱导其上方的外胚层形成晶状体,此为次级诱导。晶状体诱导其表面的外胚层形成角膜,这是三级诱导。经过进行性诱导,最后发育为具双头的畸胎。胚胎诱导具有严格的组织特异性和发育时空限制。

2. **抑制**　抑制(inhibition)是在胚胎发育中,已分化的细胞抑制邻近细胞进行相同分化而产生的负反馈调节作用。例如,把发育中的蛙胚置于含蛙心组织碎片的培养液中,胚胎受到抑制不能产生正常的心脏。这说明已分化的细胞可产生某种物质,抑制邻近细胞向其相同方向分化,这种物质称为抑素。

正是由于有诱导分化和抑制分化,才使胚胎发育有序地进行,使发育的器官间相互区别,避免重复。

3. **细胞识别和黏着**　在胚胎形态发生中细胞识别和黏着起着重要作用。由于胚胎细胞的广泛迁移,当到达最终位置时,同类细胞只有通过识别和黏着,才能进一步分化,构成组织器官和系统,形成机体形态结构。

三、形态发生

形态发生(morphogenesis)是胚胎发育过程中,组织器官和机体形态结构的形成过程。它是通过细胞增殖和凋亡、细胞差异生长(differential growth)、细胞迁移和形态变化以及细胞识别和黏着而实现,整个过程都是受基因控制,也受环境因素影响。只是各生物体的发育环境相对固定。而这一固定环境是生物长期进化形成的,生物的发生要重演祖先进化过程。

1. **细胞增殖和程序性细胞死亡**　胚胎的生长是有丝分裂的结果,大型动物和小型动物的区别,不在于细胞大小的不同,而是由细胞数量多少决定的。在生长过程中出现差异生长。差异生长指细胞增长的数量和增长率,在身体的不同部位是不同的。由于细胞差异生长,出现各组织器官形态结构各不相同。

在形态发生过程中细胞按一定时期、一定部位有序地进行增殖和死亡,它既受基因控制,也受环境因素的影响。例如,胚胎发育中80%以上的神经元细胞死亡,人胚的尾芽和鳃的定期消失,两栖类尾和鳃的退化受甲状腺素的影响,若切除蝌蚪的甲状腺,其尾和鳃则不退化。肢体的发生中,早期的手和足形似浆板,当手指(趾)之间细胞死亡后,才能形成正常的指(趾)。若生殖腺分化为卵巢,由于无雄激素的作用,中肾管退化;若生殖腺分化为睾丸,中肾管则在雄激素的作用下发育,分化为附睾管、输精管和射精管。

2. **差异生长**　差异生长(differential growth)指细胞增长的数量和增长率,在身体的不同部位是不同的。通过差异生长形成各组织、器官的特有形态。

3. **形态调节运动**　形态调节运动(form regulating movement)使生长着的有关部位之间产生细胞的变形和迁移。如细胞团由实心变为空心,细胞的内迁和外移形成囊状结构、组织的展开和卷折等。随着细胞运动、细胞分化,细胞形态发生变化,如上皮凹陷形成管泡时,上皮细胞伸长、变窄、上皮下陷。

胚胎形态发生是受多个基因形成的多层次控制,这些基因通过对细胞运动、细胞间识别和黏着、细胞增殖和凋亡的控制,使一系列发育事件按基因组既定的遗传程序进行。

第三节　胚后发育

从卵膜孵出或从母体分娩出的幼体,继续生长发育,经过幼年、成年、老年直至死亡的过程,称为胚后发育。在胚后发育过程中,仍有一些细胞继续分化,如牙的发生、神经系统的继续发育、生殖细胞的分化成熟。有些动物从幼体发育为成体的过程中,在形态结构,生理机能及生活习性等方面发生显著的改变,称为变态(metamorphosis)。例如,蛙的幼体——蝌蚪生活在水中,以植物为食,用鳃呼吸,运动器官是尾,经变态成为能适应陆地生活的蛙。

一、生长

生长是由幼体生长到成体,体积增大的阶段,机体生长通过细胞数量增加,这是生长的主要原因;细胞体积增大,是个体发育中某些细胞的生长方式;此外,大量细胞外基质细胞分泌完成的细胞外空间容量的增加,如软骨和骨的生长。例如,人的新生儿细胞数量约为 $2×10^{12}$ 个,到成年可增加约 50 倍,为 10^{14} 个。生物个体的生长期通常分为以下几个时期:生长停滞期(lag growth period),无实质性生长,但为其以后的生长做准备;指数生长期(exponential growth period),此期先慢后快,体积成倍增加,新生儿体重倍增时间约 5~6 个月;生长减速期(decelerate growth period),个体生长开始减慢。在达到一定体积后便完全停止生长,到晚年甚至出现负生长。

机体各部分的生长速度有差异,如,人的婴儿期,头部占身高的 1/4,到成年期只占 1/8~1/7,显然在生长期间,躯体的生长比头部快。

二、再生

再生(regeneration)是指生物体在其身体某部分受到损伤或丧失后的修复过程。如壁虎的尾、蝾螈的肢、螃蟹的足,在失去后又可重新形成,海参可以形成全部内脏,水螅、蚯蚓、涡虫等低等动物的每一段都可以形成一个完整的个体,等等。但是从广义的角度来看再生,这是生命的普遍现象,从分子、细胞到组织器官都具有再生。

(一) 再生的形式

1. 生理性再生　即细胞更新,如人体内每秒钟约有 600 万个新生的红细胞替代相同数量死亡的红细胞。

2. 修复性再生　许多无脊椎动物用这种方式来形成失去的器官,如上述提到的壁虎的尾和螃蟹的足。

3. 重建　是人工实验条件下的特殊现象。如人为将水螅的一片组织分散成单个细胞。在悬液中,这些细胞重新聚集,在几天至几周以后,形成一条新的水螅。

(二) 动物再生的过程

动物有些组织或器官,长成之后即保持一定的形态,一般细胞不再分裂,但若受到损伤或失去一部分,余下的邻近组织的细胞进行分裂、增殖;组织干细胞增殖、分化,便开始再生并恢复。例如,人的肝脏若受到损伤,其邻近组织处于 G_0 期细胞开始分裂增殖;肝干细胞增殖和分化;门脉周围干细胞的过度增生(hypertrophy)而完成肝再生。在再生的过程中,完成再生需要 3 个条件:①必须具有再生能力的细胞;②局部环境条件能引导这些细胞进入再生途径;③去除阻碍再生进行的因素及因子。

脊椎动物再生主要由两类细胞参与:①干细胞或祖细胞,最常见的再生机制是干细胞和祖细胞进行再生,如表皮干细胞参与皮肤的再生,造血干细胞参与血液组织的更新和重建。干细胞参与组织再生过程中,一般通过中间类型细胞及定向祖细胞(committed progenitor)分化为终末分化细胞;②已分化细胞的去分化或转分化,然后再分化,形成失去的组织或器官。例如,蝾螈的前肢被切除后,伤口处细胞间的黏合性减弱,细胞通过变形运动移向伤口,形成单细胞层封闭伤口,这层细胞称为顶帽(apical cap)或顶外胚层帽(apical ectodermal cap)。顶帽下方的细胞,如骨细胞、软骨细胞、成纤维细胞、肌细胞、神经胶质细胞均去分化,并彼此分离,形成了一团无差异的细胞,这群细胞和顶帽共同组成的结构称为肢芽。因肢芽内部缺氧,pH 降低(6.7~6.9),提高了溶酶体酶的活性,促进受伤组织的清除。胚芽细胞加快分裂和生长,细胞开始分化,形成相应的骨、肌肉、软骨等组织,最后完成肢的再生过程。

动物种类不同,同一个体组织器官不同,再生能力也各不相同。低等动物的再生能力比高等动物强。扁形动物,如涡虫,自身一小片组织,可以再生成完整的个体。蚯蚓在切成两段后,每段都能再生成整体。哺乳动物再生能力相对较差,但并不是没有再生能力。有些组织器官,如皮肤、血液、骨、肝脏、外周神经等有较强的再生能力。再生能力与年龄也有关,幼年有一定能再生能力,随着年龄的增长,再生能力逐渐减弱。

三、衰老

(一) 衰老的概念与特征

衰老(aging)是绝大多数生物性成熟以后,机体形态结构和生理功能逐渐退化或老化的过程。是一个受发育程序、环境因子等多种因素控制的不可逆的生物学现象。各类动物衰老过程的差异较大,因而动物的寿命可由数日至数百年。

哺乳动物进入衰老期,机体结构和功能出现衰老特征,例如,老年人出现皮肤松弛、皱缩、老年斑,毛发稀少变白,牙齿松动、脱落,骨质变脆,性腺及肌肉萎缩,脊柱弯曲,代谢降低以及细胞结构改变等;在功能上表现为行动迟缓,视力与听力下降,记忆力减退,适应性降低,心肺功能低下,免疫力及性功能减弱,易于发生各种老年病如老年性痴呆症等。衰老可以表现在组织、器官、细胞及分子等不同层次上。不同物种、同一物种不同个体及同一个体不同部位各层次上的衰老变化都不完全相同。衰老是时间依赖性的缓慢过程。衰老的形态和功能特征有显著的个体差异,很难找到适当的定量参数作为衰老的指标。例如,年龄大的人可能比年龄小的人精力更充沛,健康状况更好,因此,不能单纯以年龄作为衡量衰老的指标。衰老过程主要是机体内部结构的衰变,是构成机体的所有细胞的功能不全,是随着生存时间推移而发生的细胞改变的总和,机体的衰老首先表现于中枢神经系统与心血管系统,因而维护中枢神经系统和心血管系统的正常功能是抗衰老的主要措施。

(二) 衰老机制

衰老的表现多种多样,引起衰老的原因十分复杂,其学说不下几十种。人类的衰老还受社会、环境、情绪等因素的影响。基因调控学说、DNA 损伤修复学说、自由基学说、线粒体损伤学说、端粒区缩短假说、干细胞衰老学说等已成为国际研究热点。

1. 基因调控学说　许多资料表明,子代的寿命与双亲的寿命有关,各种生物的寿命相对恒定,主要受遗传物质的控制。个体发育本身就是一个严格的遗传程序控制的过程。机体细胞中存在着“长寿基因”和衰老基因。目前发现,人 1、4、6、7、11、18 及 X 染色体上都含有与衰老相关基因。三个研究小组分别是 UNC、Michigan 大学和哈佛大学医学院以及我国童坦君、张宗玉夫妇研究发现 *p16* 基因与衰老有关,*p16* 基因及衰老基因突变,可使生物体寿命延长。

Werner 早老综合征是因位于 8 号染色体短臂的一个称为 *WRN* 基因(编码核膜蛋白的基因)突变而引起的。该基因与 DNA 的解旋有关,提示老化与 DNA 损伤积累的相关性。

由于衰老与遗传有关,故有人提出“衰老的遗传学说”。很多学者,特别是发育生物学者持此观点。在正常情况下,控制生长发育的基因在各个发育时期有序地开启和关闭。机体发育到生命的后期阶段才开启的基因控制机体的衰老过程,正是由于这些基因的改变而引起机体一系列结构、功能的改变。

2. 端粒、端粒酶与衰老　在染色体末端普遍存在端粒结构,一般而言,端粒是决定细胞增殖能力的计时器,端粒长,细胞的增殖能力强,反之则短。端粒由端粒酶合成,以保持染色体的稳定性。但是端粒酶仅在生殖细胞、一些干细胞及部分肿瘤细胞中才有活性。Harley 与 Allsopp 等(1991 年)发现人成纤维细胞端粒每代缩短 14~18bp;外周血淋巴细胞缩短 33bp/代;人胚肺二倍体成纤维细胞每增加一代,端粒长度减少 49bp。这种随着年龄的增长,细胞分裂次数增加,端粒长度随之缩短的现象,称为端粒消减(telomere attrition),当端粒减至临界长度(如人二倍体成纤维细胞降至 2kb),细胞出现传代极限(Hayflick 限度),不再分裂,细胞衰老。

3. 自由基与衰老　自由基是指那些在外层轨道上具有不成对电子的分子或原子基团,它们都带有未配对的自由电子,这些自由电子使这些物质具有高反应活性。当这些自由基与其他物质发生反应时,引起一些极重要的生物分子失活而对细胞和组织产生十分有害的生物效应。自由基种类很多,主要有3类:超氧阴离子自由基($\cdot O^{2-}$)、羟离子自由基($\cdot OH$)及过氧化氢自由基($\cdot H_2O_2$)。其中超氧阴离子和游离羟基极不稳定,而过氧化氢相对稳定,容易渗透。自由基可以是生物氧化和酶促反应的副产品,也可以是外界因素,如,电离辐射、氧化性环境、污染等诱发细胞生成。机体中也存在清除这些自由基的机制,即超氧化物歧化酶(SOD)、谷胱甘肽过氧化物酶等。随着年龄的增加,细胞内这些酶活性降低,清除力下降,使自由基积聚,对细胞质膜、内膜系统以及核膜的损害增强,生物膜脆性增加,对离子尤其是 K^+ 离子的通透性发生改变,使细胞内依赖 DNA 的 RNA 聚合酶活性受到抑制,导致细胞衰老。用清除自由基的酶及维生素 E 都具有延缓衰老的作用。

4. **线粒体与衰老**　20 世纪 80 年代,Cummings 等提出,mtDNA 突变积累与细胞衰老有关。在线粒体氧化磷酸化生成 ATP 的过程中,大约有 1% ~ 4% 氧转化为活性氧簇(reactive oxygen species,ROS),因此线粒体是自由基浓度最高的细胞器。mtDNA 裸露于基质,缺乏结合蛋白的保护,最易受自由基伤害,而催化 mtDNA 复制的 DNA 聚合酶 γ 不具有校正功能,复制错误频率高,同时缺乏有效的修复酶,故 mtDNA 最容易发生突变。mtDNA 突变使呼吸链功能受损,进一步引起自由基堆积,恶性循环,导致衰老。许多研究认为 mtDNA 缺失与衰老及伴随的老年衰退性疾病有密切关系。

5. **神经内分泌-免疫调节与衰老**　下丘脑是人体的衰老生物钟,下丘脑的衰老是导致神经内分泌器官衰老的中心环节。由于下丘脑-垂体内分泌腺轴系的机能衰退,使机体内分泌机能下降。随着下丘脑的“衰老”,免疫功能减退,尤其是胸腺随着年龄增长而体积缩小,重量减轻。例如,新生儿的胸腺重 15 ~ 20g,13 岁时 30 ~ 40g,青春期后胸腺开始萎缩,25 岁以后明显缩小,到 40 岁胸腺实体组织逐渐被脂肪所取代。到老年,腺体组织完全被脂肪组织取代,导致功能丧失。因此,老年人免疫功能降低,易患多种疾病,包括肿瘤。

6. **其他学说**　还包括干细胞衰老学说、体细胞突变学说、差错灾难学说、交联学说、代谢学说等。

总之,影响衰老的因素很多,是多种因素综合作用的结果。

四、死亡

机体的死亡即个体生命的终结。医学上判定死亡的标志是心跳、呼吸停止,心、脑电图平波,瞳孔反射消失等。但是,机体的死亡并非全部细胞同时停止生命活动,只有当脑细胞死亡后,脑功能完全丧失,才被视为死亡个体。

不同动物,寿命差异很大,但是同一物种的最大寿命相对恒定。例如,龟的最大平均寿命是 175 岁,小鼠是 3.5 岁,人是 120 岁左右。根据对哺乳动物寿命的调查分析,动物的寿命为性成熟年龄的 8 ~ 10 倍,为生长期的 5 ~ 7 倍。人的性成熟年龄为 11 ~ 15 岁,生长期为 20 ~ 25 岁,因而认为人类的自然寿命不低于 120 ~ 150 岁。但绝大多数人都未达到这个寿限。人类既是生物进化的产物,又生活于现实社会中,人的寿命必然会受到自身条件和社会条件这两方面的影响。例如,100 多年以前,人类的平均寿命为 30 岁,到 20 世纪末,各国人口的寿命迅速增加。如发达国家的人均寿命稳定在 70 ~ 75 岁,我国人均寿命从 20 世纪 50 年代初约 33 岁已增至男性 74 岁,女性 77 岁。这些表明,人均寿命的增长,与社会经济条件(包括医疗卫生条件)的改善和人口死亡率降低有直接关系。有的调查显示,人的寿命还与性别有关,女性的平均寿限较男性高。良好的自然生活环境,有规律的饮食起居生活,开朗乐观的性格,长期的劳动习惯以及遗传因素等都与寿命有关。

第四节　发育异常

一、发育异常的因素

胚胎发育是细胞增殖、分化、胚层形成、组织器官发生、胚体整合等一系列发育事件组成的一个复杂的程序性过程。是基因和稳定的环境相互作用的结果。任何影响这一过程的因素都会导致发育异常而引起出生缺陷。出生缺陷包括形态结构、生理功能、精神、行为异常或代谢缺陷所致的异常。形态结构异常表现为先天畸形，如无脑儿、脊柱裂、兔唇、四肢异常等。生理功能和代谢缺陷常导致先天性智力低下、聋、哑、致盲等异常。

多种因素均可引起发育异常，但不外乎两大类：内因和外因。内因主要是遗传因素，外因则指环境条件，哺乳动物还包括母体子宫环境。

Wilson 综合了五次国际出生缺陷讨论会的资料，指出人类出生缺陷中遗传因素引起的占 25%，环境因素占 10%，遗传因素和环境因素相互作用和原因不明的占 65%，总体遗传因素占引起发育异常的 90%。可见大多数出生缺陷是遗传因素和环境因素相互作用的结果。

（一）环境因素

长期以来人们认为，哺乳类的胚胎在母体子宫内发育受到胎膜的保护，不易受外界环境因素的影响。但大量研究证明，众多环境因素有明显的致畸作用。例如，生物因素（病毒、细菌、弓形体、支原体、立克次体等）、物理因素（电离辐射、机械压迫和损伤等）、化学因素（药物、化学试剂、化学物质污染物、食品添加剂和防腐剂等）以及父母年龄过高、母亲妊娠期间酗酒、大量吸烟、严重营养不良、维生素和微量元素缺乏等均可导致先天畸形。

此外，胚胎发育期，细胞增殖速度快；胎儿期，胚体生长快，都需要大量的热量。如果母体摄入热量不足、蛋白质缺乏、维生素缺乏，或者孕妇患妊娠高血压，使孕妇子宫-胎盘血流量减少，母体运送到胚胎的营养减少，或者服用影响代谢的药物等，均可引起胎儿严重生长发育迟缓或畸形。

（二）遗传因素

染色体畸变所引起的疾病中绝大部分有发育异常的表现，如唐氏综合征、18 三体综合征、13 三体综合征、Turner 综合征、猫叫综合征等，除神经系统发育迟缓外，还伴随多发畸形。

单基因遗传病中也有一些是以致畸为主，如短指、并指、多指、软骨发育不全、指甲髌骨综合征等，属于常染色体显性遗传病；白化病、小头畸形、垂体性侏儒症等，为常染色体隐性遗传病。

多基因遗传引起的疾病多伴发各种畸形，如无脑儿、脊柱裂、脑积水、脑脊膜膨出、唇裂腭裂、先天性心脏病、先天性幽门狭窄、先天性巨结肠、畸形足等。

（三）环境因素和遗传因素的相互作用

单纯由遗传因素或环境因素引起的发育异常是少数，多数是两者相互作用的结果。这种作用包括两个方面，一是环境因素改变胚胎的遗传构成引起发育异常，另一方面则是胚胎的遗传构成决定胚胎对致畸因子的易感性。例如，在一次风疹流行中几个孕妇同时都受到感染，但有的胎儿出现较重畸形，有的轻度畸形，有的发育正常。这是由于每个孕妇所怀胎儿对风疹病毒易感程度（即每个胎儿的遗传构成）不同所致。又如纯种 A 系小鼠及 C57 小鼠腭裂的自然发生率不同，前者为 10%，后者小于 1%。若给两种早期孕鼠注射同一剂量的可的松后，A 系小鼠 100% 出现腭裂，C57 仅 19% 出现。说明不同类型的生物对致畸物的敏感性不同。

（四）发育异常易感期

发育中的胚胎受到致畸因子作用以后，是否会发生畸形，发生何种畸形，这不仅取决于致畸因子的性质和胚胎的遗传组成，还与胚胎发育的阶段有关。一般而言，胚胎发育的各个阶段均可发生畸形，但易发程度有很大差别。以人类发育为例，配子形成和受精阶段对射线比较敏感，易导致染色体异常引起胚胎畸形。受孕后两周内，主要是卵裂和胚泡形成以及植入时期，性激素和孕激素对胚胎的影响特别大，易导致流产。受孕后 3~8 周（末次月经的第 5~10 周）。此期是人胚胎发育的最重要时期，胚胎外表和内部结构在此时开始发育。许多重要器官及系统，如中枢神经系统、心脏、眼、四肢、五官、外阴等都在此期陆续萌芽分化（脑在受孕后的 15~27 天，眼在 24~29 天，心脏在 20~29 天，四肢在 24~36 天，生殖器在 26~62 天），极易受到内外环境因素的影响与损害，导致严重的形体与内脏的畸形。故此期称为胚胎敏感期（sensitive period）或临界期（critical period）。受孕后 9 周至出生前，是已分化的器官体积增大、进一步分化的阶段，大多数器官功能成熟的时期，此期称胎儿期，这一时期对致畸剂的敏感性相对较低。

二、发育异常的产前诊断

凡是孕妇在妊娠期间接触过致畸因子，或有遗传家族史的都提倡对胎儿实施产前诊断，主要方法有：①羊膜腔穿刺羊水检查：可测定羊水中的甲胎蛋白的含量，若过高可能为无脑儿、脊柱裂、脑膨出等畸形；电泳法检测羊水中乙酰胆碱酯酶同工酶，此酶仅出现于开放性神经管畸形中；胎儿染色体核型分析可诊断染色体疾病。②母体血液检测：母体血中可能有胎儿细胞（淋巴细胞及有核红细胞），故可从孕妇血液标本中检测出胎儿细胞的异常标记。③绒毛膜检查：绒毛和胎儿均由受精卵分化而来，故绒毛可反映胎儿的遗传特征。④胎儿超声波检查：B 型扫描仪可在胎龄为 5～16 周对畸形作早期诊断。⑤胎儿镜的宫内诊断：可直接观察胎儿外形或直接摄取胎儿少量组织、血液作进一步检查。

小　结

多细胞生物多通过有性生殖繁殖后代。精子和卵子融合成受精卵，受精卵经过卵裂、囊胚、原肠胚、神经胚以及器官发生等胚胎发育阶段，发育为新的个体。从母体分娩出或卵膜孵出的新生个体，经过幼年、成年、老年等时期完成胚后发育，最后以死亡结束个体发育过程。

胚胎发育受细胞内部的基因编程和细胞外的环境双重调节。细胞根据其在胚胎中所处的位置信息增殖、分化，形成不同的组织、器官。生物发育过程中的细胞分化不仅受到基因转录调控、mRNA 的选择性加工和剪接、翻译调控等，在多层次上还受到表观遗传修饰的影响。表观遗传修饰参与生命过程几乎所有阶段，包括胚胎发育、增殖分化、衰老凋亡、疾病发生以及药物治疗，等等。

生长和衰老是胚后发育的主要事件，衰老机制的假说目前有基因调控学说、DNA 损伤修复学说、自由基学说、线粒体损伤学说、端粒区缩短假说等，自然寿命是物种的特征。

胚胎发育是一个复杂的程序性过程，任何影响这一过程的因素都会导致发育异常而引起出生缺陷。

思　考　题

1. 个体发育有哪些基本阶段？各阶段主要特征是什么？
2. 由内、中、外三个胚层发育形成哪些主要的器官？
3. 简述衰老的概念，目前有哪些学说对衰老机制进行了解释？

（杨春蕾）

第五章　生命的遗传

生命的基本特征是个体发育和种群进化的世代递进,而维系这一特征的纽带就是遗传。当生物生长发育到一定阶段,能够产生与自己相似的子代个体,称为生殖。通过生殖过程,性状可以由亲代向子代传递,这一现象称为遗传。遗传现象的存在,保证了物种的延续和稳定性。生命的遗传是一个复杂的过程,主要涵盖了遗传信息的贮存、传递和表达;遗传学三大定律揭示了遗传信息传递的基本规律。

第一节　遗传的分子基础

生命的遗传是通过遗传信息的传递和表达来完成的。遗传信息蕴藏在 DNA 分子的核苷酸顺序中,DNA 是遗传信息的贮存者。DNA 分子进行准确复制,将遗传信息传递给下一代;遗传信息通过指导蛋白质的合成,控制细胞的代谢、生长、增殖和分化,决定了生物个体的表型。

一、DNA

(一) DNA 是遗传物质

20 世纪初人们就发现从个体发育、生长、衰老直至死亡的整个生命过程中,细胞内最稳定的物质是 DNA,而且每个细胞中 DNA 的量基本恒定。科学家们还注意到有丝分裂和减数分裂过程中遗传物质量的变化和 DNA 量的变化相平行,而且 DNA 的改变可以导致个体出现异常表型,从而考虑到 DNA 可能是遗传物质。然而直到 20 世纪 40 年代,人们才证明 DNA 就是遗传物质。

1928 年,格里菲斯(Griffith)等观察到细菌转化现象,即引起肺炎的有毒性光滑型肺炎双球菌,经加热杀死后与活的无毒性粗糙型肺炎双球菌混合后注射于小鼠,能使小鼠患肺炎致死亡,并在小鼠尸体中分离到活的光滑型肺炎双球菌。1944 年艾弗里(Avery)等证明了上述能使细菌表型及致病性转化的物质就是 DNA。20 世纪 50 年代,赫尔歇(Hershey)等通过噬菌体繁殖实验进一步证明了 DNA 就是遗传物质。他们采用不同的放射性同位素分别标记噬菌体 DNA 和蛋白质,发现进入大肠埃希菌并繁殖成新噬菌体颗粒的是 DNA,而不是蛋白质。

1953 年,沃森(Watson)和克里克(Crick)基于 DNA 分子的 X 射线衍射实验结果和对 DNA 水解样品的碱基组成分析结果,提出 DNA 双螺旋结构模型,揭示了 DNA 分子的空间结构。DNA 双螺旋的发现开启了分子生物学时代,是生物学发展史上的一座里程碑。沃森和克里克提出的 DNA 双螺旋结构主要内容包括:DNA 分子是由两条反向平行的多核苷酸单链组成,一条是 $5'\rightarrow3'$ 方向,另一条是 $3'\rightarrow5'$ 方向,两条链之间通过 A 和 T,C 和 G 之间的氢键结合(即 $A=T,G\equiv C$),形成双螺旋结构。四种碱基(A、T、G、C)的不同排列顺序中蕴含着生物个体的遗传信息,DNA 长链中包含的碱基数目很多,所以碱基排列的组合方式几乎是无限的(例如一个 DNA 分子含有 100 个碱基对,就可能有 4^{100} 种不同排列顺序),因而可以储存大量的遗传信息。

目前已经明确,除少数几种只含有 RNA 的病毒以外,所有的已知生物都是以 DNA 为遗传物质。DNA 分子的碱基互补特性和双螺旋结构是遗传信息储存、传递和修复的基础。

(二) DNA 复制

遗传物质应该具备两个基本功能:一是将遗传信息在世代间传递,确保物种的延续和遗传的稳定性;二是保证遗传信息在个体生长发育过程中正确表达,从而表现出与亲代相似的性状。DNA 通过复制,即以原来的 DNA 分子为模板合成出相同的分子,将遗传信息从亲代传递给子代。DNA 分子复制是以 DNA 双链中的一条为模板,指导合成子代 DNA 分子的互补链,这种复制方式被称为半保留复制(semiconservative replication)。

1. **半保留复制**　　DNA 复制过程中,DNA 解旋,互补碱基之间的氢键被打开,DNA 双链分开成两条单链,然后每一条单链都作为模板,按照碱基互补原则合成互补的新链。新合成的 DNA 分子的两条链中,一条是来自亲代的旧链,另一条是新合成的链,所以是半保留复制。因为复制过程遵循碱基互补原则,所以两个子代 DNA 分子是完全相同的(图5-1)。

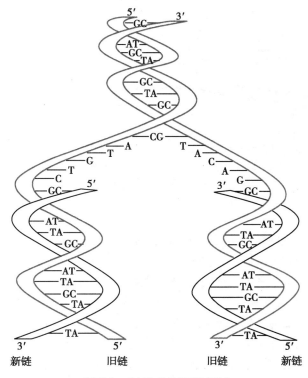

图 5-1　DNA 的半保留复制

2. **半不连续复制**　　DNA 复制过程主要是通过 DNA 聚合酶催化脱氧单核苷酸之间的聚合反应,形成新的多聚脱氧核苷酸链。因为 DNA 聚合酶只能在已有的 3′端加脱氧核苷酸,所以 DNA 复制时需要 RNA 引物提供 3′端。DNA 聚合酶是从 5′→3′方向合成新链,因此以 3′→5′单链为模板合成的新链可以沿着解链方向按 5′→3′方向连续复制,复制速度较快,称为前导链(leading strand)。而以 5′→3′单链为模板合成的新链,必须等暴露足够长度的模板链后,才能逆着解链方向合成新链。因此,该链的合成是断续合成的(图5-2)。这些断续合成的片段称为冈崎片段(Okazaki fragment)。若干个冈崎片段合成之后,DNA 连接酶将这些片段连接起来,形成完整单链,这条单链合成较慢,称为后随链(lagging strand)。

3. **多起点复制**　　原核生物的 DNA 复制只有一个起点,而真核生物的 DNA 复制有多个复制起点。含有一个复制起点,能够独立进行复制的 DNA 区段称为复制单位(replication unit),也被称为复制子(replicon)。DNA 复制是双向复制,即在复制起点两侧分别形成一个复制叉(replication fork),随着复制叉的移动,彼此相连的复制子汇合相互连在一起。当所有的复制子都汇合相连,形成两条连续的DNA 时,DNA 复制完成(图5-3)。

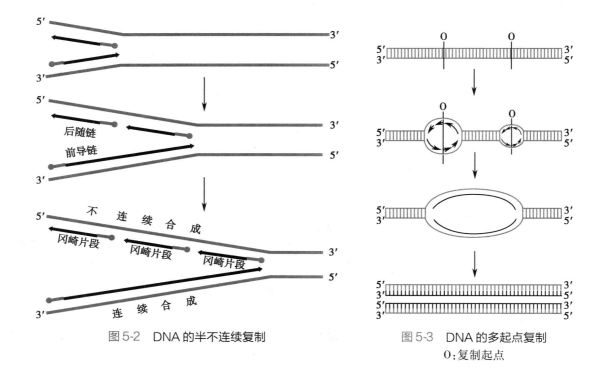

图 5-2　DNA 的半不连续复制　　　　　　图 5-3　DNA 的多起点复制
　　　　　　　　　　　　　　　　　　　　　　　　　　　O：复制起点

二、基因

基因是细胞内遗传物质的结构和功能单位,是具有遗传效应的 DNA 片段。人们对基因的认识经历了一个漫长的历程。早在 19 世纪 60 年代,遗传学的奠基人——奥地利修道士孟德尔(Mendel)采用豌豆作为实验材料进行了一系列杂交实验,提出生物的性状是由"遗传因子"决定的,并将"遗传因子"在亲代与子代之间的传递规律总结为分离律和自由组合律。20 世纪初,丹麦遗传学家约翰逊(Johannsen)将"遗传因子"更名为"基因(gene)"并沿用至今。随后,美国遗传学家摩尔根(Morgan)等通过果蝇杂交实验证实基因存在于染色体上,并随着染色体的传递遗传给子代细胞。DNA 双螺旋结构的提出进一步阐明了基因的遗传本质,使人们认识到基因是具有特定遗传效应的 DNA 片段。基因决定了细胞内 RNA 和蛋白质等的合成,从而决定了生物的遗传性状。

(一) 基因的基本结构

真核生物的结构基因由编码序列和非编码序列组成,编码序列是不连续的而且被若干个非编码序列隔开,因此称为断裂基因(split gene)。人类的结构基因主要由外显子、内含子和侧翼序列组成。

1. **外显子和内含子**　基因内的编码序列称为外显子(exon),两个外显子之间的非编码序列称为内含子(intron)。内含子在转录后被剪切掉,因此,在成熟的 mRNA 中无内含子序列。人类不同基因的外显子和内含子的数目及大小各不相同,差别很大,例如 β-珠蛋白基因全长约 1.7kb,含有 3 个外显子和 2 个内含子,编码 146 个氨基酸;苯丙氨酸羟化酶(PAH)基因全长约 85kb,含 13 个外显子,编码 451 个氨基酸;进行性假肥大性肌营养不良(Duchenne muscular dystrophy,DMD)基因长约 2400kb,含 79 个外显子,编码 3685 个氨基酸。断裂基因结构中外显子和内含子的接头区是高度保守的一致序列,该保守序列即是 mRNA 的剪接信号。通常每个内含子的 5′端起始的两个碱基是 GT,3′端最后两个碱基是 AG,这种接头形式称为 GT-AG 法则。这两个保守序列在各种真核生物基因的内含子中均相同,这是断裂基因结构的一个重要特点。

2. **侧翼序列**　真核生物断裂基因中第一个外显子的上游和最末一个外显子的下游,都有一段不被转录的非编码区,称为侧翼序列(flanking sequence),对基因的转录调控起主要作用。侧翼序列包括启动子、增强子以及沉默子等(图 5-4)。

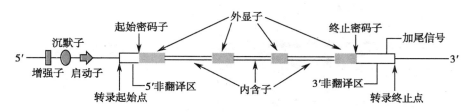

图 5-4　基因的基本结构示意图

（1）启动子：启动子（promoter）一般位于转录起始点上游−100～−200bp 范围内，是与 RNA 聚合酶和转录因子相互作用的核苷酸序列，可启动基因的转录。启动子序列包括：①TATA 框（TATA box）：位于转录起始点上游−20～−30bp 处，是一段仅含 A 和 T 的高度保守序列。TATA 框能准确识别转录起始点；②CAAT 框（CAAT box）：位于转录起始点上游−70～−80bp 处，是一段含有 CAAT 或 CCAAT 的保守序列。CAAT 框能与转录因子结合，促进转录；③GC 框（GC box）：为 GGGCGG 序列，位于 CAAT 框的两侧，能与转录因子结合，起到增强转录效率的作用。

（2）增强子：增强子（enhancer）位于启动子上游或下游，与转录因子特异性结合，增强转录效率，其作用不受距离变化的影响。增强子的作用方向可以是 5′→3′，也可以是 3′→5′。

（3）沉默子：沉默子（silencer）是一种负性调控元件，可以与阻遏子等转录抑制因子结合，抑制基因转录，其作用特征与增强子相似。沉默子最常见于结构基因的上游，但也可出现在外显子或内含子中，或是 3′非翻译区中。

3. 终止子　终止子（terminator）位于断裂基因的 3′非翻译区，由一段反向重复序列和特异的序列 5′-AATAAA-3′组成；前者是转录终止信号，后者是加尾信号，可以被 RNA 聚合酶识别，在成熟 mRNA 末端加一段多聚腺苷酸尾（polyA tail）。

（二）基因表达

基因表达（gene expression）是 DNA 分子中所蕴藏的遗传信息转变成特定功能产物的过程。基因表达的产物通常是蛋白质，但也有些非编码基因的表达产物是功能性 RNA，包括 tRNA，rRNA 和 snRNA（small nuclear RNA）等。转录和翻译是基因表达的两个主要阶段或过程。在原核生物，转录和翻译是偶联进行的，即随着 mRNA 的延伸，同时进行翻译合成蛋白质。在真核生物，转录在细胞核内进行，转录后的 mRNA 携带着 DNA 的遗传信息，通过核膜孔到细胞质指导翻译，合成蛋白质。

1. 转录　转录（transcription）是 DNA 分子中的遗传信息传递给 RNA 的过程。以 DNA 双链的反义链（antisense strand）为模板，在 RNA 聚合酶的作用下，按照碱基互补方式合成 RNA 单链，只是 RNA 中与 DNA 中 A 互补的是 U。转录成的 RNA 碱基序列与有义链（sense strand）相似，只是 T 被 U 所替代。转录的 RNA 分子称为核内异质 RNA（heterogeneous nuclear RNA，hnRNA），要经过剪接、戴帽和加尾等加工过程才能形成成熟的 mRNA（图 5-5）。

（1）剪接（splicing）：在酶和核内小分子 RNA 的作用下，按 GT-AG 法则将 hnRNA 中的内含子剪切掉，然后把各个外显子按照一定顺序准确地拼接起来，形成可以连续编码的 mRNA 链的过程。

（2）戴帽（capping）：在 RNA 分子的 5′端连接上一个甲基化核苷酸（通常为 G），即 7-甲基鸟苷酸，由于 RNA 分子上的第一个核苷酸 5′C 和 7-甲基鸟苷酸的 5′G 形成磷酸二酯键，封闭了 5′端，称为戴帽。"帽"可以保护 mRNA 的 5′端，并且使 mRNA 易于转移到细胞质和被核糖体识别。

（3）加尾（tailing）：在 mRNA 的 3′端 poly A 附加信号 AAUAAA 序列下游 10～35bp 处将其 3′末端切掉后，在 poly A 聚合酶的作用下，加上 100～200 个腺苷酸，形成多聚腺苷酸（poly A）尾的过程。poly A 尾的作用主要与 mRNA 的稳定性和寿命有关，3′端不能正确加尾的 mRNA 会迅速被降解。

hnRNA 经过以上加工过程，成为成熟的 mRNA，进入细胞质作为模板通过翻译指导蛋白质的合成。

2. 翻译　翻译（translation）是按照 mRNA 中碱基顺序转译成氨基酸序列的过程，即以 mRNA 为

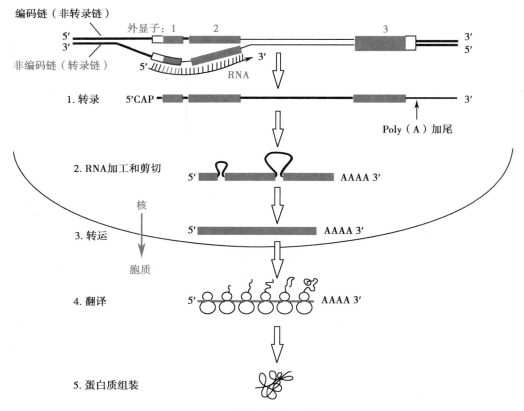

图 5-5　转录及其加工过程

模板合成蛋白质的过程。蛋白质的合成是在 mRNA、tRNA 以及核糖体的协调作用下进行的：核糖体是由 rRNA 和蛋白质构成的复合体，是蛋白质合成的场所；mRNA 携带着 DNA 的信息到细胞质结合于核糖体大、小亚基之间，作为合成蛋白质的模板；tRNA 是转移氨基酸的"搬运工"，携带特定的氨基酸，同时通过 3 碱基构成的"反密码子"，准确识别 mRNA 上互补的密码子。蛋白质的合成通常包括 3 个阶段：起始、延长和终止。从起始密码开始，tRNA 逐一识别不同的密码子，对应的氨基酸不断增加，氨基酸之间形成肽链，整个过程按照进位、转肽、移位等步骤不断重复进行直到终止密码子，随后多肽链从核糖体释放出来。

　　核糖体沿着 mRNA 从 5′→3′方向移动，肽链随之合成和延长，因而 mRNA 的 5′端碱基序列决定多肽链的氨基末端，而其 3′端则对应多肽链的羧基末端，蛋白质合成从氨基末端向羧基末端延伸。翻译时多个核糖体在同一个 mRNA 分子上移动并合成肽链，形成多聚核糖体，以同一条 mRNA 为模板可以翻译出许多相同的蛋白多肽链。

　　翻译过程中每 3 个碱基组成密码子，决定氨基酸。核酸分子中的 4 种碱基可以组成 64 个（4^3）密码子，而氨基酸只有 20 种，因此一个密码子只对应一种氨基酸，而一个氨基酸可以有多个（1～6 个）密码子，这称为遗传密码的简并性（degeneracy）。遗传密码具有普遍性，自原核生物到真核生物其遗传密码基本相同。

（三）基因表达的调控

　　包括人类在内的绝大多数真核生物，都是多细胞的复杂有机体，生命个体的生存和正常发育依赖于基因的有序和有效表达。虽然人体所有体细胞含有相同的基因组，但是有些基因只在特定的细胞表达，例如，血液中的某些白细胞能合成免疫球蛋白抗体，抵御感染或者外来的抗原，但是皮肤、肌肉、肝脏等细胞就不表达这些免疫球蛋白。这些只在特定细胞特异性表达的基因，称为奢侈基因（luxury gene）。相反，几乎在一切体细胞均能被表达的基因，称为管家基因，如编码核糖体、染色体、细胞骨架等相关蛋白的基因。蛋白编码基因在不同细胞和不同时间的表达,决定了细胞的表型和功能。真核生物基因表达的调控可以在多个水平进行,包括转录前、转录水平、转录后以及翻译和翻译后水平等。

1. **转录前调控**　转录前调控主要是指染色质的修饰和结构改变(或称染色质重塑,详见本书第十二章表观遗传学)。无转录活性的染色质通常呈高度螺旋化状态,与组蛋白紧密结合,基因 5′端 CpG 岛的甲基化程度高,通常在 S 期晚期复制。而具有转录活性的染色质通常在 S 期早期复制,这类染色质结构较松散,组蛋白乙酰化后与 DNA 结合力减弱,DNA 甲基化程度低,便于各种转录因子与基因序列的结合。

2. **转录水平的调控**　转录水平的调控主要通过基因顺式作用元件和转录因子之间的相互作用来实现。基因启动子、增强子中的保守序列能与转录因子特异性结合,调节基因转录,这些保守序列称为顺式作用元件(*cis*-acting element)。启动子位于基因的 5′端,通过转录因子被 RNA 聚合酶识别,准确起始转录,同一个基因在不同组织,由于启动子的不同可以产生不同的转录本。增强子位于启动子的 5′端或 3′端,增强转录效率。沉默子的作用与增强子相反,主要是抑制基因转录。

转录因子是具有转录调控作用的蛋白,它们一般在远处合成,可以与顺式作用元件特异性结合,因此也被称为反式作用因子(*trans*-acting factor)。转录因子除了具备与 DNA 直接结合的结构域,还有与其他蛋白相互作用所必需的结构域。转录因子既可与启动子或增强子中特异的靶 DNA 序列相互作用,也可以与其他转录因子相互作用。正是这些作用决定了人类发育过程中所必需的,复杂而有序的组织特异性基因表达。

3. **转录后调控**　真核生物转录后的 hnRNA 需要剪接、戴帽和加尾等加工过程才能形成成熟的 mRNA。相同基因在不同的组织由于剪接方式以及 poly A 附加部位的不同而产生不同的转录本,翻译成不同的蛋白质。这种加工的效率、剪接加工的选择性以及 mRNA 的稳定性都直接影响基因表达。

选择性剪接(alternative splicing)是指一种前体 mRNA 通过不同的剪接方式(选择不同的剪接位点从而保留不同的外显子)产生不同的 mRNA 剪接异构体。因为选择性剪接产生的成熟 mRNA 所保留的编码序列不同,所以翻译后会产生不同的蛋白。这些来自同一基因不同转录本的蛋白在细胞定位、酶活性、受体结合能力等方面都会存在差异,以适应不同细胞类型和个体不同发育阶段的需要。

RNA 编辑(RNA editing)是指通过改变 mRNA 上的碱基序列,导致翻译生成蛋白质的氨基酸组成,不同于基因序列中编码信息的现象。RNA 编辑包括:尿嘧啶核苷的插入或删除;C→U、A→G 或 G→A 的碱基转换;C→G、G→C 或 U→A 的碱基颠换。RNA 编辑在 RNA 水平上改变了遗传信息,是一种对遗传信息的加工过程,也是一种罕见的转录后调控。

有些短的双链 RNA 可以诱导与之有同源序列的 mRNA 发生降解,称为 RNA 干扰(RNA interference),也属于转录后调控,详见本书第十二章表观遗传学。

4. **翻译水平的调控**　翻译水平主要受核糖体的数量、mRNA 翻译成蛋白质的速率、mRNA 的寿命等影响因素的调控。

5. **翻译后水平的调控**　翻译后往往需要对多肽链进行加工修饰,才能成为具有一定空间结构和生物活性的蛋白质。翻译后修饰主要有:某些氨基酸的羟基化或磷酸化,多肽链的糖基化和切割,两条或两条以上肽链间的连接和进一步折叠形成特定的空间构象等。所有分泌型多肽都是先合成蛋白质前体,其 N 末端的信号序列引导蛋白前体定位于膜上,然后信号肽被切除,成为有功能的蛋白质,这些也属于翻译后调控。

第二节　遗传的细胞基础

真核细胞的基因大部分存在于细胞核内的染色体上,染色体是遗传物质的载体。染色体由 DNA、组蛋白、非组蛋白及 RNA 等组成,是一种核蛋白复合物。通过细胞分裂,遗传信息随染色体的传递而传递,从母细胞传给子细胞,从亲代传递给子代。不同生物的染色体在数目和形态上各具特征,而在同种生物中,染色体的形态、数目是恒定的。染色体的形态和数目是物种的重要遗传学标志。

一、染色质

染色质(chromatin)和染色体(chromosome)是同一物质在细胞周期的不同时期、执行不同生理功能时的不同存在形式。间期细胞核中,染色质呈细丝状伸展,不均匀地分布于细胞核中;在从间期到分裂期的过程中,染色质通过螺旋化缩短变粗成为染色体;在细胞从分裂期到间期的过程中,染色体又解螺旋舒展成为染色质。

(一) 常染色质和异染色质

间期细胞核中的染色质可以根据其凝缩程度和功能状态等分为常染色质和异染色质两种类型。常染色质(euchromatin)是指在细胞间期处于解螺旋状态的具有转录活性的染色质,呈松散状,染色较浅,着色均匀;异染色质(heterochromatin)则指在细胞间期处于凝缩状态,很少进行转录或无转录活性的染色质,呈高度螺旋化,染色较深。异染色质通常为遗传惰性区,其复制时间晚于其他染色质区域。异染色质又分为两种:一种为结构异染色质(constitutive heterochromatin)或称专性异染色质;另一种为功能异染色质(facultative heterochromatin)或称兼性异染色质。结构异染色质是异染色质的主要类型,这类染色质在各种细胞中总是处于凝缩状态(异固缩),一般为高度重复的 DNA 序列,没有转录活性,常见于染色体的着丝粒、端粒、次缢痕以及 Y 染色体长臂远端 2/3 区段等部位。功能异染色质是在特定细胞类型或个体的特定发育阶段由常染色质凝缩形成的。功能异染色质在凝缩时,其包含的基因大部分失去了活性,无转录功能;而当其处于松散状态时,又能转变为常染色质,恢复转录活性(负异固缩)。X 染色质就是一种典型的功能异染色质。

(二) 性染色质

性染色质(sex chromatin)是在间期细胞核中性染色体(X 染色体和 Y 染色体)的异染色质部分显示出来的一种特殊结构。人类的性染色质有 X 染色质(X chromatin)和 Y 染色质(Y chromatin)两种。

1. **X 染色质**　1949 年,巴尔(Barr)等发现在雌猫神经元间期核的核膜内侧缘有一个大小约为 1μm 染色很深的浓缩小体,而在雄猫神经元中则见不到这一结构。进一步研究发现,除了猫以外,其他雌性哺乳类动物(包括人类)也同样有这种显示性别差异的结构。除神经元细胞以外,在正常女性的口腔上皮细胞、羊水细胞等许多组织细胞的间期核中也可以见到这一特征性结构,但是男性没有。这种染色质小体与性别及性染色体数目有关,称之为 X 染色质,也称 X 小体或巴氏小体(Barr body)。

为什么正常男性没有 X 染色质?为什么女性两条 X 染色体上每个基因座两个等位基因所形成的产物,并不比只有一条 X 染色体的男性的相应基因产物多? 1961 年,莱昂(Lyon)提出了 X 染色体失活的假说,即 Lyon 假说,对 X 染色质现象及相关问题进行了解释。Lyon 假说的要点如下:①雌性哺乳动物正常体细胞中,有两条 X 染色体,其中仅有一条 X 染色体在遗传上是具有活性的,另一条 X 染色体在遗传上是失活的,这条失活的 X 染色体在间期细胞核中螺旋化而异固缩为 X 染色质;②失活发生在胚胎发育早期,例如人类大约在妊娠第 16 天(晚期囊胚期)左右发生失活。在此以前所有细胞中的 X 染色体都是具有活性的;③X 染色体的失活是随机的。在同一哺乳动物的体细胞中,有些细胞是父源的 X 染色体失活,另一些细胞则是母源的 X 染色体失活。但是,一旦某一特定细胞内的一个 X 染色体发生失活,那么由此细胞而来的所有后代细胞中的该 X 染色体均处于失活状态。即某一细胞原来是父源的 X 染色体失活,由其分裂而来的子细胞中失活的 X 染色体也是父源的。因此,失活是随机的,又是恒定的。

后来的研究为 Lyon 假说提供了有利的证据。如人类的自毁性综合征(Lesch-Nyhan syndrome),是由于 X 染色体上的次黄嘌呤鸟嘌呤磷酸核糖转移酶(hypoxanthine-guanine phosphoribosyl transferase,HPRT)基因缺陷所致,是一种 X 连锁隐性遗传病。将基因型为 *HGPRT⁺*/*HGPRT⁻* 的女性上皮细胞进行体外培养,建立细胞克隆,并测定其酶活性,结果发现约有一半的细胞克隆产生 HGPRT,另一半细胞克隆没有 HGPRT 的产生。这一实验结果验证了 Lyon 假说的正确性。

此外,临床资料表明,当细胞内 X 染色体数目超过两条时,仍只有一条 X 染色体保持活性,其余的都形成异固缩的 X 染色质。正常男性只有一条 X 染色体,所以 X 染色质数目为 0。核型为 45,X 的性腺发育不全患者虽然是女性,但是因为只有一条 X 染色体,所以细胞内无失活的 X 染色质。由此可见,一个细胞中所含的 X 染色质的数目等于 X 染色体数目减 1。设 X 染色体数目为 n,则 X 染色质数目 = n−1。如 XX 者有一个 X 染色质(2−1=1),即有一条 X 染色体失活;XXX 者有两个 X 染色质(3−1=2),即有两条 X 染色体失活。因此,在正常女性体细胞中的两条 X 染色体中有一个 X 染色体是异固缩的,并且是延迟复制的。在细胞代谢中,异固缩的 X 染色体没有活性,只有一条 X 染色体有活性。在异常细胞中具有的额外 X 染色体也无活性。对于正常男性,单个的 X 染色体不发生异固缩,而且任何时候都是有活性的,故无 X 染色质。这种 X 染色体的失活现象,也称为 Lyon 化现象。这样保证了雌雄两性细胞中都只有一条 X 染色体具有转录活性,使两性 X 连锁基因产物的数量保持在相同水平上。也就是说,在雌性和雄性细胞中,由 X 染色体上的基因编码产生的酶或其他蛋白质产物的数量接近相等。这种效应称为 X 染色体的剂量补偿效应(dosage compensation effect)。

需要指出的是,失活的 X 染色体上的基因并非都失去了活性,有一部分基因仍保持其转录活性。因此,X 染色体数目异常的个体在表型上有别于正常个体,会出现多种异常表现和临床症状。如 47,XXY 的个体表型与 46,XY 的个体不同;47,XXX 个体的表型也不同于 46,XX 的个体,而且 X 染色体数目越多,表型的异常越严重。

2. Y 染色质　正常男性的间期细胞用荧光染料染色后,在细胞核内可出现一个圆形或椭圆形的强荧光小体,直径为 0.3μm 左右,称为 Y 染色质。这是由于 Y 染色体长臂远端 2/3 的区段为异染色质,被荧光染料染色后可发出荧光。Y 染色质是男性细胞中特有的,女性细胞中不存在。正常男性的间期细胞核中有一个 Y 染色质;核型为 47,XYY 的个体,细胞核中有两个 Y 染色质。细胞中 Y 染色质的数目与 Y 染色体的数目相同。

二、染色体

科学家们对染色体的研究历史已经超过百年。1888 年,德国解剖学家瓦尔代尔(Waldeyer)在观察细胞的有丝分裂和减数分裂过程时,用"染色体"一词描述在有丝分裂过程中出现的棒状、点状的深染小体,首次使用这一名词。1892 年,德国生物学家魏斯曼(Weismann)在综合分析前人和自己研究结果的基础上,提出染色体是遗传物质的载体;1910 年,摩尔根(Morgan)等利用果蝇实验证实基因位于染色体上。

(一) 人类染色体的数目

不同物种具有不同数目的染色体,而同一物种的染色体数目是恒定的。1956 年,蒋有兴和 Leven 通过实验证实人类体细胞染色体的数目为 46 条。在真核生物中,一个正常生殖细胞中所含的全套染色体称为一个染色体组(chromosome set),具有一个染色体组的细胞称为单倍体。单倍体细胞中染色体的数目通常用 n 表示。人类正常的单倍体生殖细胞(配子)中有 23 条染色体(n=23)。人类正常的二倍体细胞中有 46(2n=46)条染色体,其中 22 对为常染色体(autosome),1 对为性染色体(sex chromosome)。女性的性染色体组成为两条 X 染色体,男性有一条 X 染色体和一条 Y 染色体。

(二) 人类染色体的形态和结构

在细胞增殖周期的不同时期,染色体的形态不断地变化着。有丝分裂中期的染色体形态最为典型,可以在光学显微镜下观察,常用于染色体研究和染色体病的诊断。每一条中期染色体都具有两条染色单体(chromatid),互称为姐妹染色单体。两条单体之间由着丝粒相连接,着丝粒处凹陷缩窄,称主缢痕(primary constriction)或初级缢痕。着丝粒是纺锤体附着的部位,与细胞分裂过程中染色体的运动密切相关。着丝粒将染色体分为短臂(p arm)和长臂(q arm)两部分。在短臂和长臂的末端分别有一特化部位称为端粒(telomere)。端粒的主要作用在于维持染色体形态结构的稳定性和完整性。

在某些染色体的长臂、短臂上还可见凹陷缩窄的部分,称为次缢痕(secondary constriction)或副缢痕。人类近端着丝粒染色体的短臂末端有一球状结构,称为随体(satellite)。随体柄部为缩窄的次缢痕,次缢痕与核仁的形成有关,称为核仁组织区(图5-6)。

(三)人类染色体的类型

染色体上着丝粒的位置是恒定的,根据着丝粒在染色体上的相对位置,可以将人类染色体分为3种类型:中央着丝粒染色体(metacentric chromosome),亚中着丝粒染色体(submetacentric chromosome)和近端着丝粒染色体(acrocentric chromosome)(图5-7)。若将染色体全长分为8等份,则中央着丝粒染色体的着丝粒位于染色体纵轴的1/2~5/8之间,长臂和短臂的长度接近;亚中着丝粒染色体的着丝粒位于染色体纵轴的5/8~7/8之间,长臂和短臂的长度有明显的区别;近端着丝粒染色体的着丝粒位于染色体纵轴的7/8~近末端,短臂很短,且在短臂的末端有一球形的随体。人类正常染色体只有上述三种类型,但是某些动物还存在另一种类型的染色体,其着丝粒位于染色体的顶端,没有短臂,称为端着丝粒染色体(telocentric chromosome)。

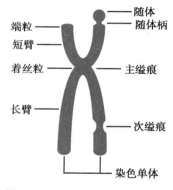

图5-6　人类中期染色体模式图

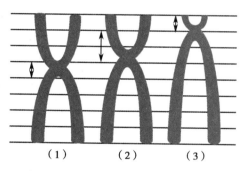

图5-7　人类染色体的3种类型图解
(1)中央着丝粒染色体;(2)亚中着丝粒染色体;(3)近端着丝粒染色体

三、人类染色体正常核型

一个体细胞中的全部染色体,按照其大小、形态特征顺序排列所构成的图像,称为核型(karyotype)。对待测样本细胞的核型进行染色体数目、形态结构特征的分析,与正常核型进行比较以发现其可能存在的异常,称核型分析(karyotype analysis)。核型分析是识别和分析各种人类染色体病的基础。

(一)人类染色体非显带核型

对染色体标本按照常规方法用吉姆萨(Giemsa)染料染色,所有的染色体均被染上同一颜色,这样得到的核型称为非显带核型。非显带核型不能显示出每条染色体的特征,不易区分大小和着丝粒位置相似的染色体,很难准确鉴别出每一条染色体。1960年在美国丹佛、1963年在英国伦敦、1966年在美国芝加哥召开过三次国际会议,讨论并确定了正常人类核型的基本特点,制定了统一的标准命名系统,即丹佛体制(Denver system)。丹佛体制主要是根据染色体的长度和着丝粒的位置,将人类体细胞中的46条染色体进行配对、顺序排列、编号、分组以及核型描述。根据丹佛体制,将正常人类体细胞的46条染色体分为23对、7个组(A、B、C、D、E、F和G组)(表5-1)。在描述一个核型时,首先写出染色体总数(包括性染色体),然后是一个","号,后面是性染色体组成。正常的男性核型描述为46,XY;女性为46,XX。

(二)人类染色体显带核型

仅用吉姆萨(Giemsa)染色的非显带染色体标本,不能将人类染色体的形态特征完全显示出来,尤其是 B、C、D、F 和 G 组的染色体,只能鉴别出属于哪一组,而对组内各染色体一般难以区别。非显带染色体标本对各染色体发生的微小的变化如缺失、易位等结构畸变均不能检出,使染色体异常,特别是染色体结构异常的研究以及染色体病的临床诊断受到极大限制。20 世纪 60 年代末至 70 年代初,出现了染色体显带技术(chromosomebanding technique),即用各种特殊的染色方法使染色体沿长轴显现出一条条明暗交替或深浅相间的带(band)。人类的 24 种染色体都可显示出各自的特异的带纹,称为带型(banding pattern)。每对同源染色体的带型基本相同且相对稳定,不同对的染色体带型不同。因此,通过显带核型分析可以准确地识别每一号染色体,而且能够确认染色体的结构改变。人类染色体显带核型为染色体病的临床诊断和病因研究提供了有效的手段。

表 5-1　核型分析中常用的符号和术语

符号术语	意义	符号术语	意义
A ~ G	染色体组的名称	+或–	在染色体和组号前表示染色体或组内染色体增加或减少;在染色体臂或结构后,表示这个臂或结构的增加或减少
1 ~ 22	常染色体序号		
→	从…到…		
/	表示嵌合体		
ace	无着丝粒断片(见 f)	mar	标记染色体
cen	着丝粒	min	微小体
chi	异源嵌合体	mn	众数
:	断裂	mos	嵌合体
::	断裂与重接	p	短臂
ct	染色单体	q	长臂
del	缺失	mat	母源的
der	衍生染色体	pat	父源的
dic	双着丝粒	Ph	费城染色体
dir	正位	pro	近侧
dis	远侧	psu	假
dmin	双微体	qr	四射体
dup	重复	r	环状染色体
e	交换	rcp	相互易位
end	(核)内复制	rea	重排
f	断片	rec	重组染色体
fem	女性	rob	罗伯逊易位
fra	脆性部位	s	随体
g	裂隙	tan	串联易位
h	副缢痕	ter	末端
i	等臂染色体	tr	三射体
ins	插入	tri	三着丝粒
inv	倒位	var	可变区
mal	男性	?	染色体分类或结构情况不明

1. 常用的染色体显带技术

(1) Q 显带(Q-banding):1968 年,卡斯珀松(Caspersson)等用荧光染料氮芥喹吖因(Quinacrine mustard,QM)处理染色体标本后,在荧光显微镜下,可观察到染色体沿其长轴显示出一条条宽窄不同的明暗相间的带纹,称为 Q 带(Q-band)。

(2) G 显带(G-banding):染色体标本用胰酶处理后,再用 Giemsa 染色,显示出着色深浅相间的带纹,称 G 带(G-band)。G 带可在普通显微镜下观察。G 带与 Q 带相类似,在 Q 带显示出的亮带的相应部位,在 G 带则为深色带;而在 Q 带显示出的暗带的相应部位,在 G 带则为浅色带(图 5-8)。

(3) R 显带(R-banding):用盐溶液处理染色体标本后,再用 Giemsa 染色,可显示与 G 带相反的带,称反带(reverse band)或 R 带(R-band)。即 G 带的深色带部位,R 带为浅带;G 带浅色带部位,R
带则为深带。

(4) T 显带(T-banding):将染色体标本加热处理后,再用 Giemsa 或荧光染料染色,所显现的带纹
称 T 带(T-band)。T 显带仅显示染色体末端的端粒部分,因此也称端粒带。

(5) C 显带(C-banding):染色体标本经 NaOH 或 Ba(OH)$_2$ 处理后,再用 Giemsa 染色,所显示的带
称为 C 带(C-band)。C 带主要显示染色体中结构异染色质或高度重复的 DNA 序列,如着丝粒、次缢
痕和 Y 染色体长臂远侧段。

(6) N 显带(N-banding):用硝酸银染色可使染色体的随体及核仁组织区呈现出特异性的黑色银
染物,称为 N 带(N-band)。

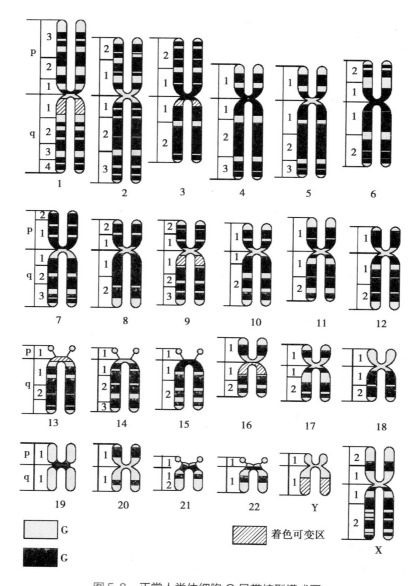

图 5-8　正常人类体细胞 G 显带核型模式图

2. 人类显带染色体的识别　1971 年在巴黎召开的人类细胞遗传学会议提出了区分每一显带染
色体的区、带的标准系统,称为《人类细胞遗传学命名的国际体制》(*an International System for Human
Cytogenetic Nomenclature*,ISCN)。随着细胞遗传学和分子遗传学技术的不断进步,人类细胞遗传学命
名国际体制标准委员会后来又对 ISCN 进行了多次修订和完善,先后制定了 ISCN(1978)、ISCN

（1981）、ISCN（1991）、ISCN（2005）、ISCN（2013）等版本,目前最新的版本是ISCN（2016）。

　　ISCN 以人类染色体 G 显带核型为依据,对每条显带染色体都规定了界标,将染色体划分为若干个区和带。界标（landmark）是识别染色体的重要指标,有恒定而显著的形态学特征。它包括染色体长短臂的末端、着丝粒和某些特殊的带。区（region）是指两相邻界标之间的区域。描述某一特定带时需要写明 4 个内容:①染色体序号;②臂的符号;③区的序号;④带的序号。例如,1p31 表示第 1 号染色体,短臂,3 区,1 带（图 5-9）。

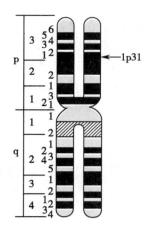

图 5-9　1 号染色体界标、区、带示意图

　　3. 高分辨显带染色体　高分辨显带技术是 20 世纪 70 年代后期建立起来的显带技术。高分辨显带（high resolution banding）是细胞分裂早中期、晚前期或更早时期的染色体显带。由于细胞所处的分裂期较早,染色体较长,带纹也相对更多,分辨得更精细。一般用分裂中期细胞制备的染色体,由于染色体高度螺旋化,收缩变短,使得带纹融合,显示的带纹较少。在巴黎会议提出的模式图中,一套单倍体的染色体带纹数为 320 条带,而早中期和晚前期的单倍体染色体带纹数可达 550～850 条带（ISCN 1981）,更早时期的染色体可显现 3000～10 000 条带纹。高分辨带的命名遵照 ISCN（1978）所制定的编号系统。例如,当原来的一条带分出多条带时,就在原带序号的后面加小数点,并在小数点后面加新带的序号,称为亚带、次亚带。例如,1p31. 1 表示第 1 号染色体,短臂,3 区,1 带,第 1 亚带;1p31. 11 表示第 1 号染色体,短臂,3 区,1 带,第 1 亚带,第 1 次亚带。

四、人类染色体的多态性

　　在正常人群中,染色体存在着各种恒定的微小变异,主要表现为同源染色体之间在形态结构、带纹宽窄和着色强度等存在着明显的差异。这类变异是按孟德尔方式遗传的,通常没有明显的表型效应或病理学意义,称为染色体多态性（chromosomal polymorphism）。

　　染色体多态性常见于某些染色体的特定部位:①Y 染色体的长度变异,主要变异部位是 Y 染色体长臂远端 2/3 区段的结构异染色质区;②D 组、G 组近端着丝粒染色体的短臂、随体及随体柄部次缢痕区。例如,短臂的长短,随体的有无、大小,次缢痕区的增长或缩短;③第 1、9 和 16 号染色体次缢痕区,例如次缢痕的有无或长短差异。

第三节　遗传的基本规律

　　现代遗传学的起点是分离律和自由组合律的发现。1865 年,孟德尔（Mendel）首次在学术会议上宣读了自己采用豌豆进行杂交实验的结果,对生物性状在杂交过程中传递的特点进行了描述;1866 年,孟德尔将“遗传因子”的传递规律总结为分离律和自由组合律,在《植物杂交实验》一文中正式发表。1910—1911 年,摩尔根（Morgan）以果蝇为实验材料进行了一系列杂交实验,并根据实验结果提出了连锁和交换律。孟德尔的分离律和自由组合律以及摩尔根提出的连锁和交换律,统称遗传的三大规律,是经典的遗传学定律,是现代遗传学的理论基础。

　　人类是有智能的高等哺乳动物,其生存环境比豌豆、果蝇等动植物要复杂得多,其基因表达也受到更多因素的影响,可能表现出一些不符合经典孟德尔定律的遗传现象,统称为非孟德尔现象。

一、经典遗传学定律

（一）分离律

　　自然界中的生物体都具有一定的形态、功能、生理、生化等特征,遗传学上将这些特征称为性状

(trait),如豌豆花的颜色、茎干高度等。同一性状的不同表现形式称为相对性状,例如豌豆种皮的圆滑和皱缩。同一个体不能同时具有两种相对性状。

豌豆生长期短,易于培植,是严格的闭花受粉植物,即豌豆花在未开放时,就已经完成了受粉,避免了外来花粉的干扰。因此在自然状态下,豌豆只会产生同型子代,即每种性状都是纯种。豌豆花较大,易于进行人工授粉,是一种理想的杂交实验材料。从 1856 年开始,孟德尔通过豌豆杂交实验,先后对 7 对相对性状(表 5-2)的遗传特点进行了研究,并对实验数据进行统计和分析,发现了生物性状的遗传规律。

表 5-2   豌豆杂交实验

性状的类别	亲代的相对性状	F₁性状	F₂性状及相应植株数	F₂比率
种子的颜色	黄色×绿色	黄色	6022 株黄色;2001 株绿色	3.01∶1
种子的形状	圆滑×皱缩	圆滑	5474 株圆滑;1850 株皱缩	2.96∶1
豆荚的形状	饱满×干瘪	饱满	882 株饱满;299 株干瘪	2.95∶1
未成熟的豆荚颜色	绿色×黄色	绿色	428 株绿色;152 株黄色	2.82∶1
花的位置	腋生×顶生	腋生	651 株腋生;207 株顶生	3.14∶1
花的颜色	紫花×白花	紫花	705 株紫花;224 株白花	3.15∶1
茎的高度	高×矮	高	787 株高;277 株矮	2.84∶1

孟德尔以种子表面的圆滑和皱缩为一对相对性状,将纯种圆滑种子的豌豆与纯种皱缩种子的豌豆为亲代(P)进行杂交实验,杂交后代所结的种子(子 1 代,F₁)都是圆滑的。对其他 6 对相对性状的观察也得到同样的结果,即在 F₁代中只出现相对性状中的一种性状,这种在 F₁代杂种状态下表现出来的性状称为显性性状(dominant trait),如种子的圆滑性状。用 F₁代圆滑种子长出的植株进行自花授粉,所结的种子为子 2 代(F₂),结果 F₂代中同时出现了圆滑和皱缩两种性状,这种现象称为性状分离(segregation)。孟德尔对 253 株杂种植株的 F₁代所得种子(F₂)的统计发现,F₂代种子共 7324 粒,其中圆滑的有 5474 粒,皱缩的有 1850 粒。统计学分析显示两者之比为 2.96∶1,接近 3∶1 的比例。其他 6 对性状的分离比率如表 5-2 所示,经统计学分析显示基本都接近 3∶1 的比例(见表 5-2)。

上述实验中,亲代的圆滑性状为显性,皱缩性状为隐性,而且都是纯种,这种圆滑或皱缩是可观察到的性状,称为表型(phenotype)。决定表型的基因组成称为基因型(genotype),基因型是通过表型或杂交实验推测得到。一般显性基因用大写字母表示,隐性基因用小写字母表示,亲代圆滑纯合子(homozygote)基因型为 RR,皱缩纯合子基因型为 rr。基因型为 RR 或 rr 的个体,表示一对等位基因彼此相同,称为纯合子。由亲代 RR 与 rr 杂交产生的 F₁代基因型为 Rr,一对等位基因不相同,称为杂合子(heterozygote)。同一基因座位上两个不同形式的基因称为等位基因(allele gene),如 R 与 r。

孟德尔推测 F₁代杂合子形成两类数目相同的生殖细胞,即含 R 或含 r 基因的生殖细胞,它们之间自花授粉,产生的 F₂代基因型分别是 RR、Rr、Rr 和 rr,因为 RR 和 Rr 表型都是圆滑种子,所以 F₂代表型既有圆滑的也有皱缩的,并且它们之间的比例为 3∶1(图 5-10)。

孟德尔还设计了测交实验,对上述推测进行验证,即用杂合子 F₁代(Rr)与纯合隐性的亲代(rr)回交。按孟德尔的预测,杂合子 F₁代将形成两种数量相等,分别含有 R 或 r 的生殖细胞。因此当 F₁代的生殖细胞(只含 R 或 r)

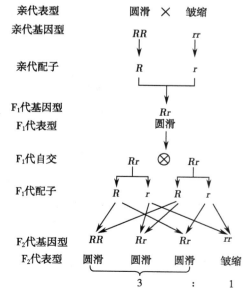

图 5-10   圆滑豌豆与皱缩豌豆杂交图解

与亲代的生殖细胞(含 r)随机受精后,将形成基因型 Rr 和 rr 的两种数量相等的 F_2 代种子,而且 Rr 和 rr 的比例为 1:1。测交实验的结果与孟德尔的预期一致。

根据上述实验结果,孟德尔提出了分离律(law of segregation),即生物在生殖细胞形成过程中,成对的等位基因彼此分离,分别进入不同的生殖细胞,每一个生殖细胞只能得到成对等位基因中的一个。分离律也被称为孟德尔第一定律。

分离律的细胞学基础是减数分裂过程中同源染色体的分离。同源染色体相同位点上的等位基因随着同源染色体的分离分别进入不同的生殖细胞,每一个生殖细胞只含有成对等位基因之中的一个。受精后,精卵结合并发育成的个体,其所有体细胞中又恢复为成对的等位基因。

(二)　自由组合律

孟德尔在观察一对相对性状的分离现象时,同时也观察了两对相对性状的遗传规律,并提出了遗传的第二大定律,即自由组合律(law of independent assortment)。

孟德尔在选择圆滑和皱缩的豌豆种子时,发现豌豆种子的颜色也不同,有黄色和绿色之分。对这一对相对性状的研究发现,黄色为显性性状,绿色为隐性性状。将黄色圆滑纯种($YYRR$)和绿色皱缩纯种($yyrr$)杂交后,F_1 代都是黄色圆滑种子($YyRr$)。F_1 代自花授粉后,产生 4 种 F_2 代种子:黄圆(315)、黄皱(101)、绿圆(108)、绿皱(32)。以相对性状分析,圆和皱是一对相对性状,圆对皱为显性;黄和绿是一对相对性状,黄对绿为显性。在 F_2 代中,黄(315+101)和绿(108+32)之比为 3:1;圆(315+108)和皱(101+32)之比也为 3:1,符合分离律。而将两种性状同时观察,则出现了亲代没有的黄皱和绿圆性状,而且黄圆(315):黄皱(101):绿圆(108):绿皱(32)之比为 9:3:3:1。孟德尔推测,F_1 代基因型为 $YyRr$,F_1 代将形成 YR、Yr、yR、yr 4 种数量相等的配子,F_1 代之间自交时,雌、雄都是如上 4 种配子,它们之间随机结合,就表现出如上 4 种表型而且成一定比例(9:3:3:1)。

为了验证这个推测,孟德尔又将 F_1 代黄圆豌豆($YyRr$)与绿皱亲代($yyrr$)进行两种性状传递的测交实验,结果形成了黄色圆滑、黄色皱缩、绿色圆滑和绿色皱缩四种 F_2 代种子,比例为 1:1:1:1,证明 F_1 代确实形成了四种配子(图 5-11)。依据以上实验结果,孟德尔提出了自由组合律,即生物在形成生殖细胞时,非等位基因独立行动,自由组合,随机分配到一个生殖细胞中去。自由组合律也被称为孟德尔第二定律。减数分裂时,非同源染色体之间是完全独立的,可分可合,随机组合进入到一个生殖细胞中,这就是自由组合律的细胞学基础。

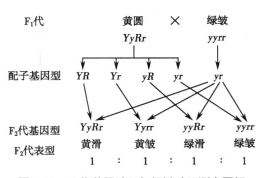

图 5-11　F_1 代黄圆豌豆与绿皱豌豆测交图解

(三)　连锁和交换律

20 世纪初,摩尔根等以果蝇为实验材料研究基因的连锁、交换和伴性遗传等现象,发现了连锁和交换律(law of linkage and crossover),即遗传的第三定律。1926 年,摩尔根发表了题为《基因论》的研究成果,提出了基因在染色体上呈直线排列的理论。摩尔根利用连锁和交换确定基因在染色体上的相对位置,建立了果蝇的基因图,确立了染色体的遗传学说。

野生果蝇中存在一种身体呈灰色、两翅很长的类型,在经过实验室培养后出现了黑身和残翅。杂交实验证明,灰色对黑色为显性,长翅对残翅为显性。用纯的灰身长翅($BBVV$)的果蝇和纯的黑身残翅($bbvv$)的果蝇杂交,F_1 代全是灰身长翅($BbVv$)。用 F_1 代的雄果蝇与黑身残翅的雌果蝇进行测交,按自由组合律预测,F_2 代中应有灰身长翅($BbVv$)、灰身残翅($Bbvv$)、黑身长翅($bbVv$)和黑身残翅($bbvv$)4 种类型,并呈 1:1:1:1 的比例。然而测交后的结果并非如此。实际上 F_2 代中只出现和亲本相同的两种类型——灰身长翅和黑身残翅,而且呈 1:1 的比例。两种类型的基因型应分别为 $BbVv$ 和 $bbvv$,此结果表明灰身和长翅,黑身和残翅是联合传递的性状,也就是说 F_1 代在配子形成过程中只形成 BV 和 bv 两种精子,与卵子(bv)受精后,形成灰身长翅($BbVv$)和黑身残翅($bbvv$)两种类型的 F_2 代。这种现象称为完全连锁(complete linkage)(图 5-12)。

　　如果 F$_1$ 代雌果蝇与黑身残翅的雄果蝇进行测交,F$_2$ 代中就出现 4 种类型,灰身长翅(BbVv)占 41.5% ,黑身残翅(bbvv)占 41.5% ,灰身残翅(Bbvv)占 8.5% ,黑身长翅(bbVv)占 8.5% 。表明 83% 为亲代组合,17% 为重新组合,即重组率为 17% ,这种遗传现象称为不完全连锁(incomplete linkage)(图 5-13)。

　　摩尔根对上述遗传现象的解释为:果蝇的灰身基因(B)和黑身基因(b)是一对等位基因;长翅基因(V)和残翅基因(v)是另一对等位基因。这两对等位基因中,基因 B 和基因 V 位于同一条染色体上,基因 b 和基因 v 位于另一条同源染色体上,在世代传递过程中连锁在一起传递而不能自由组合。在 F$_1$ 代卵子发生过程中,同源染色体的非姐妹染色单体联会和交叉的结果使这两对等位基因 BV 和 bv 之间发生了交换,即形成了 Bv 和 bV 的新的连锁关系,所以形成了 4 种卵子,与精子(bv)受精后,就会形成 4 种类型的后代。在本实验中,因交换而形成的重组类型占 17% ,即重组率(或交换率)为 17% 。

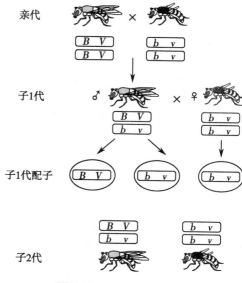

图 5-12　果蝇的完全连锁

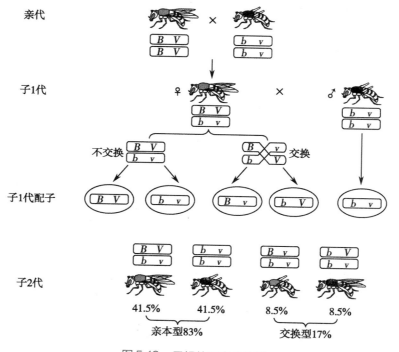

图 5-13　果蝇的不完全连锁

　　连锁和交换是生物界普遍存在的遗传规律,位于同一条染色体上的基因彼此连锁在一起传递,构成了连锁群(linkage group)。生物所具有的连锁群数目等于其体细胞中染色体的对数。在果蝇中有 4 对染色体,果蝇的基因分别构成 4 个连锁群;豌豆有 7 对染色体,豌豆的基因分别构成 7 个连锁群,同一连锁群中的各对等位基因之间可以发生交换而重组。一对同源染色体上的两对等位基因之间的距离愈大,发生交换的机会愈大,重组率愈高。因此,重组率可反映两个基因在一条染色体上的相对距离。在遗传学上以重组率作为图距单位来衡量基因在染色体上的相对距离,当重组率为 1% 时,计为 1 厘摩(centimorgan,cM),以此构建基因连锁图。重组率在现代医学和人类基因制图中,已成为基因连锁图的重要计算单位。

二、非孟德尔现象

孟德尔第一和第二定律主要解释了一对和两对相对性状的遗传学特点,是经典的遗传规律。但在生物界中,因为遗传背景的差异和环境因素的影响,会出现一些不符合孟德尔定律的例外情况,称为非孟德尔现象。非孟德尔现象的产生原因各异,本章仅简要介绍几种与人类疾病或某些特殊性状的遗传相关的非孟德尔现象。

(一)显性遗传中常见的非孟德尔现象

1. 不完全显性　不完全显性(incomplete dominance)也称为半显性遗传,是指杂合子的表型介于显性纯合子和隐性纯合子之间的现象。有一种名为金鱼草的植物,如果将其红花植株与白花植株进行杂交,子一代既不开红花也不开白花,而是开粉色花:如果将开粉花的子一代进行自交,则子二代红花:粉花:白花的比例是1:2:1。也就是说控制红花的基因和控制白花的基因之间没有明确的显隐性之分,杂合子的表型是一种中间状态。人类对于苯硫脲(phenylthiocarbamide,PTC)的尝味能力就是不完全显性的典型性状。PTC 是一种白色结晶状化学物质,因含有 N—C ═S 基团而有苦涩味。人类对于 PTC 的尝味能力是受一对等位基因控制的,AA 基因型个体能尝出较低浓度的 PTC 的苦味,aa 型个体不能尝出 PTC 的苦味,而杂合子个体 Aa 的尝味能力介于 AA 和 Aa 个体之间,只能尝出较高浓度 PTC 的苦味。

2. 共显性　共显性(codominance)是指一对等位基因之间,没有显性和隐性的区别,在杂合子个体中两种基因的作用都可以完全表现出来。例如,人类的 MN 血型由一对等位基因 L^M 和 L^N 决定,纯合子 L^ML^M 的血型是 M 型,纯合子 L^NL^N 的血型是 N 型,而 L^ML^N 个体的血型是 MN 型。

3. 复等位基因　复等位基因(multiple alleles)是指人群中某个遗传位点可能出现 3 个或者更多的等位基因,但是因为每个个体只会有其中两个等位基因,所以群体中该位点所决定的性状会表现出比较复杂的遗传现象。人类的 ABO 血型就是由一组复等位基因(I^A,I^B,i)决定的,其中 I^A 基因对 i 基因为显性,I^AI^A、I^Ai 基因型均为 A 型血;I^B 基因对 i 基因为显性,I^BI^B、I^Bi 基因型均为 B 型血;I^A 基因和 I^B 基因为共显性,I^AI^B 基因型为 AB 型血;ii 基因型为 O 型血。

4. 不规则显性　不规则显性(irregular dominance)是指杂合子的显性基因由于某种原因而不表现出相应的显性性状。换言之,在具有某一显性基因的个体中,并不是每个个体都能表现出该显性基因所控制的性状。但是带有显性基因的某些个体,本身虽然不表现出显性性状,却可以生出具有该性状的后代。不规则显性中显性基因不能表达的原因还不清楚,生物体的内外环境对基因表达所产生的影响和不同个体所具有的不同遗传背景可能是引起不规则显性的重要因素。人类的多指(趾)症就是不规则显性的典型例子。

5. 表现度　表现度(expressivity)是指在不同遗传背景和环境因素作用下,具有同一基因型的不同个体在疾病或性状的表现程度上有显著的差异。例如,多指(趾)症是一种常染色体显性遗传病,不同杂合子患者可以表现为多指(趾)的数目不同,或多出指(趾)的长短不同。

(二)基因相互作用

基因相互作用通常是指非等位基因之间可以通过相互作用影响同一性状的表型。一个(一对)基因的效应可以掩盖或者修饰另一个(一对)基因的效应,这种现象叫做上位(epistasis)。1952 年印度孟买某家系中发现一名 O 型血女性,但是家系分析确定她的基因型为 I^Bi。后来发现该女性的 *FUT1* 基因发生突变,而该突变基因对 I^B 基因具有上位效应,导致她的红细胞不能正常表达 I^B 基因,只能表达 i 基因,所以其表型为 O 型血。

(三)与性别相关的非孟德尔现象

从性遗传(sex-influenced inheritance)是指位于常染色体上的基因,由于性别的差异而显示出男女性分布比例上的差异或基因表达程度上的差异。例如,秃顶,是一种常染色体显性遗传,表现为从头顶中心向周围扩展的进行性对称性脱发。带有该显性基因的个体一般35岁左右开始出现秃顶,而且男性秃顶明显多于女性。这是因为杂合子男性表现秃顶,杂合子女性则不会表现。造成这一现象的原因是秃顶基因的表达受到体内雄性激素的影响,女性体内雄激素水平较低,影响了该基因的表达。

限性遗传(sex-limited inheritance)是常染色体上的基因只在一种性别表现,而在另一种性别则完全不能表现。这主要是由于解剖学结构上的性别差异造成的,也可能受性激素分泌方面的差异限制,如女性的子宫阴道积水症,男性的前列腺癌等。

（四）遗传早现

遗传早现(anticipation)是指一些遗传病(通常为显性遗传病)在连续几代的遗传中,发病年龄提前而且病情严重程度增加。人类亨廷顿(Huntington)舞蹈症和遗传性小脑性运动共济失调(Marie型)综合征家系中,都可以发现这种遗传早现。导致遗传早现的原因是一种特殊的基因突变——动态突变(见第六章人类遗传的多样性)。

（五）拟表型

由于环境因素的作用使个体的表型恰好与某一特定基因表达所产生的表型相同或相似,这种由环境因素引起的表型称为拟表型(phenocopy),或表现型模拟。例如,常染色体隐性遗传的先天性聋哑,与由于使用药物(链霉素)引起的聋哑,都有一个相同的表型,即聋哑。这种由于药物引起的聋哑即为拟表型。显然,拟表型是由于环境因素的影响,并非生殖细胞中基因本身的改变所致,因此,这种聋哑并不遗传给后代。

（六）其他非孟德尔现象

多基因遗传是指某种疾病或性状同时由多对等位基因决定,线粒体遗传是一种核外遗传,严格说来,它们都属于非孟德尔现象,这两种遗传方式的具体特点将在本书相应章节介绍。另外,生殖腺嵌合、单亲二体、遗传印记等非经典孟德尔现象将在本书的相关章节进行介绍。

小　结

DNA是遗传信息的载体,遗传信息编码在DNA分子的核苷酸序列中。DNA通过进行半保留复制将遗传信息向后代传递。基因是具有特定遗传效应的DNA片段。人类基因是断裂基因。基因表达通过转录和翻译完成,在基因表达的每个阶段都存在着精细的调控机制。

染色质和染色体是同一物质在细胞周期的不同时期的两种不同存在形式。人类体细胞染色体的数目是46条。一个体细胞中的全部染色体,按照其大小、形态特征顺序排列所构成的图像,称为核型。核型分析是识别和分析各种人类染色体病的基础。

分离律、自由组合律、连锁和交换律揭示了基因在亲子代之间传递的基本规律,是遗传学的三大定律。非孟德尔现象是指基因传递和表达过程中,可能表现出的一些不符合孟德尔定律的现象。

思　考　题

1. 简述真核生物断裂基因的基本结构。

2. 简述人类中期染色体的基本形态和结构特征。

3. 人的色盲基因和血友病基因都位于X染色体上,它们之间的重组率约为10%,请问这两个基因座位在基因连锁图上的相对距离是多少厘摩(cM)?

（王墨林）

第六章　人类遗传的多样性

在生物学上,多样性(diversity)是指种类、特征、性状和实体数目存在的各种类型。人类的遗传多样性(genetic diversity)广义上是指地球上所有个体所携带的遗传信息的总和,狭义上是指不同人群之间或一个人群内不同个体的遗传变异总和。当今,全球的人口数目约为72亿。而人类任意2个个体之间的核DNA序列只有约0.1%的差异。这些极少部分的DNA变异,构成了人类个体间表型差异的遗传基础,不仅决定了个体在外貌、体格特征、性格、体育及艺术天赋等方面的不同,而且造成了个体间在器官发育、代谢、疾病易感性、食物不耐受、患癌风险、药物反应和药效等相关性状上的差异。

第一节　遗传变异的本质

遗传变异是生物界普遍存在的现象,是生物进化的基础,也是导致人类疾病的直接或间接因素。因为没有遗传就没有变异,而没有变异,就没有生物的多样性。

一、遗传变异概述

基因库(gene pool)是指有性生殖生物的一个群体中,能进行生殖的所有个体所携带的全部基因或遗传信息。注意:基因库与基因文库(gene library)是两个完全不同意义的概念。基因文库是指基因或单个基因组的DNA片段克隆的群体或集合体,包括cDNA文库和基因组文库等。在同一基因库中(如人类基因库),生物体之间呈现差别的定量描述便称为遗传变异(genetic variation),即亲本的子代间在性状上与亲本基因型或表型的差异。这种差异在DNA水平上称为"分子变异(molecular variation)"。在人类及医学遗传学中,遗传病不过是最明显、最直观的遗传差异的临床表现而已。

在一个基因库中存在DNA序列差异的等位基因(allele)称为变异体(variant),意即变异体是指不同于正常野生型等位基因的DNA序列。野生型(wild type)等位基因是指一个基因或生物体在自然界中常见的正常(normal)形式。

通常,变异分为2种类型:多态性(polymorphism)和突变(mutation)。DNA多态性(DNA polymorphism)是指群体内某个基因座存在2个或多个等位基因形式而造成的同种DNA分子的多样性,是单一基因座等位基因变异性在群体水平的体现。突变则是指由于某一基因发生改变而导致细胞、病毒或细菌的基因型发生稳定的、可遗传的变化过程。

二、遗传变异源于突变

遗传变异都源于突变。DNA碱基对(base pair,bp)的组成或排列顺序发生改变,就会产生变异体和新基因。基因突变之后,在原有基因座(locus)上出现的新基因称为突变基因(mutant gene)。核基因组DNA和线粒体DNA均可能发生突变,而这些突变均可能导致相应遗传病的发生。因此,突变普遍存在于自然界中,任何生物的基因都可能以一定的频率发生突变。

突变既可以发生在生殖细胞(种系,germline)中,也可以发生在体细胞(somatic cell)中。若突变发生在种系细胞的基因组DNA中,突变将通过有性生殖方式遗传给下一代,使得子代体内的每一个细胞均携带此突变,称为种系突变(germline mutation)。种系突变可分为2种:①减数分裂时发生的突变,称为新生(de novo)突变;②有丝分裂时发生的突变,形成生殖腺嵌合体(gonadal mosaicism)。若突变发生在体细胞的基因组 DNA 中,则被称为体细胞突变(somatic mutation)。绝大部分体细胞突变没有表型效应。但是,体细胞突变虽然不会造成后代的遗传改变,却可以导致当代某些细胞的遗传结构发生改变,可以传递给由突变细胞分裂所产生的各代子细胞,这样的细胞群就构成了一个突变细胞克隆,是组织病变、肿瘤发生和成人获得性疾病的遗传基础。

三、遗传变异的频率

变异是进化的泉源,但也可能成为致病因子。如果某种变异体相对常见,在人群中出现的频率>1%,则不论其属于正常还是致病性,均称为多态性或常见变异体(common variant)。相对的,频率<1%的变异体往往在进化中出现得较晚,或承受了较高的选择压力,称为突变或罕见变异体(rare variant)。虽然变异体不一定就是突变体(mutant),但临床上通常所说的"突变"和"突变体",一般特指致病基因的变异和变异体。单基因病往往是由致病基因的罕见变异体所致,而某些基因的常见变异体则可能是多基因病的易感因子。因此,鉴别疾病相关的变异体成为医学遗传学研究和临床实践的重要环节。

第二节　突变的类型及突变率估算

人类基因组约有 2 万多个蛋白质编码基因,2 万多个 RNA 基因和近 1.5 万个假基因(pseudogene)。这些基因既要维持相对的稳定,又要有所改变,这样才能进化。因此,突变是生物体遗传变异的主要来源。

一、突变的类型

根据 DNA 序列变异的大小及其后果,突变可分为 3 种类型:

(1)染色体突变(chromosome mutation):细胞内各条染色体的结构完整,但染色体的数量发生改变,造成染色体数目异常(详见第八章)。

(2)区域突变(regional mutation)或亚染色体突变(subchromosomal mutation):包括 1 条染色体部分片段的突变,或亚染色体节段(segment)拷贝数的改变,或 1 条(几条)染色体的结构重排(structural rearrangement)所造成的染色体结构畸变(详见第八章)。

(3)DNA 突变(DNA mutation)或基因突变(gene mutation):涉及单个核苷酸乃至 100kb 区段的 DNA 序列改变。包括碱基置换、缺失和插入(详见第九章、第十章和第十二章)。

上述 3 种突变都以一定的频率存在于个体的生殖细胞和各种体细胞中。

(一)染色体突变

染色体突变导致细胞中的染色体数目异常,主要是由细胞在减数分裂或有丝分裂过程中发生了染色体错分离(missegregation of chromosome)所致。例如,21 三体(trisomy 21)综合征是由于卵细胞在减数分裂中发生了第 21 号染色体不分离(chromosome non-disjunction),成对的第 21 号染色体不分开,使得最终的受精卵有 3 条即多了 1 条额外的第 21 号染色体(详见第八章)。染色体数目异常是人类最常见的突变类型,每 25~50 次减数分裂中就有可能发生一次染色体错分离。而且,这一频率很有可能还被低估,原因是许多染色体突变严重干扰胚胎发育的进程,导致胚胎过早流产而没有在临床中获得检测。

(二)区域突变

区域突变(亚染色体突变)的频率比染色体突变低得多,约每1700 次细胞分裂发生一次染色体重排。区域突变是由染色体的断裂和异常重接所致,可造成相关区域许多基因的拷贝数发生改变,故可能导致严重疾病的发生。例如,猫叫综合征(cri-du-chat syndrome)就是由 5 号染色体短臂的部分缺失(5p⁻)造成的(详见第八章)。由于染色体突变和亚染色体突变可影响大量基因的拷贝数及其表达水平的改变,因而带有这 2 种突变的细胞和胚胎往往很难存活或正常发育,很少能够传递给子代。临床上观察到的这 2 种突变大多为新生突变,即在双亲的基因组中并不存在,而出现在子代基因组中的突变。然而,在肿瘤细胞中,常常可见染色体突变和亚染色体突变(详见第十三章)。

(三) DNA 突变

DNA 突变(或称基因突变)主要有 2 个来源,一是 DNA 复制(DNA replication)出错,二是 DNA 损伤后没有得到正确的 DNA 修复(DNA repair)。DNA 突变可以自发形成,也可能由物理或化学因素(诱变剂,mutagen)所致。诱变剂可以大幅提高基因突变的频率。

通常,DNA 复制是一个极其精密的过程。DNA 复制一旦发生错误,细胞内的一系列 DNA 修复酶就会识别 DNA 双链中新合成的子链,将错误碱基替换为正确的互补碱基。这一过程被称为 DNA 校对(proofreading)。DNA 聚合酶一般根据碱基配对的原则忠实地复制 DNA 双链,但大约每 10^7 个核苷酸中可能出现一次复制错误,即新合成的子链与模板母链之间形成错误配对。DNA 校对机制能够修复约 99.9% 由于 DNA 复制产生的碱基错配。有些逃脱了校对机制的错配将由错配修复基因(mismatch repair gene)来进行检测和修复,从而进一步提高了 DNA 复制的精确性,保证了最终每个碱基产生突变的概率低至 $1×10^{-10}$/细胞周期。错配修复的过程是识别和切除出错的 DNA 链的部分,然后通过 DNA 聚合酶和 DNA 连接酶的作用,合成正确配对的双链 DNA。

在每个人体细胞中,每天因自发的化学反应、环境诱变剂、紫外线和宇宙辐射等因素受损的核苷酸多达 10 000 ~ 1 000 000 个,其中部分能够通过 DNA 损伤修复机制得以恢复。DNA 损伤修复机制大致可分为 3 类:直接修复、切除修复和重组修复。如果 DNA 损伤修复机制没有启动,或启动后没有正确修复,则可能在基因组中造成永久性突变。DNA 损伤修复出错所导致的基因突变远多于 DNA 复制的出错。

二、人类生殖细胞突变率的估算

细胞的分裂要经过 DNA 的复制、修复、重组,以及有丝分裂或减数分裂过程中的染色体分离等。在这些受到精密调控的复杂过程中,往往会产生不同类型的突变。所谓突变率(mutation rate)是指在一定时间内,每一世代发生的基因突变总数或特定基因座上的突变数。突变率对研究基因组生物学、生物进化和遗传病的发生具有重要意义。通过对由双亲和子女组成的核心家系的基因序列进行比对,可检测出双亲基因组中不存在,而出现在子女基因组中的新生突变。不同种族或民族、不同个体以及不同基因座的突变率大相径庭。总体而言,突变率约为 $1.2×10^{-8}$/(碱基·代),即每个个体平均携带约 75 个新生突变,而每 40 例个体中至少有 1 例个体从亲代基因组中遗传得到 1 个新生突变。人群中每个个体所携带的有害等位基因或致死等位基因的总和,称为遗传负荷(genetic load)。

在人类和医学遗传学中,准确估算与疾病相关的单个基因的突变率是一件很难的工作。因为许多突变造成胚胎在发育早期致死,因而无法在胎儿或新生儿中检测到这些突变。另一些突变则在成年后某一阶段才可能导致症状,也有可能永远不表现出疾病表型。因此,估算某疾病相关的基因突变在每一代的发生频率,最直接的方法是计算该遗传病的新发生率。

例如,呈常染色体显性遗传的软骨发育不全(achondroplasia)[OMIM#100800]是儿童最常见的一种先天性畸形,其软骨性骨化缺陷,而膜性骨化正常,故其扁骨发育正常,长骨发育异常。现已知软骨发育不全的致病基因为位于 4p16.3 上的 *FGFR3* 基因[OMIM＊134934]。一项研究发现,在 242 257 例新生儿中,有 7 例罹患软骨发育不全。患儿的双亲均为正常身高,表明在(2×242 257)个等位基因中,共出现了 7 个突变致病等位基因(*A*),故患儿的致病基因型为 *Aa* 而非 *AA*,从而推算出本病的新生突变率约为 $7/(2×242\ 257) = 1.4×10^{-5}$/(基因座·代)。

上述突变率的计算方法需要满足以下条件:①所研究的疾病为单个基因突变所导致的显性遗传病;②致病等位基因为完全显性且表型明显,可用于区别携带该基因突变的新生儿;③双亲不携带该基因突变。表 6-1 罗列了满足这些条件的几种遗传病相关基因的突变率。突变率的中位值(median)

约为 1×10^{-6}/（基因座·代），变化范围为 $10^{-7}\sim10^{-4}$/（基因座·代），相差可达 1000 倍。

表 6-1　某些人类遗传病基因的估测突变率

疾病/OMIM 编号	遗传方式	基因/染色体定位	突变率[/（基因座·代）]
软骨发育不全/#100800	常染色体显性遗传	FGFR3/4p16.3	1.4×10^{-5}
无虹膜/#617141	常染色体显性遗传	PAX6/11p13	$(2.9\sim5)\times10^{-6}$
Duchenne 肌营养不良/#310200	X 连锁隐性遗传	DMD/Xp21.2-p21.1	$(3.5\sim10.5)\times10^{-5}$
血友病 A/#306700	X 连锁隐性遗传	F8/Xq28	$(3.2\sim5.7)\times10^{-5}$
血友病 B/#306900	X 连锁隐性遗传	F9/Xq27.1	$(2\sim3)\times10^{-6}$
Ⅰ型神经纤维瘤/#162200	常染色体显性遗传	NF1/17q11.2	$(4\sim10)\times10^{-5}$
Ⅰ型多囊性肾病/#173900	常染色体显性遗传	PKD1/16p13.3	$(6.5\sim12)\times10^{-5}$
视网膜母细胞瘤/#180200	常染色体显性遗传	RB1/13q14.2	$(5\sim12)\times10^{-5}$

　　影响突变率的因素包括基因的大小、突变体对表型的贡献率、突变源自父本还是母本、双亲的年龄、突变的机制、基因内是否存在突变热点等。

　　还要注意的是，在两性产生成熟配子的过程中，有丝分裂和减数分裂在数量和时间上都存在显著的差异。因此，人类精子和卵子的突变率和突变类型也不尽相同。

　　卵子发生（oogenesis）是卵原细胞经过初级卵母细胞和次级卵母细胞而生成卵子的过程。在卵子发生中，每个卵原细胞在胚胎期经历约 22 次有丝分裂形成初级卵母细胞。在女婴出生前后，卵巢中的初级卵母细胞进入减数分裂Ⅰ期并停滞，直到女性青春期性成熟后排卵时才完成减数分裂Ⅰ期，受精后才完成整个减数分裂过程。因此，一个卵细胞的减数分裂期可长达几十年，而中间不进行 DNA 复制。目前认为，卵母细胞在减数分裂Ⅰ期停留的时间越长，细胞最终完成减数分裂时出现染色体错分离的可能性越大。这就阐释了为什么 80% ～ 100% 的 13 三体、18 三体和 21 三体等由于染色体不分离所导致的染色体病源自母本，且发病率随着孕妇受孕年龄的增大而显著提高，而与父本的年龄关系相对不大的现象（详见第八章）。

　　与卵子发生不同，精子发生（spermatogenesis）是从精原细胞增殖、分化到形成精子的过程。男性需要 64±4.5 天，经历精原细胞增殖、精母细胞减数分裂和精子形成三个阶段。精原细胞的有丝分裂在男性一生中持续进行，故精子经历的 DNA 复制循环远多于卵子，精子携带的新生点突变数量也可能多于卵子。据估计，1/10 ～ 1/3 的精子携带有害等位基因突变，并且男性年龄越大，精子突变率越高。如软骨发育不全、Apert 综合征［OMIM#101200］、2A 型多发性内分泌腺瘤（multiple endocrine neoplasia type 2A）［OMIM#171400］等呈常染色体显性遗传的单基因病，通常是由精子携带的点突变造成。而在进行性假性肥大型肌营养不良（Duchenne muscular dystrophy，DMD）患者中，约 90% 的新生点突变源自父本。

第三节　基因突变的类型和命名

　　基因突变的方式是多样的，人类基因组中的基因突变可划分为两大类：①核苷酸置换；②缺失、插入和重排。两类基因突变所导致的后果有很大的差异。

一、基因突变的主要类型

（一）核苷酸置换

　　基因序列中单个核苷酸的改变使得遗传的结构发生变化，称为核苷酸置换（nucleotide substitution）或点突变（point mutation）。其中，一种嘌呤（或嘧啶）被另一种嘌呤（或嘧啶）置换的点突变称为转换（transition）；一种嘌呤（或嘧啶）被任何一种嘧啶（或嘌呤）置换的点突变称为颠换（transversion）。在人类基因组中，碱基转换的发生比颠换更为常见。

如果根据核苷酸置换是否改变了所编码的多肽链的氨基酸序列，又可将点突变划分为同义突变（synonymous mutation）和非同义突变（nonsynonymous mutation）两大类。同义突变又称沉默突变（silent mutation），意即核苷酸置换虽然引起基因编码区的某一密码子发生改变（特别是发生在三联体密码子的第3个核苷酸上的置换），但由于遗传密码子存在简并性（degeneracy）。即两种或多种核苷酸三联体可决定同一种氨基酸）的特点，因而突变前后的密码子均编码同一种氨基酸，结果多肽链的氨基酸序列并没有任何改变，不影响其编码蛋白的结构和功能。例如，密码子 UAC 和 UAU 均编码酪氨酸，如果某一基因编码区的 DNA 发生点突变，使其转录的 mRNA 上的 UAC 突变为 UAU，则翻译出的氨基酸并不发生改变，仍然为正常多肽链中的酪氨酸。相对的是，非同义突变又称错义突变，是指使某一密码子成为编码另一氨基酸的密码子的突变。因此，临床上通常关注的是非同义突变。

1. 错义突变　错义突变（missense mutation）是最常见的突变形式，即基因中的单个核苷酸发生突变，导致翻译产物中相应位置形成错误的氨基酸残基，其结果使得一个不同的氨基酸掺入到多肽链的相应位置（图6-1）。由此，多肽链中的氨基酸种类和顺序均发生改变，产生异常的蛋白质分子。

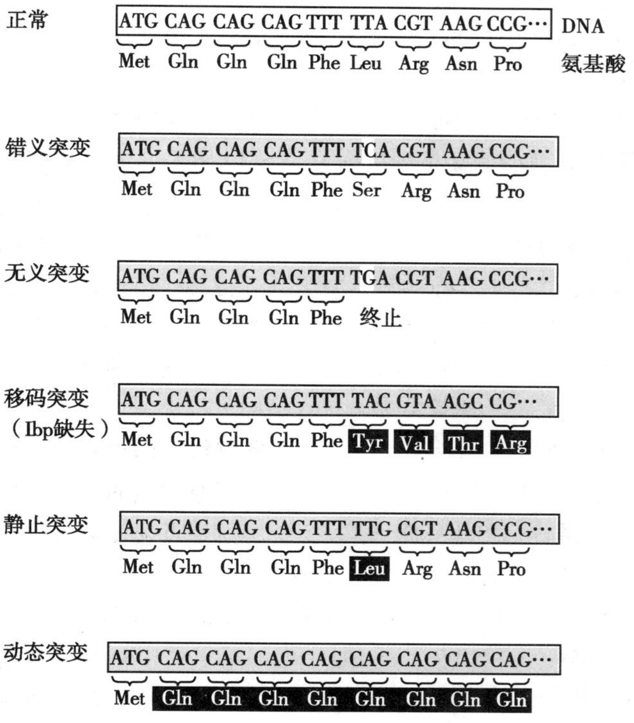

错义突变可能影响蛋白质的正常功能，或导致蛋白质稳定性下降并被快速降解，或影响蛋白质的亚细胞定位。例如，黑色人种常见的常染色体隐性遗传病镰状细胞贫血（sickle cell anemia）［OMIM # 603903］，患者的 *HBB* 基因（β-珠蛋白基因。OMIM * 141900）第 6 位密码子由正常的 GAG 突变为 GUG，其编码的 β-珠蛋白肽链 N 端第 6 位氨基酸由谷氨酸改变为缬氨酸，原本正常的椭圆形的红细胞变为结构异常的月牙状的血红蛋白（HbS）。HbS 虽然具备基本的携氧功能，但在脱氧情况下，溶解度比正常 HbA 降低 5 倍。镰变的红细胞容易堵塞微血管，产生血管阻塞危象，随着阻塞部位不同可引起不同部位的异常反应，如腹部疼痛、脑血栓等，患者大多早期夭亡。

2. 无义突变　无义突变（nonsense mutation）即编码氨基酸的密码子突变为终止密码子，使肽链合成中断的突变类型（见图6-1）。携带无义突变即提前终止密码子的 mRNA 通常被快速降解。即使 mRNA 足够稳定，因肽链合成提前终止而形成的截短蛋白通常也可能由于稳定性下降而被降解。例如，*HBB* 基因编码区第 17 位密码子 AAG 突变为终止密码子 UAG，则其合成的多肽链片段仅有 16 个氨基酸残基的长度，由于结构不稳定而迅速降解，导致无 β-珠蛋白地中海贫血（beta-zero-thalassemia）；*HBB* 基因编码区第 145 个密码子 UAU 突变为终止密码子 UAA，翻译提前终止，生成截短的 β-珠蛋白链，构成异常血红蛋白 Hb Mckees Rocks。

3. RNA 加工突变　RNA 加工（RNA processing）是指初级转录物转变为成熟的 RNA 的过程。例如，通过剪接切除内含子，mRNA 的 5′-戴帽、3′-加尾，tRNA 3′-接 CCA，以及许多修饰过程。一般将影响 RNA 转录、加工和翻译的核苷酸置换划分为 RNA 加工突变（RNA processing mutation）。

4. 剪接位点突变　RNA 剪接（RNA splicing）特指除去初级转录产物中的内含子，并将外显子连接起来，形成成熟的 RNA 分子的过程。剪接位点（splicing site，splice site）则是指剪接体可识别的

正常　ATG CAG CAG CAG TTT TTA CGT AAG CCG…DNA
　　　Met Gln Gln Gln Phe Leu Arg Asn Pro　氨基酸

错义突变　ATG CAG CAG CAG TTT TCA CGT AAG CCG…
　　　Met Gln Gln Gln Phe Ser Arg Asn Pro

无义突变　ATG CAG CAG CAG TTT TGA CGT AAG CCG…
　　　Met Gln Gln Gln Phe 终止

移码突变（Ibp缺失）　ATG CAG CAG CAG TTT TAC GTA AGC CG…
　　　Met Gln Gln Gln Phe Tyr Val Thr Arg

静止突变　ATG CAG CAG CAG TTT TTG CGT AAG CCG…
　　　Met Gln Gln Gln Phe Leu Arg Asn Pro

动态突变　ATG CAG CAG CAG CAG CAG CAG CAG CAG…
　　　Met Gln Gln Gln Gln Gln Gln Gln Gln

图6-1　基因突变的类型

RNA 前体中内含子和外显子连接边界的序列和接头位点,包括剪接供体位点(splice donor,即 5′-剪接位点,大部分内含子的 5′-边界二碱基序列为 GU)和剪接受体位点(splice acceptor,即 3′-剪接位点,大部分内含子的 3′-边界二碱基序列为 AG)。剪接位点突变(splice site mutation)意即发生在 RNA 剪接位点序列中的突变。

　　RNA 剪接突变包括 2 类:①发生在未成熟 RNA 中的外显子-内含子结合点(5′-供体位点)或内含子-外显子结合点(3′-受体位点)的突变,将影响正常 RNA 在该位点的剪接(甚至会取消剪接),或造成外显子跳读(exon skipping,即跳过 1 个或多个外显子剪接为成熟的 mRNA);②内含子的核苷酸置换,既不影响剪接供体也不影响剪接受体本身的序列。但这种突变可形成在加工过程中能与正常供体或受体进行竞争的选择性位点。因此,在这种成熟 mRNA 或 ncRNA 中,至少有一部分包含了错误剪接的内含子序列。

　　5. 远程调控元件突变　　远程调控元件(long-range regulatory element)又称远端顺式作用调控 DNA 序列(distant cis-acting regulatory DNA sequence),是指在结构基因的表达中起调控作用的 DNA 序列。包括启动子(promoter,即决定 RNA 聚合酶转录起始位点的 DNA 序列,如 TATA 框、CG 框、CAAT 框等)、增强子(enhancer,增强真核基因转录的一类调控序列)、抑制子(repressor,即产生阻止基因转录或使基因转录活性下降的各种蛋白质产物的 DNA 序列,抑制子序列通常与启动子序列进行互作发挥其功能)、绝缘子(insulator,一种顺式作用调控序列,长约数百个核苷酸对,通常位于启动子正调控元件或负调控元件之间,限制增强子的作用)、基因座控制区(locus control region,LCR,负责维持染色质的开放构型并克服基因表达抑制状态的调控区域,如发育中的哺乳类 α-珠蛋白及 β-珠蛋白基因表达所必需的上游调控元件序列)等。

　　最典型的远程调控元件突变所致疾病的例子是 *PAX6* 基因[OMIM＊607108]突变引起的无虹膜(aniridia)[OMIM#106210](见表 6-1)。无虹膜是一种虹膜先天性缺失的畸形,几乎累及双眼,发病率约为 1/100 000。患儿常见包括角膜、房角、晶状体、视网膜以及视神经等许多结构的异常,前房角处常能查到残留的虹膜根部。本病呈常染色体显性遗传,尚无有效的治疗措施。*PAX6* 基因定位于 11p13,属于 *PAX* 基因(paired-box gene,配对框基因)家族的重要成员。*PAX* 基因是许多物种的调控胚胎早期发育的一类高度保守的基因家族,通常编码与 DNA 结合的一系列转录因子。*PAX6* 基因为眼和大脑发育的关键调控基因,所编码的转录因子参与胚胎发育、肿瘤发生等多种重要生物学过程。*PAX6* 基因突变不仅可导致常染色体显性遗传的无虹膜,而且还能造成一组伴发无虹膜症状的异常,如视神经缺损、角膜变性、小眼畸形、黄斑发育不良等。

　　(二)　缺失、插入和重排

　　基因突变也可由 DNA 片段的缺失(deletion)、插入(insertion)、插缺(indel)、倒位(inversion)、重复(duplication)、融合(fusion)所致。在人类基因组中常见缺失和插入突变;而在某些癌细胞中,可常见倒位和融合等基因重排。某些缺失插入突变只涉及几个碱基对,称为小缺失(small deletion)、小插入(small insertion)、小插缺(small indel),通过 DNA 测序等方法很容易检测发现;但另一些突变则可能涉及基因的大片段甚至整个基因的缺失、插入、重复以及易位,这些突变往往需要运用 aCGH、FISH 和 Southern 杂交等方法才能进行检测分析。

　　1. 小缺失、小插入和小插缺　　当在基因编码区中缺失或插入的碱基数不是 3 的整倍数时,会使缺失或插入位点以后的翻译阅读框发生移位,导致编码产生若干个异常的氨基酸,直至终止密码子的出现。这种 DNA 小片段的缺失、插入或插缺突变也被称为移码突变(frameshift mutation),将会严重影响其编码蛋白的结构和功能(见图 6-1)。移码突变是指在基因编码区内,缺失或插入的核苷酸数目非 3 的倍数而造成读框的移动,从而使得该基因的相应编码序列发生改变;相对地,整码突变(in-frame mutation)则指基因发生缺失、插入、倍增突变时,核苷酸的数目为 3 的倍数而不造成读框的改变,处在突变位点下游的原三联体密码子不改变。

　　2. 大片段缺失、大片段插入、融合基因、重复　　DNA 大片段缺失的长度可从 100～1000bp 以上,可能影响基因的多个外显子甚至整个基因,从而导致编码序列的严重缺陷。这种突变虽然不常见,但却与许多遗传病相关。例如,约 60% 以上 DMD 患者的位于 Xp21.2-p21.1 上的 DMD 基因发生大片段缺失;胚胎致死性的 α-地中海贫血——血红蛋白 Barts 胎儿水肿综合征(Hb Barts hydrops fetalis)[OMIM#236750],则是由于位于 16p13.3 上的 2 个 α-珠蛋白基因全部缺失(基因型:--/--)的后果。DNA 大片段缺失一般由异常的同源重组所致。

DNA 大片段插入的突变较大片段缺失更为罕见。

融合基因(fusion gene)是指两个基因或其各自的一部分组合成一个新的可表达的基因。例如,人第 9 号染色体上的 ABL1 原癌基因[OMIM＊189980]与第 22 号染色体上的 BCR 基因[OMIM＊151410]相互易位形成的融合基因可引起蛋白激酶持续性激活,使白细胞过分增殖而导致慢性髓细胞性白血病(chronic myeloid leukemia,CML)[OMIM#608232](详见第十三章)。

重复(duplication)是指染色体的某一片段有不止 1 份拷贝的突变现象。

3. LINE 和 Alu 序列的插入突变　人类基因组中存在大量的重复 DNA 序列,如短散在重复序列(short interspersed nuclear element,SINE,又称短散在核元件)和长散在重复序列(long interspersed nuclear element,LINE,又称长散在核元件)。SINE 是指以散在方式分布于基因组中的较短的重复序列,重复序列单元长度在 500bp 以下,如 Alu 家族(Alu family);LINE 是指以散在方式分布于基因组中的较长的重复序列,重复序列的单元长度约为 500bp ~ 10kb(通常为 6 ~ 8kb),如 KpnⅠ家族(KpnⅠ family)。SINE 和 LINE 均为转座子(transposon)。转座子又称跳跃基因(jumping gene),意即具有完整转座元件的功能特征并能携带内、外源基因组片段,可在基因组内移动或在生命体之间传播并可表达出新的表型。属于 SINE 的 Alu 家族成员长约 300bp,不同部位的 Alu 序列具有差异。约有几百万种 Alu 序列,至少占人类基因组 DNA 的 10%(参见本章第四节)。Alu 序列和 LINE 的突变,以及各种 LINE 和 Alu 序列的重组,均可导致遗传病的发生。例如,引起家族性高胆固醇血症(familial hypercholesterolemia)[OMIM#143890]的 LDLR 基因(OMIM＊606954)的大多数缺失断裂点,便发生在 Alu 重复序列内。

4. 动态突变　某些遗传病的发生源于简单的核苷酸重复序列(尤其是三核苷酸重复序列)的扩增。这些三核苷酸重复序列可位于基因的任何区域(包括外显子、内含子、启动子区等),其拷贝数在每次减数分裂或体细胞有丝分裂过程中发生不稳定的改变,这种类型的突变称为动态突变(dynamic mutation)(见图6-1)。例如,亨廷顿舞蹈症(Huntington disease)[OMIM#143100]是由 HTT 基因[OMIM＊613004]第 1 外显子中的(CAG)$_n$ 重复序列的拷贝数增加所致。Huntington 舞蹈症致病基因的(CAG)$_n$ 三核苷酸重复次数:①正常个体:≤26(一般为 18 ~ 19);②前突变(premutation,即不致病的基因动态突变状况。本人虽不会发病,但可能遗传给子代致病的重复次数):27 ~ 35;③外显率[penetrance,即在特定环境中,某一显性基因(在杂合状态下)或隐性基因(在纯合状态下)在群体中得以显现表型的个体百分率]不定:36 ~ 39,即个体可能发病,有可能不发病;④患者(完全外显):≥40(一般为 46 左右,成人患者为 36 ~ 55,青少年患者≥60)。

不稳定三核苷酸重复序列扩增突变所致的某些遗传病的症状一代比一代严重,而发病年龄一代早于一代的现象,称为遗传早现(anticipation)。遗传早现是一种特殊的表现度变异(variable expressivity),一般常见于父本患者而非母本患者家系中,表现为父系传递偏倚。如 Huntington 舞蹈症。

目前,已发现 20 多种遗传病与动态突变有关。动态突变的发生可能是姐妹染色单体的不等交换或重复序列的断裂错位所致。

二、基因突变的命名

通常,在书写人的基因符号时用英文字母的斜体字体,正体则表示该基因编码的蛋白质。在书写小鼠等的基因符号时,虽然也用英文字母的斜体字体,但第 1 个字母大写,其余应该小写,以示区别。有关基因的命名规则,可参见:http://www.HGVS.org/varnomen。

基因突变的命名可参见 http://varnomen.hgvs.org/，一般性原则如下：

（1）依据突变的位置在基因组（如核基因组）DNA、编码 DNA 序列、非编码 DNA 序列、线粒体 DNA、RNA、蛋白质中的对应序列，在该突变前分别冠以首字母 g（genomic DNA）、c（cDNA）、n（nuclear genome）、m（mitochodrial DNA）、r（RNA gene）、p（protein）表示。

（2）在 cDNA 序列中，起始翻译位点 ATG 的 A 标记为+1，A 上游的一个碱基标记为−1；没有 0。蛋白质 N-端的甲硫氨酸标记为+1。

（3）单碱基置换："位置数"+"原碱基"+">"+"被替换的碱基"。例如，Tay-Sachs 病氨基己糖苷酶 A（*HEXA*）基因［OMIM＊606869］cDNA 第 1444 位的点突变（G 被 A 置换），表示为：c.1444G>A。

（4）内含子区域的突变：内含子（即间插序列 IVS）5′-端供体位点的 GT 开始，G 标记为+1，后续（向右数）为+2 等；3′-端受体位点的 AG 倒数开始，G 标记为−1，向左数为−2 等。例如，一个基因第 33 个内含子的 GT 剪接供体的 T 被 A 置换，表示为：g.IVS33+2T>A；一个基因第 33 个内含子高度保守的 AG 剪接受体的 A 被 T 置换，表示为：g.IVS33-2A>T。

（5）小缺失："位置数"+"_"+"del"+"缺失的碱基"。例如，cDNA 第 1524～1527 位缺失了 4 个 CGTA 碱基，表示为：c.1524_1527delCGTA。

（6）小插入："插入片段所在的 2 个碱基之间的位置数"+"ins"+"插入的碱基"。例如，Tay-Sachs 病氨基己糖苷酶 A 基因的 cDNA 的一个常见突变，即第 1277 位与 1278 位之间插入了 4 个 TATC 碱基，表示为：c.1277_1278insTATC。

（7）蛋白质的错义或无义突变："原氨基酸"+"位置数"+"被置换的氨基酸"。例如，β-珠蛋白肽链的一个错义突变，即第 6 位的谷氨酸被缬氨酸置换，导致镰状细胞贫血，表示为：p.Glu6Val；β-珠蛋白肽链的一个无义突变，即第 39 位的谷氨酰胺被终止密码子（Ter）置换，引起 β⁰-地中海贫血，表示为：p.Gln39Ter。

三、基因突变的后果

前已述及，基因突变既是遗传变异的主要来源，也是进化过程中选择的对象，因而突变是进化的源泉。一般地，基因突变的后果是：①不利于个体的生存和生育能力，引起遗传性疾病或致死性突变，导致死胎、自然流产等；②可能对个体的生存带来一定好处；③突变后果较轻，不产生可察觉的效应，或只表现为个体间的遗传多态，而对个体生存并无明显影响。

日本学者木村资生（Motoo Kimura）曾于 1983 年提出著名的"中立突变（neutral mutation）"假说，认为所有的变异在进化上都是中立的，与群体中已有的等位基因的适合度（fitness）相同。适合度又称"适应值"，即在某种环境条件下，某已知基因型的个体将其基因传递到其后代基因库中的相对能力。按照中立突变假说，突变不改变生物体的适合度，故突变对生物体的生存既不有利，也不有害。例如，虽然纯合子中的突变基因可能有害，但在某些环境下，某些遗传病的杂合子的适合度比突变等位基因纯合子，甚至正常等位基因纯合子的适合度都要高，这种现象称为杂合子优势（heterozygote advantage）。即使是微弱的杂合子优势，由于杂合子数目超过了纯合子，因而可增加某一个等位基因的频率，虽然这种等位基因的纯合子是有害的。这时，选择成为"双刃剑"，一方面保存有害基因，一方面将有害基因从基因库中消除，这种情况属于平衡多态现象（balanced polymorphism），即一个群体中各种变异类型的比例长期保持稳定的现象。显然，平衡多态现象归因于任一等位基因的杂合子更占选择优势。

第四节　个体基因组间的变异

从 DNA 序列来说，人类不同个体间是高度相似的（99.9% 相同），但 DNA 突变不断地将新的遗传变异引入各个种族或民族群体的基因库中，增加了人类遗传的多样性。对全人类来说，存在数以百万计的各种遗传变异。从进化角度来看，一些新生突变因其具有危害性而被淘汰，而许多突变在自然选择中是中立的,还有少量的突变甚至是有益的。因此,通过世代更替,不同突变形成的遗传变异体在基因库中的频率会有不同。一些频率较低的罕见变异体(<1%),在进化上出现较晚,甚至是新生突变,或是承受了较高的自然选择压力;而频率较高的常见变异体(>1%),在进化上则可能很早出现(几万年甚至几十万年前),因承受的自然选择压力较小而得以在人群中扩散开来,这类变异体被称为遗传多态性,是人类遗传多样性的主要构成部分。绝大部分的遗传多态性位于基因之间或基因的非编码区中,可能对基因的转录、RNA 的稳定性和多肽翻译造成一定的影响。当然,遗传多态性也可位于基因的编码区,从而导致不同的蛋白变异体。总之,遗传多态性是人类和医学遗传学研究的重要组成部分,是实践精准医疗(precision medicine)的基础。

人类基因组中最常见的遗传多态性包括单核苷酸多态性、插入缺失多态性和拷贝数变异等。

一、单核苷酸多态性

单核苷酸多态性(single nucleotide polymorphism,SNP)是指不同个体基因组 DNA 同一位置上单个核苷酸的改变而形成的多态性。因此,SNP 是一个群体性概念,意即这种单个核苷酸的变异是以一定的频率存在于人群中的。严格地讲,单碱基的缺失、插入不应被认为是 SNP。但通常所说的 SNP 包括单碱基的转换、颠换以及单碱基的缺失、插入。这些有单个核苷酸差别的基因座、DNA 序列等均可用作基因组作图的标记。

按照 SNP 的定义,SNP 既可能是二等位(biallelic)多态性,意即人群中某个 SNP 只发现了 2 种核苷酸的变异(如 A/T、C/T 等),也可能是三等位多态性(如 A/T/C 等 3 种核苷酸的变异)或四等位多态性(如 A/T/C/T 等 4 种核苷酸的变异)。但要注意的是,迄今已发现的 SNP 绝大多数都是二等位多态性的,只有 2 种核苷酸的变异。

在人类 DNA 序列变异中,SNP 占大约 90%,几乎遍布整个基因组,平均每 500~1000 个碱基对中就有 1 个 SNP。最小等位基因频率(minor allele frequency,MAF)是指 SNP 的 2 个核苷酸(等位基因)中那个较为少见的核苷酸在人群中出现的频率。一般地,将 MAF>5% 的 SNP 称为常见 SNP;将 MAF 为 0.5%~5% 的 SNP 称为低频 SNP;将 MAF 为 0.05%~0.5% 的 SNP 称为罕见 SNP。根据 SNP 所处的位置,又可将 SNP 人为地划分为 4 种形式:①基因间 SNP(intergenic SNP);②内含子 SNP(intronic SNP);③调控 SNP(regulatory SNP);④编码 SNP(coding SNP,cSNP)。目前的研究表明,在 DNA 表达序列中出现的 SNP 远远低于随机的基因组序列中的那些 SNP。CpG 岛内的胞嘧啶残基(C)是人类基因组中最易发生变化的地方,因为大多数的 C 是甲基化的,能够自发地脱氨基产生胸腺嘧啶(T)。因此,SNP 作为一种碱基置换,大多数为转换,其与颠换之比为 2∶1。根据 2001 年 2 月 15 日 *Nature* 杂志公布的国际 SNP 制图工作小组(the International SNP Map Working Group)的研究数据,已经在人类基因组中发现了 142 万个 SNP,平均分布密度为每 1.9kb DNA 序列长度便有 1 个 SNP。关于 SNP 的详细数目及研究进展,可以浏览 SNP 公共数据库:www.ncbi.nlm.nih.gov/SNP。

无疑,SNP 是最基本的基因突变形式,是疾病临床表现的遗传基础,也是疾病发生的本质。某些常见病、多发病如恶性肿瘤、心血管疾病、精神疾病、自身免疫性疾病、糖尿病等的患病风险,很大程度受个体一定的关键易感基因内的 SNP 影响。同理,个体在药物效应上的差异也是基于每个个体相关基因内的 SNP,这为指导用药和药物设计提供了理论依据。对于复杂疾病,单个疾病相关等位基因的 SNP 对疾病既不是必须的,也不是足够的,而是多个关键基因内的 SNP 联合作用加环境因素而导致的,这些相互作用的关键基因可以是几个、十几个、几十个,甚至是几百个。这些易感基因的相互作用可以是累加的、协同的或拮抗的。

对人类来说,SNP 的意义在于:①致病 SNP;②疾病易感性 SNP;③具有诊断价值的 SNP;④疾病的 SNP 谱;⑤人表型相关 SNP;⑥药物作用与不良反应相关 SNP;⑦药物剂量相关 SNP。目前 SNP 的研究热点,一是 cSNP,即 cDNA 上的 SNP;二是基因转录启动子上的 SNP(promoter SNP)。

值得注意的是,尽管 SNP 的存在非常普遍,但并不意味着其对人类的健康或寿命有显著影响。目前,绝大多数 SNP 的功能仍属未知。比较统一的看法是,常见的 SNP 可能更多地参与了疾病易感性的精细调控,而非直接致病。

二、插入缺失多态性

顾名思义,插入缺失多态性是由 DNA 片段的插入或缺失引起的,其范围可从 1bp～1kb 不等。每一个体的基因组内几乎都分布着成百上千个插入缺失多态性,估计其总数超过 100 万个。例如,DNA分子中重复出现的核苷酸序列约占基因组 DNA 的 55%,包括串联重复序列(10%)和散在重复序列(45%),均属于 DNA 多态性。

（一）微卫星 DNA 多态性

微卫星 DNA(microsatellite DNA)又称为短串重复序列(short tandem repeat,STR)或简单重复序列(simple sequence repeat,SSR),是以 2～6 个碱基为单位进行串联重复排列所构成的重复 DNA 序列,如 TGTGTG、CAACAACAA 和 AAATAAATAAAT 等,是真核基因组重复序列中的主要组成部分。每个微卫星 DNA 的核心序列结构相同,重复约 10～50 次不等。与 SNP 的二等位性不同,任意不同个体之间某一 STR 的串联重复次数可能存在差异,因而 STR 有许多等位基因类型,呈高度多态性。前述的三核苷酸重复动态突变在概念上与微卫星 DNA 类似,但其在传代中的重复次数扩增速率远高于微卫星 DNA。而微卫星 DNA 在基因组中相对稳定,故作为遗传标记的应用非常广泛,常用于法医的个体识别、亲子鉴定,以及连锁分析(linkage analysis)和关联研究(association study)。

（二）小卫星 DNA 多态性

小卫星 DNA(minisatellite DNA)或可变数目串联重复(variable number tandem repeat,VNTR)通常指以 10～60 个碱基为重复单元的串联重复 DNA 序列,重复次数通常为几百～几千次。

注意:卫星 DNA(satellite DNA)是指真核细胞染色体具有的高度重复核苷酸序列的 DNA。卫星DNA 总量可占全部基因组 DNA 的 10% 以上,主要存在于染色体的着丝粒区域,通常不被转录。卫星DNA 因其碱基组成中 GC 含量少,具有不同的浮力密度,在氯化铯密度梯度离心后呈现与大多数 DNA有差别的"卫星"带而得名。

（三）可移动元件插入多态性

几乎一半的人类基因组区域中都含有散在的重复 DNA 序列,依其序列长短又可分为 SINE 和LINE(详见本章第三节)。

三、拷贝数变异

人是二倍体生物,除了线粒体基因组和男性的性染色体外,其他 DNA 序列的拷贝数都应该为 2。但多年来的研究发现,有些大片段基因组序列的拷贝数在人类基因组中呈现异常,即拷贝数非 2,称为拷贝数变异(copy number variation,CNV)。CNV 是指基因组区段的插入、缺失或重复序列,范围可从 1kb 至数百 kb,是介于碱基突变和细胞遗传学变异之间的一大类变异,又称结构变异(structuralvariation)。其中,>500kb 的 CNV 约占 5%～10%,>1Mb 的 CNV 约占 1%～2%。最长的 CNV 序列是基因组中由 10～300kb 重复单元形成的重复片段。有人将由 CNV 所导致的人类疾病称为基因组病(genomic disorder),其中以出生缺陷较为常见。

四、倒位

倒位(inversion)是指某一染色体同时出现两次断裂,两断点之间的节段(segment)旋转 180° 后重接,造成染色体上基因顺序的颠倒重排。根据被颠倒的节段是否涉及染色体着丝粒,倒位可分为臂间倒位和臂内倒位(详见第八章)。目前已发现的倒位多态性几乎涉及所有染色体,其中以第 9 号染色体臂间倒位的频率最高。

人类基因组常见的几种变异的总结可见表 6-2。

表6-2　人类基因组常见的几种变异

类型	长度	定义	等位基因的数目
SNP	1bp	基因组某个特定位置的核苷酸置换	通常为2个
插入/缺失；插缺	1~100bp	单一的插入/缺失：100~1000bp 微卫星DNA：2、3或4核苷酸重复单元串联重复5~25次	单一的插入/缺失：2个 微卫星DNA：依据重复的次数，为5个或以上
CNV	10kb~1Mb	主要涉及200bp~1.5Mb的DNA节段的重复或缺失	2个或以上
倒位	几个bp~1Mb	涉及两断点之间的DNA节段的倒转	2个

第五节　突变和遗传多态性的意义

遗传变异对人体可产生的影响和后果包括：①变异的后果轻微，对机体不产生可观察到的效应（中立突变）；②造成正常个体生化组成的多样性，一般对人体的健康无影响。如血清蛋白、ABO血型、HLA等多态性以及各种同工酶型；③可能给个体的生育力和生存带来一定的好处，即适合度更高。如镰状细胞贫血HbS突变基因杂合子比正常HbA纯合子更能抵抗恶性疟疾，有利于个体在恶性疟疾流行地区的生存；④产生遗传易感性，使得个体或其后代的生理代谢更容易发生某些多基因病；⑤导致遗传病，使得个体的生育力降低和寿命缩短。如基因突变引起蛋白质异常的分子病及酶蛋白病；⑥造成死胎、自然流产或出生后夭折等的致死性突变。

一、突变与人类疾病

（一）生殖细胞突变与人类疾病

生殖细胞在生成的过程中经历了有丝分裂和减数分裂，可以产生各种类型的突变，其中以基因组突变造成的染色体数目异常频率最高。绝大多数的染色体异常会导致胚胎终止发育并流产，可造成约1/3~1/2的自然流产（spontaneous abortion）。少数携带染色体畸变的胎儿可以正常出生，如21三体综合征、Turner综合征、猫叫综合征患者等，但往往活不到成年或生育力低下。某些没有明显表型的染色体畸变的携带者，其后代也容易发生流产或患病。总体而言，生殖细胞中发生的基因组水平上或染色体突变一般不会形成家系世代传递的现象（详见第八章）。

生殖细胞在生成的过程也可能发生基因突变。据估计，每一个体平均携带有约75个新生突变。大多数基因突变是中立的，一般不会引发疾病。但许多发生在蛋白质编码基因中的突变则可能导致遗传病的发生。例如，众所周知的19世纪末20世纪初在欧洲王室高发的呈X连锁隐性遗传的血友病A（hemophilia A）[OMIM#306700]（详见第九章），最早出现在英国维多利亚女王（Queen Victoria，1819—1901）的儿子身上。虽然她的女儿都不患病，但都是突变致病基因的携带者，故将血友病A带入其他欧洲王室。调查研究后发现，女王的父辈和英国王室旁支都没有人患病，因而推测一定是女王的双亲或女王自身的生殖细胞发生了一个致病的基因突变，导致血友病A在这个家族中出现并扩散开来。

（二）体细胞突变与人类疾病

体细胞在有丝分裂过程中，物理、化学和生物等因素可能诱发产生各种DNA损伤，从而引起基因突变。如果体细胞突变发生在胚胎发育早期，且体细胞最终发育成为重要的组织器官，则可能导致疾病的发生。例如，约2.5%的21三体综合征为嵌合体核型，源于正常受精卵在胚胎发育早期的有丝分裂中第21号染色体不分离所致（详见第八章）。

在临床上,最为常见的体细胞突变引发的疾病是肿瘤。由于肿瘤细胞的基因组具有高度的不稳定性,很容易发生各种类型的突变,并且随着肿瘤细胞的增殖,子代细胞携带的突变还会逐渐累积(详见第十三章)。

体细胞突变不会传递给下一代。

二、罕见变异与人类疾病

罕见变异在人群中出现的频率很低(<1%),但并不意味着罕见变异都可能引起疾病。实际上,大部分罕见变异都属于中立变异,只是因为出现较晚或其他原因,导致其并没有在人群中扩散开来。但是,单基因病的致病基因直接导致疾病的发生,承受了很高的选择压力,因而往往属于罕见变异。在单基因病致病基因的鉴定研究和临床分子诊断中,应关注患者基因组中的罕见变异位点。

近年来的许多研究发现,相对于常见的变异,罕见变异可能在某些复杂疾病的发生中发挥更重要的作用。

三、多态性与人类遗传

(一) 遗传多态性与表型多样性

虽然人类个体基因组间的差异只有 0.1%,但表型却千差万别。人类表型的多样性主要是由遗传多态性所决定,但也有表观遗传差异的贡献(详见第十二章)。研究表明,不少肉眼可见的性状差异与 SNP 有关。例如,各人种眼睛虹膜颜色之间的差异,可能是由 *OCA2*[OMIM * 611409]和 *HERC2*[OMIM * 605837]等基因中的 SNP 决定的。

(二) 遗传多态性与疾病易感性

遗传多态性在人群中的频率较高(>1%),一般应该不会直接导致某种疾病的发生。但是,如果多个常见的变异体在某一个体中同时出现,而其作用叠加超过一定的阈值(threshold),则可能导致复杂疾病的发生。因此,某些遗传多态性可以增加复杂疾病的易感性(详见第十一章)。寻找与复杂疾病相关的遗传多态性位点一直是复杂疾病的遗传学研究热点。以精神分裂症(schizophrenia)[OMIM# 181500]和孤独症这 2 种遗传率(heritability)很高的多基因病为例,精神疾病基因组学联合协作组精神分裂症工作专委会(Schizophrenia Working Group of the Psychiatric Genomics Consortium)曾进行了一项大规模的精神分裂症相关遗传多态性的研究,并于 2014 年在 *Nature* 杂志上发现报道了 108 个与本病相关的 SNP 和 CNV 位点。在孤独症的研究方面,第 15 和 16 号染色体上的 CNV 与本病[OMIM# 608636、OMIM#611913]的相关性也被多个研究小组报道。

(三) 遗传标记及其应用

遗传标记(genetic marker)是指可示踪染色体、染色体某一区段或某个基因座在世代间传递的任何一种可遗传和可识别的标志性特征。遗传标记必须具有可遗传性和可识别性,并且具有足够的变异类型。生物的可遗传的表型特征和遗传变异体均可作为遗传标记。经典的遗传标记主要是基于个体的性状、蛋白质类型和染色体的结构变异等,曾在起源进化、遗传学理论研究、医学诊断等领域发挥过重要的作用。但是,经典的遗传标记仅是遗传物质的间接反映,易受环境、检测技术等多种因素的影响,具有很大的局限性。随着三十多年来分子遗传学和生物技术的迅猛发展,基于 DNA 的分子标记早已应运而生。

与经典的遗传标记相比,DNA 分子标记具有许多独特的优势:①不受组织类别、发育阶段等影响,生物体任何组织在任何发育时期均可用 DNA 分子标记进行分析;②不受表观遗传学因素的影响。因为表观遗传学因素只影响基因的表达(转录与翻译),而不改变基因的结构(即 DNA 的核苷酸序列组成);③标记数量多,遍及整个基因组;④多态性高,人群中自然存在着许多等位变异位点;⑤DNA 分子标记的检测技术简单、快速、易于自动化;⑥从组织、细胞等材料中提取的 DNA 样本在适宜条件下可长期保存,对于进行回顾性或仲裁性鉴定非常有利。因此,DNA 分子标记弥补和克服了在形态学鉴定以及同工酶、蛋白质电泳鉴定等技术的许多缺陷和难题,在生物医学中早已得到了广泛的应用。

根据技术发展的历史,可将 DNA 分子标记划分为三代。第一代分子标记是限制性片段长度多态性(restriction fragment length polymorphism,RFLP),即不同个体或种群间的基因组 DNA 经一种或几种限制性内切酶消化后所产生的 DNA 片段的长度、数量各不相同的现象。早期 RFLP 曾用于血红蛋白病等遗传病的临床诊断、分子诊断和产前诊断。因其分析程序较为复杂、技术难度较大、成本较高,RFLP 标记的应用受到一定的限制。目前,应用最广泛的是第二代、第三代和第四代分子标记。

1. 第二代分子标记——串联重复 DNA 序列 第二代分子标记是以微卫星 DNA(STR)为代表的串联重复 DNA 序列。STR 具有以下特点:

(1)种类多、分布广,并遵循孟德尔共显性遗传方式在人群中世代相传。STR 广泛分布于真核生物基因组中,大约每隔 10 ~ 50kb 就有一个 STR 序列,不仅存在于内含子或非编码区,有时也存在于编码区及染色体上的其他任一区域。这一特点为在整个基因组中定位更多的基因提供了极大的方便。

(2)在人群中呈高度多态性,表现为正常人群不同个体的某一位点重复序列的重复次数不同,同一个体的 2 条同源染色体上的重复次数也可能不同。STR 串联序列的拷贝数在人群中具有非常宽泛的变化范围。

(3)具有连锁不平衡现象。

由于上述特征,STR 标记在构建遗传图谱、评估遗传多样性、运用连锁分析进行致病基因的定位、疾病的间接 DNA 诊断、个体识别以及亲缘鉴定等方面得到了广泛的应用。例如,多个不同基因座的 STR 标记分析结合起来,可以成为 1 个个体的"生物学身份证"——DNA 指纹(DNA fingerprinting)。在美国,美国联邦调查局(FBI)用 13 个 STR 标记建立了 DNA 指纹数据库。两个个体之间(除了单卵双生子)的 13 个 STR 的基因型不可能全部相同,再结合数据库,便可鉴定不同样本是否来自同一个体,极为高效和精确。

2. 第三代分子标记——SNP SNP 是目前应用最为广泛的分子标记之一,已在连锁分析、连锁不平衡分析、寻找致病基因、药物基因组学、进化和种群多样性研究、法医学等领域得到了广泛的应用。作为第三代分子标记的 SNP 具有以下特征:

(1)SNP 在遗传上非常稳定,突变率仅为 10^{-8},在家系中的传递符合遗传学的三大定律。

(2)数量众多,分布均匀且广泛。在人类基因组的 32 亿个碱基对组成中,平均每 1000bp 中就有一个 SNP,已发现的不同种族或民族人群的 SNP 总数约有上千万个。显然,人们可根据 SNP 制作出高密度的基因图谱,对于单个基因或染色体区域的研究和分析具有极大的帮助。

(3)适于快速、高通量的筛查。在基因组筛查的过程中,由于 SNP 的二等位性,只需做"有或无"的分析,因而用一张 DNA 芯片即可同时检测 DNA 样本中的几百万个 SNP。

(4)易于估计等位基因频率,进行疾病与基因的关联研究。

由于 SNP 检测的快速和高通量等特点,近年来早已被广泛应用于全基因组关联研究(genome-wide association study,GWAS)。GWAS 是指在人全基因组范围内,以 SNP 作为主要分子标记,筛检出那些与疾病性状关联的 SNP。这是一种发现复杂疾病相关基因的有效策略,为人们研究复杂疾病的遗传基础打开了一扇大门。2005 年,*Science* 杂志首次发表了第一项 GWAS 研究,瞄准的疾病为年龄相关性黄斑变性(age-related macular degeneration,AMD)[OMIM#603075]。之后,世界各地的研究人员针对越来越多的复杂疾病进行了 GWAS 研究,包括冠心病、糖尿病、精神分裂症、乳腺癌等,找到了许多可能与这些复杂疾病相关的易感基因和染色体区域,为发病机制的深入研究提供了理论依据和线索。

在精准医疗(特别是药物基因组学)方面,SNP 位点也极具指导意义。例如,学者们曾发现,*ADD2* 基因[OMIM * 102681]与高血压相关。携带 *ADD2* 中某个 SNP 的高血压患者服用 β-阻断剂之后,心脏收缩压会显著低于平均水平。因此,了解基因变异与疾病和药效的关系,有助于医生针对不同患者采取最有效的治疗方案。

3. 第四代分子标记——全基因组序列　当今,随着 DNA 测序技术的普及和成本的不断下降,轻松分析某一个体的全基因组序列将如同智能手机的普及一样,成为家常便饭。因此,全基因组序列有望成为第四代分子标记。全基因组序列的突出优势是可以综合利用 RFLP、VNTR、STR、SNP 以及人体的第 2 套基因组——肠道微生物菌群基因组等多种 DNA 标记信息。

小　结

人类个体之间 DNA 水平的差异决定了个体之间的表型差异,是导致各种疾病的遗传基础。通常,变异分为多态性和突变。DNA 多态性是指群体内某个基因座存在与 2 个或多个等位基因形式而造成的同种 DNA 分子的多样性;突变则是指由于某一基因发生改变而导致细胞、病毒或细菌的基因型发生稳定的、可遗传的变化过程。在群体中相对常见的变异体称为常见变异体或 DNA 多态性,频率>1%;频率<1% 的变异体则称为罕见变异体或突变。临床上,"突变"和"突变体"一般特指致病基因的变异和变异体。人类基因组中常见的遗传多态性有 SNP、插入缺失多态性(如微卫星 DNA)和CNV 等;人类基因突变可划分为:①核苷酸置换;②缺失、插入和重排。生殖细胞和体细胞突变都可能导致疾病的发生。单基因病的致病基因往往是罕见变异体。某些 DNA 多态性可以增高多基因病的易感性。SNP、微卫星 DNA 和全基因组序列等遗传多态性作为分子标记,在人类和医学遗传学的研究和临床中发挥着非常重要的作用。

思　考　题

1. 在群体水平上,怎样区分 DNA 多态性和突变?
2. 细胞内的多种内源性因素都有可能导致 DNA 变异。试列举出这些内源性因素。
3. 假性肥大型肌营养不良(DMD)是最常见的一类进行性肌营养不良症,呈 X-连锁隐性遗传。本病是由于编码 dystrophin 蛋白的 *DMD* 基因突变所引起的,主要是男性发病,患者的母亲通常为致病基因的携带者。研究发现,近 1/3 的 DMD 病例为散发性,家族史为阴性,是由 *DMD* 基因突变造成的。*DMD* 基因全长约 2.3Mb,含 79 个外显子,是已知最长的人类基因。据遗传流行病学调查和统计,DMD 在各个种族或民族中的发病率几乎相同。请你谈谈可能的原因。

(张咸宁)

下 篇

现代生物医学

第七章 疾病的生物学机制

　　人类的健康取决于人的遗传组成及其与生活环境相互作用的平衡。人类的一切正常或异常的性状（或疾病）综合起来看，都是遗传与环境共同作用的结果。人体的发育、分化是细胞中 DNA 分子所携带的遗传信息依照精确的时空程序与环境相互作用，逐步表达的结果。当遗传信息改变其表达程序而出现错误，或环境因素改变了细胞内蛋白质修饰状态，进而改变细胞的功能状态时，就会导致人体某些器官结构和功能异常，发生疾病乃至死亡。营养缺乏（或过剩）、各种病原微生物、理化因素等可诱导细胞内基因表达谱改变，以各种形式表现出分子水平上生物大分子与小分子分布、结构和功能的异常，分子水平的异常变化又会在不同程度上影响细胞和生命有机体的正常生命活动，造成细胞、组织、器官和系统的功能异常，正是疾病发生的真正的生物学机制。

第一节 健康与疾病的概念

一、健康的概念

　　根据 WHO 最新的健康（health）定义，一个人只有在躯体健康、心理健康、道德健康和社会适应良好这四方面都健全才算是完全健康。

　　随着医学科学的进步和急性传染病、营养缺乏病及由环境因素引起的疾病得到或基本得到控制，临床病种的构成发生了质的变化，遗传病及由遗传与环境共同作用所致的疾病，已成为临床常见而多发的病种。

　　当前心身疾病已日益严重地威胁着人类生命健康，由生活方式和生活行为等造成的疾病具有明显上升的趋势。因此，增强健康意识，保障大众和个人的健康是每一个人义不容辞的责任。

二、疾病的概念

　　1. 疾病的基本概念　迄今为止，对疾病尚无明确定义。事实上，疾病是相对于健康而言的。在人类文明的不同时期和医学的不同发展阶段，人们对疾病的认识并不相同。目前一般认为，疾病（disease，disorder）是在一定病因的损害性作用下，人体因自稳（homeostasis）调节紊乱而发生的异常生命活动的过程。在此过程中，机体出现功能、代谢和形态结构的异常变化，致使其与内外环境间失衡而引起的各种症状、体征和行为异常。

　　2. 疾病发生的基本过程　疾病的发生是一种损伤（致病）与抗损伤（保护）的过程。这一过程有一定的规律可循。首先，任何疾病都有其发生的原因，疾病是机体对这些致病因素做出的反应。其次疾病是一个过程，患病机体的主要变化和表现为：①病因作用于机体引起的损伤反应和机体的抗损伤反应；②器官、组织和细胞发生形态结构、功能、代谢等异常变化；③患者出现各种症状和体征或不良后果。例如病毒性感冒常常发生在人体疲劳、受寒冷刺激以后，病毒侵入机体，对机体造成一系列损害，同时，机体内就会相应出现免疫反应加强等抗损伤反应，患者出现咳嗽、发热、流涕、咽喉痛、四肢软弱无力等临床表现。

　　在疾病发生这个过程中，机体与致病因素交互作用，一方面致病因素对机体细胞产生损害作用，另一方面机体细胞对致病因素产生反应（多数情况下，这一反应是保护机体细胞，摒弃有害的致病因素）。这些交互作用的结果决定着机体细胞未来的发展方向，或恢复细胞的正常生理功能，或使细胞产生异常损害，继而发生组织和器官的损害，导致疾病的形成并表现出一定的临床症状。

第二节　疾病的发生原因和条件

研究病因及其作用条件的学科称为病因学(etiology)。

一、疾病的发生原因

导致疾病发生并赋予疾病一定特征的体内外因素称为疾病的致病因素(pathogenic factor),简称为病因(cause of disease)。也就是说,病因是指能引起某一疾病的特定因素,它决定了疾病的特异性。常见的病因可分为以下几类:

1. **遗传因素**　遗传因素直接致病主要是通过细胞内遗传物质的改变(基因突变和染色体畸变)或表达异常而发生的。一般而言,细胞内的遗传物质(DNA及其携带者染色体)是相对稳定的,但在一定条件下,也会发生改变,进而造成机体细胞基因突变或其表达异常,最终导致疾病的发生。例如,血友病是由于基因突变造成凝血因子缺乏,导致凝血障碍,患者容易出血。有一些疾病虽然看不到明显的遗传规律,但有一定的遗传倾向,这称之为遗传易感性(genetic susceptibility),如糖尿病、高血压、肿瘤、精神分裂症等均具有一定的遗传易感性。

有些情况下,遗传物质的突变是疾病发生的直接原因,如人类的血友病 B[OMIM#306900)]是由于编码第Ⅸ因子(factor Ⅸ,F9),也称为血浆凝血激酶(plasma thromboplastin component,PTC)基因[OMIM∗300746]的突变,使血浆中的 F9 缺乏,患者表现为凝血异常,受伤后出血不止。OMIM 记载了 111 种导致 F9 活性缺乏的基因突变,包括碱基置换、缺失、插入和移码,其中的 104 种基因突变可导致血友病 B,其余 7 种基因突变有的导致血栓形成倾向,有的增加对华法林的敏感性,有的抵御深静脉血栓,有的引起 F9 因子多态性。这类疾病具有遗传性、家族性和先天性等特点,故称为遗传性疾病(genetic disease,hereditary disease,inherited disease),简称遗传病。

按照遗传物质的突变方式及传递规律,可将遗传病分为以下 5 类:

(1)单基因病:由于单个基因突变所引起的疾病称为单基因病(monogenic disease)。根据致病基因所在染色体和等位基因显隐性关系的不同,又可分为多种遗传方式,如常染色体显性遗传病、常染色体隐性遗传病、X 连锁显性遗传病和 X 连锁隐性遗传病等。

(2)染色体病:由于染色体数目或结构异常所引起的疾病称为染色体病(chromosome disorder)。由于染色体病涉及许多基因的改变,常表现为复杂的综合征。

(3)多基因病:由 2 对以上微效基因和环境因素共同作用所致的一类疾病称为多基因病(polygenic disease)。一些先天畸形及常见病,如唇腭裂、高血压、糖尿病等属于多基因病。

(4)线粒体遗传病:由于线粒体 DNA 突变所致的疾病称为线粒体遗传病(mitochondrial genetic disorder),以母系遗传(maternal inheritance)为特征,该类疾病通常影响神经和肌肉的能量产生,如 Leber 遗传性视神经病、线粒体心肌病等。

(5)体细胞遗传病:特定体细胞中的 DNA 异常积累所致的一类疾病称为体细胞遗传病(somatic cell genetic disorder),其恶性表型的发展通常是控制细胞生长的基因发生突变,如恶性肿瘤、白血病、一些先天畸形和免疫缺陷病等。

2. **生物因素**　包括各种病原微生物(细菌、病毒、立克次体、支原体、衣原体、螺旋体等)和疟原虫、滴虫等寄生虫,是导致人类疾病的常见生物性因素。由生物性因素导致的疾病往往具有一定的传染性,即疾病在一定人群内通过一定途径实现个体与个体间的水平传播,也称为传染病(infectious disease)。其致病作用不仅取决于病原微生物或寄生虫的种类、数量、产生的毒素、侵袭力等,还取决于人体对这些生物性因素的抵抗力。人体的这种抵抗力可与生俱来,也可后天获得(如既往感染或免疫接种等)。

3. **理化因素**

(1)物理因素:包括机械外力、高温、冰冻、电流、电离辐射、噪音等;这些物理因子的数量和强度超出正常时可致病。比如局部高温可引起机体的局部烧伤;而环境高温可以引起中暑;电离辐射会使DNA双链分子的断裂频率和各种错误性修复概率增加,可造成胎儿生长迟缓、小头畸形和智力低下等;高温可干扰神经上皮细胞的正常增殖、迁移和黏着过程,导致神经管畸形等出生缺陷;噪声可对细胞分裂和DNA合成造成不良影响,从而损害胎儿听觉发育,引起内耳损伤,甚至造成脑细胞发育萎缩、脑细胞死亡等。由电离辐射或某些化学因子等外在因素所导致的肿瘤,其发生就涉及遗传物质的结构异常和表达异常。

(2)化学因素:包括强酸、强碱、化学毒物、重金属等。其致病作用取决于其作用强度(数量),作用时间,作用方式,亦与体内代谢和组织器官的特点有关。例如,强酸、强碱作用可立即引起组织器官损伤或死亡;CCl_4进入机体后主要在肝脏代谢而造成肝细胞损伤。有机磷农药可使胎儿产生肢体畸形等出生缺陷;除草醚可干扰甲状腺素功能,引起心脏、膈、肾畸形和肺发育不全等。如孕妇定期吸入甲苯会导致胎儿畸形,发生与胎儿酒精综合征相似的畸形表现。多数抗癌、抗惊厥药物,包括氨蝶呤、甲氨蝶呤、苯妥英钠等,均可对胎儿产生致畸作用;抗生素中如四环素、链霉素、庆大霉素等也有一定的致畸作用。

由于工业化和自然环境的破坏,理化因素作为疾病的病因受到广泛重视,它不仅是潜在的致病因素,还被看成是"无形的杀人凶手"。大气污染物对人体的危害是多方面的,表现为呼吸系统受损、生理机能障碍、消化系统紊乱、神经系统异常、智力下降、致癌、致残。

药物滥用也是环境污染中不可忽视的一个方面,此类的污染从多方面作用于人体,对人体健康产生严重危害。环境类激素污染物即环境内分泌干扰物(environmental endocrine disrupter,ED)广泛存在于环境中,具有激素样作用,可干扰生物体的内分泌活动、影响其正常生命。早在1960年,就有学者观察到母体在接触治疗剂量的人工合成激素己烯雌酚后,其子代会出现生殖道缺陷及成年后的阴道癌。许多具有内分泌干扰作用的环境化学物质,可影响生殖系统。

4. 营养因素　某种营养物质缺乏常引起疾病,严重时甚至引起死亡,如缺乏维生素 B_1 引发脚气病,缺铁可导致血红蛋白合成减少引起缺铁性贫血等;但是营养物质过多同样会造成机体发生疾病,如长期大量摄入高糖和高脂饮食可以造成肥胖症,易产生心脑血管疾病;过量维生素 A 造成皮肤改变、关节胀痛以及肝损害等。另一方面,代谢废物不能及时排出体外,也会导致疾病的发生,如细胞排铜障碍引起的肝豆状核变性和尿酸过多导致的痛风等。

5. 母源因素　母源因素是指损害胎儿生长发育的有害因素,常见的有害因素如酗酒、大量吸烟、糖尿病、内分泌疾病、苯丙酮尿症、维生素缺乏、缺氧、饥饿、严重营养不良等作用于胎儿,使其发育异常,从而在出生时即表现为疾病。例如,母亲的不良嗜好如吸烟、酗酒可引起胎儿发育畸形。如孕妇患有糖尿病可导致子代发生小头畸形、心脏缺陷、肾积水等。维生素的缺乏和使用不当是导致出生缺陷的重要原因之一,如每天摄入维生素 A 过量可增加婴儿脑神经板畸形的发生率,并导致心脏畸形。孕妇缺乏叶酸会导致后代神经管缺陷。

6. 免疫因素　免疫因素致病包括两种情况:①免疫反应过强,即过敏反应或变态反应,如花粉、粉尘、皮毛等即可引起支气管哮喘、荨麻疹等;青霉素、破伤风抗毒素等在某些个体发生过敏性休克,严重时可导致死亡。②在一些病理状态下,有些个体能对自身组织产生免疫反应,并引起自身组织和器官的损害,称为自身免疫性疾病,如类风湿性关节炎、系统性红斑狼疮、重症肌无力、溃疡性结肠炎等。③免疫缺陷病:先天和后天继发性免疫缺陷病均会导致免疫功能低下或缺失,易发生严重感染或肿瘤。

7. 精神和心理因素　疾病发生的精神、心理因素实质上是指心理脆弱性。过度紧张,生活节奏快、学习和工作压力大,容易使身体、心理和情感等方面受到影响时,个体便会出现精神和心理障碍,并成为某些疾病发生的原因,如抑郁症、精神分裂症等。精神紧张或创伤易发生高血压、甲状腺功能亢进、应激性溃疡、精神分裂症等;变态心理和变态人格易滋生吸毒和艾滋病等。孕妇在妊娠早期遭受突然的心理打击,可能导致胎儿颅骨畸形和心脏结构缺陷。

8. 社会生态因素　不良的社会经济条件、生活方式、劳动环境、人际关系等可通过大脑皮层与皮层下结构相互协调活动的影响,导致疾病的发生。社会生态因素主要有:①不良生活方式和习惯;②环境污染的不良影响;③社会开放,各种刺激的环境扩大,不良精神、心理因素刺激。如不良社会习俗、贫困、居住拥挤、教育水平低下等易导致肿瘤、营养不良、先天性疾病以及感染性疾病的流行。随着科学技术、工业的发展和社会的城市化,生活节奏相应地加快,人际关系进一步复杂化,生活事件(如挫折)相应增多,这些都可能成为疾病发生的原因。

9. 人类蛋白感染粒疾病　通常认为,传染病是水平传播的,而遗传性疾病是垂直传播的。可是人类蛋白感染粒疾病的发生和传播打破了这一传统的观点。首先,这类疾病的发生是由一种由 *PRNP* 基因[OMIM＊176640]编码的蛋白感染粒特殊蛋白质引起,并可以在群体中传播;其次,这类疾病不仅像传染病一样可水平传播,而且似遗传病一样可以垂直传递。

二、疾病发生的条件

致病因素是疾病发生所必需的原发因素,但能否产生疾病,还取决于一定的条件,即疾病发生的条件。疾病发生的条件是指那些能够影响疾病发生发展的因素。其中能促进疾病发生、发展的因素称为疾病的诱因。条件本身不能引起疾病,但是可以左右病因对机体的影响、直接作用于机体或者促进或阻碍疾病的发生。事实上,发病的条件贯穿疾病发生、发展和转归全过程。

(一) 影响疾病发生的生理条件

从某种角度讲,疾病是机体与环境之间动态作用的表现,是机体针对致病因子作用所做出的反应。因此"生病"并不是被动的,而是机体对致病因子积极的、主动的反应,在这样的前提下,机体的生理特征就会影响疾病的发生。

1. 机体对疾病的易感性　众所周知,即使暴露于同一致病环境中,不同的个体可能有不同的反应,有人发病,有人则完全不受影响。这说明,个体之间存在对疾病易感性的差异。和特定疾病具有阳性关联的基因或等位基因称为易感基因(susceptible gene)。人体疾病易感性的差异首先表现为基因结构上的差异,其次表现为基因表达及其功能上的差异,这些差异总称为遗传多态性(genetic polymorphism)或基因多态性(gene polymorphism),即因个体遗传组成(DNA 或基因)的差异而表现出对不同疾病的不同易感性。

载脂蛋白 E(apolipoprotein E,ApoE)由定位于 19q13.32 的 *APOE* 基因[OMIM＊107741 编码。该基因在人群中有 3 种类型,即 ε2、ε3 和 ε4,分别编码 3 种 ApoE,即 E2、E3(Arg112 和 Cys158)和 E4。人群中以 E3 为主,E2 和 E4 可看作是 E3 的变种:E3 分子的 112 位为精氨酸(Arg112),而 E4 分子为半胱氨酸(Cys112),其余完全相同;E3 分子的 158 位为半胱氨酸(Cys158),而 E2 分子为精氨酸(Arg158),其余完全相同。E2、E3 和 E4 氨基酸组成上的微小差异,本质上只是该基因的一个密码子的差异。研究发现,携带有 1 个 ε4(ε2/ε4 或 ε3/ε4)等位基因(Cys112Arg 变异体)的家族成员发生 2 型阿尔茨海默病(Alzheimer's disease,AD)[OMIM#104310]的危险率是未携带 ε4 等位基因的家族成员的 2.84 倍;而携带有 2 个 ε4 等位基因(ε4/ε4)者则高达 8 倍。说明 ε4 等位基因或 ε4/ε4 基因型决定 AD 的易感性。

2. 机体的功能状态　在不同的环境条件下,机体的功能状态不同,对致病因子的反应也不同,构成有利于或不利于疾病发生的条件。影响人体功能状态有内环境(如生理周期、健康状况、精神状态、性别和年龄等)和外环境(如环境温度、雾霾天气等)。在不同的功能状态下,受表观遗传机制的调控,基因产物的功能不尽相同,后者决定着机体对疾病的易感性。

年龄和性别也可作为疾病发病的条件,通常与机体解剖生理、代谢特点有关。如小儿易患消化道、呼吸道传染病、软骨病等;妇女易患胆石病、甲状腺功能亢进等疾病;男性易患高血压、胃癌、动脉粥样硬化、阿尔茨海默病等。

3. 机体的免疫系统功能　机体的免疫器官、免疫细胞、免疫分子承担着防御传染、自身稳定、免疫监视和调控等功能,从而有效防止疾病的发生。其基本功能包括:①识别和清除外来入侵的抗原,如病原微生物等;②识别和清除体内的肿瘤细胞、衰老和死亡细胞或其他有害成分;③通过自身免疫耐受和免疫调节使免疫系统内环境保持稳定。只有致病因子强有力地突破免疫系统或免疫系统功能下降,才构成有利于致病因子作用并形成疾病的条件。良好的营养、积极的体育锻炼有利于提高机体的免疫功能,创造不利于疾病形成和减少疾病发生的条件。

如过度疲劳、寒冷和饥饿本身并不能引起大叶性肺炎、肺结核等,但常使机体免疫力低下,降低了对病菌的抵抗能力,增加了机体的易感性,此时如果有少量不足以引起正常人发病的病菌进入机体,就可以引起疾病的发生。

（二）影响疾病发生的心理条件

随着生物医学模式向生物-心理-社会医学模式的转换,影响疾病发生的心理条件更加受到重视。这方面的主要内容包括人格特质、自我调适机制的成熟程度、生长或年龄阶段(思想成熟程度)、既往疾病史以及对疾病的主观感受与看法等。在一定条件下,许多人却在健康与患病之间的某种状态上徘徊(亚健康),心理失去平衡,抑郁、焦虑,恐惧等使适应能力不同程度上减弱。而心理性的疾病则与人体的性格、脾气、精神状态以及心理暗示等相关。

（三）影响疾病发生的社会、文化条件

影响疾病发生的社会文化因素包括家庭关系、家族疾病史、价值观及文化习俗。家庭是与个人关系最密切的团体,家庭的每个成员都在这个家庭里扮演着特定的角色。家庭关系愈和谐,个体的身心也就愈健康,受致病因子攻击而生病的可能性就愈小。社交关系也是支持系统的另一重要来源。若个体的社交关系狭窄或不良,在受到致病因子影响时需要的支持性资源减少或缺乏。从更广的层面来看,个体的文化背景和面对疾病的态度也会在无形中影响疾病的发生。

三、疾病原因与条件的关系

（一）病因与发病条件的关系

疾病原因与条件的关系中,病因是最根本的因素,没有病因就不会产生疾病。

1. **条件不起决定性因素**　有些病因不需要条件和诱因就能直接导致疾病,如染色体病和大多数单基因遗传病,理化因素致病通常也不需要条件。

2. **条件可能对某些疾病的发生发展产生较大的影响**　如高血压、糖尿病等。

3. **病因与条件有时是相对的**　例如,营养不良本身就是营养缺乏性疾病的病因,对肺结核病来说营养不良是一个发病条件;寒冷既可以是冻伤的病因,也可以是感冒、肺炎的诱因;糖尿病患者机体免疫力低下,容易发生感染,反过来感染又会加重胰岛破坏、使糖尿病加重。这里以机体过度疲劳引起感冒为例说明病因、条件、诱因的关系:过度疲劳导致抵抗力降低,是诱因,感冒病毒是病因,赋予患者以流涕、鼻塞、打喷嚏等上呼吸道感染的特征表现;如果抵抗力强则不发病。

（二）遗传和环境因素在不同疾病发生中的作用

人类的一切疾病综合起来看都是遗传与环境共同作用的结果,根据遗传和环境因素在不同疾病发生中的作用的不同,可将疾病分为4类:

1. **完全由遗传因素决定发病**　这类疾病的发生目前尚看不到环境因素的作用,例如单基因遗传病中的白化病、血友病A以及一些染色体病等。

2. **基本上由遗传决定发病**　这类疾病的发生基本上由遗传决定,但还需要环境中有一定诱因才发病,例如,葡萄糖-6-磷酸脱氢酶缺乏症除有遗传缺陷外,吃了蚕豆或服用氧化性药物伯氨喹等以后而诱发溶血性贫血。

3. **遗传因素和环境因素对发病都有作用**　在不同的多基因遗传病中,遗传因素对发病作用的大小是不同的,如唇裂、腭裂、高血压、冠心病等。

4. **发病完全取决于环境因素**　这类疾病的发生与遗传无关,如外伤、烧伤等。有人认为,这类疾病损伤的修复与个体的遗传类型有关。

传染病虽然是由环境因素引起,但有些传染病具有家族和种族的易感性差异;如白喉和脊髓灰质炎的易感基因已在人类染色体上定位。

第三节　疾病发生的规律及基本机制

一、疾病发生的一般规律

1. **损伤与抗损伤反应**　致病因素作用机体会造成损伤,这种损伤会刺激机体发生一定的反应,该反应就是围绕着这个损伤刺激而引发的一系列抗损伤活动。这种抗损伤反应是机体先天具备的能力,它能对致病因素及其造成的损害进行有效的防御、适应和代偿。损伤与抗损伤的斗争贯穿于疾病的始终,两者间相互联系又相互斗争,是构成疾病各种临床表现,推动疾病发展的基本动力。例如,一定数量的致病菌侵入机体造成感染,引起组织细胞的损害,这就是损伤作用;但当病菌侵入机体以后,机体调动免疫防御能力,诸如白细胞数量增多以及活化释放大量的炎症因子与活性氧等吞噬、杀灭病菌;激活补体系统、增加单核吞噬细胞的吞噬能力和释放炎症介质等,以消灭病菌及其毒素,这就是抗损伤的作用。损伤与抗损伤的力量强弱对比决定了疾病的发展趋势。

在疾病的防治中,应尽量支持与保护抗损伤反应,同时减轻和消除损伤反应。但是还应当认识到,损伤与抗损伤反应之间没有严格界限,可以相互转化。一旦抗损伤反应转化为损伤反应时,应当全力消除或减轻,使病情得到稳定或好转。例如,肺部感染后机体就调动免疫防御能力,属于抗损伤反应,但如果这个炎症反应过强,释放大量炎症介质、活性氧、各种水解酶,常会造成失控性全身炎症反应综合征,造成组织细胞严重的损坏,甚至引起多器官功能障碍综合征。由此可见,抗损伤反应也具有两面性,超过一定限度又可成为新的损伤性因素。

2. 内外因及因果转化

(1)内因是疾病发生的原因和条件:有些疾病是内在致病因子(基因突变)直接作用所致,而另一些疾病则是由于基因-神经-内分泌-免疫系统功能受到削弱或致病因子过于强大,具备了外因致病所需要的条件而发生。因此,内因既是疾病发生的原因,也是疾病发生的条件。在这种相互作用的过程中,细胞对不同性质、强度、作用时间的致病因子有不同的反应。轻度刺激时,细胞通过基因-神经-内分泌-免疫系统功能的调节,在分子、代谢或亚细胞水平产生适应性反应,刺激一旦消除,细胞将完全恢复正常;但如果这样的刺激持续存在,上述适应性反应也会持续下去,并因长期积累发生细胞结构和功能上的改变,进而引起疾病。

(2)外因通过内因起作用:在某些疾病的发生中,环境中的致病因子作用于人体细胞时,仅引起相应的生理反应而并不直接导致细胞的病理变化。但在慢性、长期的环境致病因子刺激下,生理性反应会转变为病理性反应,最后导致疾病的发生。例如,神经症(neurosis)是一类主要表现为焦虑、抑郁、恐惧、强迫、疑病或神经衰弱症状的精神障碍的总称,就是机体受到持续不断的环境因素刺激,通过神经递质 5-羟色胺(5-HT)刺激腺苷酸环化酶使 cAMP 增加,激活 cAMP 依赖的蛋白激酶,进而使调节蛋白磷酸化并与启动子结合,启动正常情况时不表达的基因表达(异常转录与异常翻译),后者在对环境刺激发生反应的同时,在受累部位长期蓄积异常翻译产物而产生细胞病变和神经症(图 7-1)。

(3)因果转化:病因作用于机体,引起一系列损伤与抗损伤反应,即病因引起结果,这些变化(结果)在一定条件下可转化成新的病因,引起新的结果,彼此交替演变,形成因果转化。即使原始病因已不存在,上述因果交替仍可推动疾病不断发展。以创伤导致大出血为例,说明其发展过程中的因果交替见图 7-2。

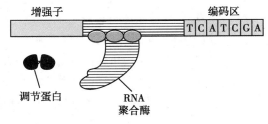

(1)基因不表达

增强子　　　　　　　编码区

调节蛋白　　　RNA
聚合酶

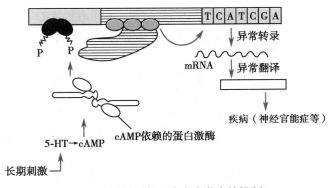

(2)基因开始表达

异常转录

mRNA

异常翻译

cAMP依赖的蛋白激酶

疾病(神经官能症等)

5-HT→cAMP

长期刺激

图 7-1　长期刺激导致疾病发生的机制

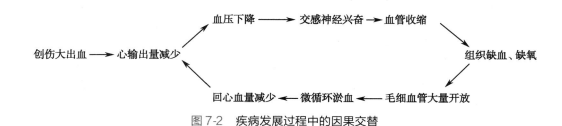

图 7-2　疾病发展过程中的因果交替

因果转化的结果有时形成"恶性循环",即在因果交替中每一次循环都使病情恶化。某些原始病因通常只是短暂地作用机体,但由它引起的疾病却可以通过因果转化而发展起来。因此,如果能及早采取措施,在疾病发展的某一环节上打断因果转化和恶性循环,就可以使疾病向有利于康复的方向发展。

3. **局部与整体互相影响**　任何疾病都存在着局部与整体的关系。从整体上看,组织、器官和系统的病理变化,均是全身性疾病的局部表现。局部的病理变化可影响到全身性的代谢和功能发生变化。如皮肤出现严重的细菌感染的患者可出现全身乏力、发热、食欲低下等症状,严重时甚至可出现感染性休克;机体整体的功能与代谢状况也影响局部病变的发生与发展。如机体免疫能力强,感染就容易得到控制;机体免疫能力差、抗损伤能力弱,感染可能就会蔓延和加重,甚至死亡;有时全身性疾病可以导致局部的突出性变化。如疖作为一个局部病变,给予相应的局部治疗后效果并不明显,经仔细检查发现,此局部的疖是糖尿病的局部表现,必须控制糖尿病才能有效地控制局部疖肿。

二、疾病发生的基本机制

每一种疾病的发生都有其特殊的发生机制,但各种疾病的发生又具有一些共同性的机制,即基本机制。目前对疾病发生的基本机制的研究逐渐从系统和器官水平、细胞水平发展到分子水平。

1. **神经体液机制**　在许多疾病的发生机制中,常常是神经机制与体液机制同时参与,故通常称其为神经-体液机制。

（1）神经机制:神经系统在生命活动的维持与调控中起主导作用,因此神经系统的变化与疾病的发生发展密切相关。脑脊髓的各种损伤如出血、感染等可以直接引起不同范围和程度的功能障碍;各种社会、精神和心理劣性应激原可以引起大脑皮质功能紊乱,可以导致精神、心理障碍,如变态人格等,还可导致皮质下中枢功能失调,影响自主神经功能,以致出现血管功能障碍,引发高血压等。

（2）体液机制:体液是维持机体内环境稳定的重要因素。体液调节障碍可导致内环境紊乱,导致疾病发生。体液调节紊乱常常由各种体液因子数量或活性发生变化而引起,包括:①全身性体液性因子,如去甲肾上腺素、前列腺素、激活的补体等;②局部性体液因子,如内皮素、白介素、肿瘤坏死因子等。体液性因子通过内分泌、旁分泌和自分泌方式作用于靶细胞而发挥作用。

2. **组织细胞机制**　细胞是机体最基本的功能结构单位,因此细胞的代谢和功能发生紊乱,必定引起器官、系统的功能障碍。疾病是细胞对机体的保护措施。

（1）有些致病因素直接损伤细胞:有些致病因素作用于机体后可以直接作用于组织细胞,导致细胞的功能代谢障碍,如乙型肝炎病毒造成的肝细胞损坏;疟原虫造成的红细胞崩解;机械创伤、烧伤、强酸、强碱和某些化学毒物直接造成各种细胞的损伤;河豚毒造成的心肌细胞膜离子通道的阻滞等。

（2）有些致病因素间接损伤细胞:致病因素还可以间接地损伤细胞,主要表现为细胞膜与细胞器功能障碍。细胞膜功能障碍中以膜上各种离子泵的研究最为重视。如由于基因突变导致细胞膜上离子通道结构和功能异常,可引起离子通道病。细胞器的功能障碍中,线粒体功能障碍导致能量代谢障碍;溶酶体功能障碍导致组织细胞自溶、坏死等。

（3）有些致病因素引起细胞凋亡:在许多疾病的发生中,致病因子作用于细胞后,细胞会快速启动自杀机制而死于凋亡,是机体的保护性措施,以防止环境因子对周围细胞的进一步损害。然而,对神经元这类不再增殖的细胞来说,它的凋亡虽可限制致病因子的进一步作用,但细胞数目的减少意味着功能的减退和丧失,不可避免地引起疾病的发生。

3. 分子机制 所有疾病的发生发展过程中都会以不同形式表现出分子水平上的异常变化。当遗传信息或环境因素改变了细胞内基因的表达程序或表达谱,或改变了细胞内生物大分子修饰状态,就会表现出分子水平上的生物大分子与小分子的分布、结构和功能异常,进而影响细胞和生命有机体的正常生命活动,改变细胞的功能状态时,就会导致人体细胞、组织、某些器官及系统的结构和功能异常,发生疾病乃至死亡。这些正是疾病发生的真正的分子生物学机制。绝大多数的癌基因表达产物都是细胞信号转导系统的组成成分,它们可以从多个环节干扰细胞信号转导过程,导致细胞增殖与分化异常,最终导致肿瘤的发生。

小 结

健康不仅是没有疾病和病痛,而且是一种身体上、心理上和社会上的完好状态。疾病是指机体在各种致病因素作用下,自稳调节紊乱而发生的异常生命活动过程。在此过程中,机体出现功能、代谢和形态结构的异常变化,致使其与内外环境间失衡而引起的各种症状、体征和行为异常。导致疾病发生并赋予疾病一定特征的体内外因素称为病因。常见的病因可分为:遗传、生物、理化、营养、母源、免疫、精神和心理、社会生态因素等。疾病发生条件是指那些能够影响疾病发生发展的因素。疾病发生的一般规律为:疾病是损伤与抗损伤反应;内因是疾病发生的原因和条件,外因通过内因起作用;局部与整体互相影响。疾病发生的基本机制的研究逐渐从系统器官水平、细胞水平发展到分子水平(分子机制)。

思 考 题

1. 概述疾病发生的生物学机制。
2. 为何说疾病是细胞对机体的保护措施?
3. 试以神经症发生为例说明:外在致病因素长期刺激可致疾病发生。

(杨保胜)

第八章 染色体畸变与疾病

染色体畸变(chromosome aberration)是指在光学显微镜下观察到的染色体数目和结构的改变,分为数目畸变和结构畸变。染色体畸变可以自发产生,称为自发畸变,也可以由环境因素诱发引起,称为诱发畸变。目前已知多种因素都可能引起染色体畸变,如物理因素、化学因素、生物因素、母亲年龄因素等。

染色体畸变往往导致染色体上成群基因的增减或位置的移动。这些基因可以是结构基因,也可以是调控基因,可以涉及拷贝数少的基因,也可以涉及重复序列。由于染色体畸变造成了基因群的改变,可能会打乱原有基因间相互作用的平衡,影响正常的新陈代谢等基本生命活动,造成多个器官的病变,在临床上表现出各种症状,因此染色体畸变是染色体病发生的基础。染色体畸变可以发生在个体发育的任何阶段和任何细胞,生殖细胞和受精卵内染色体畸变可导致流产、死胎或染色体病;体细胞内染色体畸变则可能会诱发肿瘤等疾病的发生;有的染色体畸变不引起遗传物质失衡,故无表型效应。

第一节 染色体畸变

一、染色体数目畸变

正常人体细胞的染色体数目为二倍体(diploid),即2n=46,精子或卵子为单倍体(haploid),即n=23。如果染色体数目发生了改变,体细胞染色体数目不是46,生殖细胞染色体数目不是23时,表明这些细胞发生了染色体数目畸变(abnormalities of chromosome number)。染色体数目畸变分为整倍性改变和非整倍性改变两种。

(一)染色体整倍性改变及其形成机制

染色体整倍性改变是指体细胞中染色体数目以n为基数成倍地增加或减少。如果减少一个染色体组即为单倍体,人的单倍体体细胞是致死的,故人类单倍体的胎儿或新生儿尚未见报道;如果体细胞中增加一到数组染色体即形成多倍体(polyploid)。多倍体常见于植物中,在动物中少见。常见的多倍体主要有三倍体(triploid)和四倍体(tetraploid)。

1. **三倍体** 体细胞中染色体数目增加一组,即每号染色体都增加1条,称为三倍体,人的三倍体细胞染色体数目为3n=69。在人类,一个个体全身体细胞均为三倍体时是致死的,可见于流产的胎儿中,由此可见,染色体多倍性改变是造成胎儿流产的重要原因之一,在活婴中极为罕见。出生后能存活的大多为二倍体和三倍体的嵌合体(mosaic)。嵌合体是指一个个体内同时存在两种或两种以上核型不同细胞系的个体,如46,XX/69,XXX;46,XX/47,XXY;45,X/46,XX等。嵌合体可以是数目异常的嵌合体或结构异常的嵌合体,也可以是数目和结构异常的嵌合体。

三倍体形成机制包括双雄受精(diandry)和双雌受精(digyny)。

(1)双雄受精:双雄受精是指两个精子同时与一个卵子受精,形成三倍体的受精卵,即形成69,XXX;69,XXY;69,XYY三种核型的受精卵。

(2)双雌受精:在卵子发生过程中,由于某种原因,次级卵母细胞在进行减数分裂Ⅱ时未能形成第二极体,即第二极体的一个染色体组未排出卵外,使卵子内保留了两组染色体。这样具有两个染色体组的卵子与精子受精称为双雌受精,可形成核型为69,XXX或69,XXY的三倍体受精卵。

2. **四倍体** 体细胞中染色体数目增加2组,即每号染色体都增加2条,称为四倍体,人的四倍体细胞染色体数目为 4n＝92，也是造成流产的重要原因之一。

四倍体的形成机制包括核内复制（endoreduplication）和核内有丝分裂（endomitosis）。

（1）核内复制：核内复制是指细胞在间期时染色体连续复制两次，结果每条染色体含有四条染色单体，经过分裂期，形成两个四倍体的子细胞。核内复制常见于肿瘤细胞。

（2）核内有丝分裂：在细胞进行分裂时，染色体正常复制一次，但在进入分裂前期后，核膜一直未破裂，也无纺锤体的形成，因此细胞分裂未能进入中期、后期和末期，结果复制了的染色体留在了一个细胞中，即形成了四倍体，这个过程称为核内有丝分裂。

（二）染色体非整倍性改变及其形成机制

1. 染色体非整倍性改变 染色体非整倍性改变是指体细胞中染色体数目增加或减少一到数条，结果形成非整倍体（aneuploid），这是临床上最常见的染色体畸变类型。非整倍体包括超二倍体（hyperdiploid）和亚二倍体（hypodiploid）。

（1）超二倍体：当体细胞中染色体数目增加了一到数条时，染色体总数多于二倍体数，称为超二倍体。若某对染色体增加了一条（2n+1），细胞染色体数目为 47，即构成三体（trisomy）。这是人类染色体数目畸变中最常见、种类最多的一类畸变。例如，在常染色体病中，除了第 17 号染色体尚未有三体的病例报道外，其余的染色体均存在三体，但是由于染色体的增加，特别是较大染色体的增加，将造成基因组的严重失衡而破坏或干扰胚胎的正常发育，故绝大部分常染色体三体型核型只见于早期流产的胚胎。少数三体可以存活至出生，但多数寿命不长，并伴有各种严重畸形。三体以上的统称为多体（polysomy），常见于性染色体的多体，如性染色体四体、五体等。

（2）亚二倍体：当体细胞中染色体数目减少了一到数条时，染色体总数少于二倍体数，称为亚二倍体。若某对染色体减少了一条（2n-1），细胞染色体数目为 45，即构成单体（monosomy）。常染色体单体细胞几乎是致死的，主要见于性染色体单体，且往往是由于 X 染色体的丢失所致，核型为 45，X。具有这种核型的个体，多在胚胎期流产，少数存活的个体，由于缺少一条 X 染色体，具有性腺发育不全等临床症状。

2. 非整倍体的形成机制 非整倍体的形成机制包括染色体不分离（chromosome nondisjunction）和染色体丢失（chromosome lose）。

（1）染色体不分离：在细胞分裂进入后期时，如果某一对同源染色体或姐妹染色单体彼此没有分离，而是同时进入一个子细胞，结果所形成的子细胞中，有的将因染色体数目增多而形成超二倍体，有的则因染色体数目减少而形成亚二倍体，这个过程称为染色体不分离。染色体不分离可以发生在配子形成时的减数分裂过程，也可以发生在细胞的有丝分裂过程。

1）减数分裂不分离：减数分裂染色体不分离既可发生在减数分裂Ⅰ，也可发生在减数分裂Ⅱ。①减数分裂Ⅰ不分离：减数分裂Ⅰ不分离是指初级母细胞在减数分裂后期Ⅰ某一对同源染色体彼此没有分离，同时进入一个次级母细胞，另一个次级母细胞未得到该号染色体，经过正常的减数分裂Ⅱ，所形成的生殖细胞中，一半将有 24 条染色体（n+1），另一半将有 22 条染色体（n-1）。与正常生殖细胞受精后，将形成超二倍体或亚二倍体；②减数分裂Ⅱ不分离：减数分裂Ⅱ不分离是指初级母细胞在减数分裂Ⅰ同源染色体正常分离，而在减数分裂Ⅱ，1 个次级母细胞在后期Ⅱ某条染色体的姐妹染色单体彼此没有分离进入同一个生殖细胞。在形成的生殖细胞中染色体数目的存在情况为：1/2 为正常的 23 条（n）、1/4 为 24 条（n+1）、1/4 为 22 条（n-1）。它们与正常生殖细胞受精后，得到相应的二倍体、超二倍体和亚二倍体。减数分裂不分离导致的非整倍体受精卵一旦成活，全身细胞一般均为非整倍体，故不会产生嵌合体。

2）有丝分裂不分离：有丝分裂不分离是指在受精卵的卵裂早期或在体细胞的有丝分裂过程中染色体发生的不分离，有时会导致嵌合体的形成。

卵裂早期某一条染色体的姐妹染色单体不分离，可导致产生由两种细胞系或三种细胞系组成的嵌合体。①不分离发生在第一次卵裂：若不分离的是性染色体，可形成具有两种非整倍体核型细胞系的嵌合体,一种为三体核型细胞系,另一种为单体核型细胞系。如45,X/47,XXX;若不分离的是常染色体,由于常染色体单体细胞生命力极差,几乎是致死的,故很难形成嵌合体;②不分离发生在第二次卵裂或以后:若不分离的是性染色体,可形成具有三种核型不同细胞系的嵌合体,如45,X/46,XX/47,XXX或45,X/46,XY/47,XYY;若不分离的是常染色体,一般只能形成具有两种不同核型细胞系的嵌合体,如46,XX/47,XX,+21。不分离发生的越晚,正常二倍体细胞系的比例越大,临床症状也相对较轻。

(2)染色体丢失:染色体丢失主要发生在有丝分裂后期阶段。在细胞分裂后期,由于某种原因,某一条染色体未与纺锤丝相连,不能移向任何一极参与子细胞核的形成;或者在移向一极时行动迟缓,称为后期延滞(anaphase lag),结果该染色体未能及时移到分裂极而同样不能参与子细胞核的形成。这种滞留在细胞质中的染色体最终被降解而丢失,使分裂形成的一个子细胞中缺少1条染色体而形成亚二倍体。如果细胞在分裂过程中,丢失的是性染色体也会导致嵌合体的形成。

二、染色体结构畸变

染色体结构是相对稳定的,但在环境因素刺激之下,有时会发生断裂。断裂后如果断片之间原位重接,染色体恢复正常,不引起遗传效应,称为愈合;断裂后如果断片之间没有重接,导致无着丝粒的断片丢失,或者虽然进行了重接,但不是原位重接,而是错位重接,导致染色体重排(chromosomal rearrangement)形成衍生染色体(derivation chromosome,der)。所以染色体结构畸变(abnormalities of chromosome structure)就是指染色体部分片段的丢失或重排。染色体断裂是染色体结构畸变的前提条件。

1. 染色体结构畸变的描述方法　关于染色体结构畸变的描述ISCN制定了两种方法,即简式和详式。描述过程中所用到的符号见表5-1。

(1)简式:用简式描述染色体结构畸变的规则为:"染色体总数,性染色体组成,结构畸变类型符号(结构畸变染色体序号)(臂区带)"。最后一个括号中的"臂区带"表示的是染色体的断裂位点。所以简式是通过描述染色体断裂位点来说明染色体结构畸变本质的一种方法。

(2)详式:用详式描述染色体结构畸变的规则为:"染色体总数,性染色体组成,结构畸变类型符号(结构畸变染色体序号)(衍生染色体带的组成)"。详式与简式的区别在于最后一个括号,详式在最后一个括号中除了描述断裂点,还描述了衍生染色体带的组成。

2. 染色体结构畸变的类型　由于染色体断裂后有多种重接方式,导致了多种结构畸变类型。临床上常见的染色体结构畸变有:缺失、重复、倒位、易位、环状染色体、双着丝粒染色体和等臂染色体等。

(1)缺失(deletion,del):缺失是指染色体上部分片段的丢失,使位于这个片段的基因也随之发生丢失。按照染色体断裂点的数量和位置可分为末端缺失(terminal deletion)和中间缺失(interstitial deletion)两类:①末端缺失是指某一染色体的长臂或短臂发生了一次断裂,断裂后未发生重接,无着丝粒的片段不能与纺锤丝相连而丢失。如图8-1(1)所示,1q21

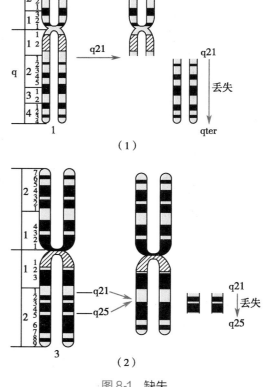

图8-1　缺失
(1)末端缺失;(2)中间缺失

发生断裂,其远侧段(q21→qter)丢失,这条染色体是由短臂的末端(pter)至长臂的 2 区 1 带(q21)所构成。这种结构畸变的简式描述为:46,XX(XY),del(1)(q21);详式描述为:46,XX(XY),del(1)(pter→q21:)。②中间缺失是指一条染色体的同一臂上发生了两次断裂,两个断裂点之间的片段丢失,其余的两个断片重接。如图 8-1(2)所示,3 号染色体的 q21 和 q25 发生断裂和重接,这两断裂点之间的片段丢失。这种结构畸变的简式描述为:46,XX(XY),del(3)(q21q25);详式描述为:46,XX(XY),del(3)(pter→q21::q25→qter)。如果缺失发生在生殖细胞中,受精后将形成部分单体。

（2）重复(duplication,dup):重复是指一条染色体上某一片段增加了一份或一份以上的现象。同源染色体之间或姐妹染色单体之间的不等交换是导致重复的主要原因。如果重复发生在生殖细胞中,受精后将形成部分三体。

（3）倒位(inversion,inv):倒位是指某一染色体发生两次断裂后,两断裂点之间的片段旋转180°后重接,造成染色体上基因顺序的重排。染色体的倒位可分为臂内倒位(paracentric inversion)和臂间倒位(pericentric inversion):①臂内倒位:一条染色体的某一臂上同时发生两次断裂,所形成的中间片段旋转180°后重接。例如,1 号染色体 p22 和 p34 同时发生了断裂,两断裂点之间的片段倒转后重接,形成了一条臂内倒位染色体,如图 8-2,这种结构畸变的简式描述为:46,XX(XY),inv(1)(p22p34);详式描述为:46,XX(XY),inv(1)(pter→p34::p22→p34::p22→qter)。②臂间倒位:一条染色体的长、短臂各发生一次断裂,中间断片颠倒后重接,则形成一条臂间倒位染色体。如 4 号染色体的 p15 和 q21 同时发生断裂,两断裂点之间的片段倒转后重接,形成了一条臂间倒位染色体,如图 8-3,这种结构畸变的简式描述为:46,XX(XY),inv(4)(p15q21);详式描述为:46,XX(XY),inv(4)(pter→p15::q21→p15::q21→qter)。

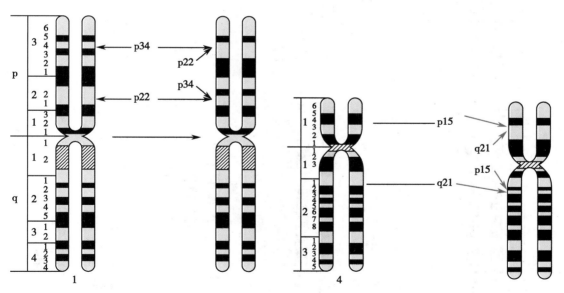

图 8-2　臂内倒位染色体　　　图 8-3　臂间倒位染色体

（4）易位(translocation,t):一条染色体的断片移接到另一条非同源染色体的臂上,这种结构畸变称为易位。常见的易位方式有相互易位(reciprocal translocation,rcp)和罗伯逊易位(Robertsonian translocation,rob)等。①相互易位:两条染色体同时发生断裂,断片交换位置后重接,形成两条衍生染色体。当相互易位仅涉及位置的改变而不造成染色体片段的增减时,则称为平衡易位。如 2 号染色体的 q21 和 5 号染色体的 q31 同时发生了断裂,两断片交换位置后重接,形成两条衍生染色体(图 8-4)。这种结构畸变的简式描述为:46,XX(XY),t(2;5)(q21;q31);详式描述为:46,XX

（XY），t（2;5）（2pter→2q21::5q31→5qter;5pter→5q31::2q21→2qter），简式和详式中的畸变类型符号也可用"rcp"表示。②罗伯逊易位:又称着丝粒融合(centric fusion)。这是发生于近端着丝粒染色体之间的一种易位形式。当两条近端着丝粒染色体在着丝粒部位或其附近部位发生断裂后，二者的长臂通过着丝粒部位或附近的断裂端重接在一起，形成一条衍生染色体，两个短臂则构成一条小染色体，小染色体往往在细胞的第二次分裂时丢失，这可能是由于其缺乏着丝粒或者是由于其完全由异染色质构成所致。由于丢失的小染色体几乎全是异染色质，而由两条长臂构成的衍生染色体上则几乎包含了两条染色体的全部基因。因此，染色体发生了罗伯逊易位的个体，虽然只有45条染色体，但遗传物质基本是平衡的，表型一般是正常的，称这种个体为罗伯逊易位携带者或平衡易位携带者。如14号染色体短臂的1区0带(14p10)和21号染色体长臂的1区0带(21q10)同时发生了断裂，两条染色体带有长臂的断片相互连接，即在着丝粒部位融合，形成的衍生染色体包含了21号染色体的q10→qter节段和14号染色体的p10→qter节段，其余的部分均丢失(图8-5)。简式描述为45，XX(XY)，-14，-21，+der(14;21)(p10;q10);详式描述为45，XX(XY)，-14，-21，+der(14;21)(14qter→14p10::21q10→21qter)。简式和详式中的畸变类型符号也可用"rob"表示。罗伯逊易位携带者在形成生殖细胞时会出现异常情况，造成胚胎死亡而流产或生出先天畸形的患儿，图8-6表示了14号和21号染色体罗伯逊易位携带者将产生的生殖细胞和受精卵的类型。

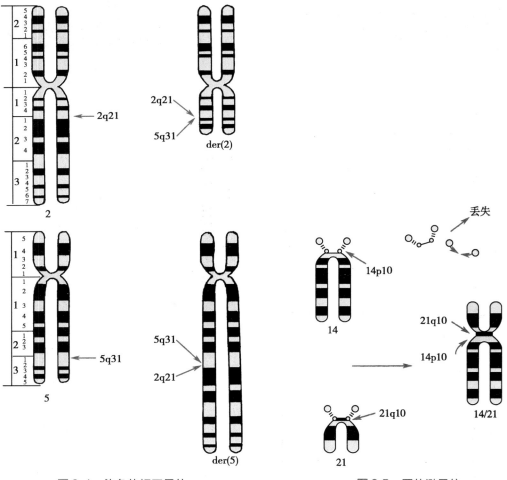

图8-4　染色体相互易位　　　　　　　图8-5　罗伯逊易位

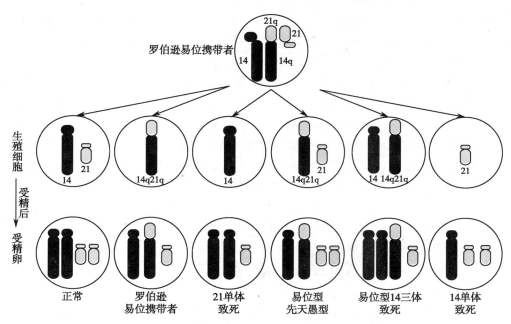

图8-6 罗伯逊易位携带者产生的生殖细胞和受精卵的类型

（5）环状染色体（ring chromosome，r）：一条染色体的长、短臂同时发生断裂，含有着丝粒片段的两断端发生重接，即形成环状染色体。如2号染色体的 p21 和 q31 分别发生了断裂，断裂点以远的片段丢失，含有着丝粒的中间片段的两个断端 p21 与 q31 重接形成环状染色体（图8-7）。这种结构畸变的简式描述为：46，XX（XY），r（2）（p21q31）；详式描述为：46，XX（XY），r（2）（∷p21→q31∷）。

（6）双着丝粒染色体（dicentric chromosome，dic）：两条染色体同时发生一次断裂后，两个具有着丝粒的片段的断端重接，形成了一条双着丝粒染色体。如6号染色体的 q22 和11号染色体的 p15 分别发生了断裂，两个具有着丝粒的染色体片段断端重接，形成了一条双着丝粒的衍生染色体（图8-8）。这种结构畸变的简式描述为：45，XX（XY），-6，-11，+dic（6；11）（q22；p15）；详式描述为：45，

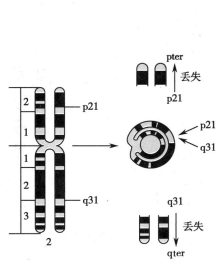

图8-7 环状染色体

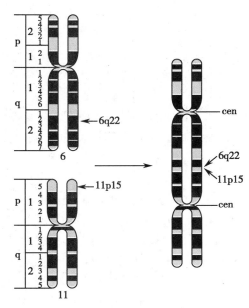

图8-8 双着丝粒染色体

XX(XY),−6,−11,+dic(6;11)(6pter→6q22::11p15→11qter)。

（7）等臂染色体（isochromosome,i）：一条染色体的两个臂在形态、遗传结构上完全相同，称为等臂染色体。等臂染色体一般是由于着丝粒分裂异常造成的。在正常的细胞分裂中，着丝粒纵裂，姐妹染色单体分离，形成两条具有长、短臂的染色体。如果着丝粒横裂，两个长臂和两个短臂各自形成一条染色体，即形成了一条具有两个长臂和一条具有两个短臂的等臂染色体，如图8-9所示。①具有两个X长臂的等臂染色体的简式描述为：46,X,i(X)(q10)；详式描述为：46,X,i(X)(qter→q10::q10→qter)。②具有两个X短臂的等臂染色体的简式描述为：46,X,i(X)(p10)；详式描述为：46,X,i(X)(pter→p10::p10→pter)。

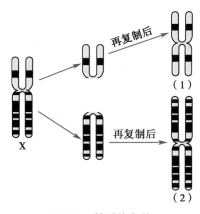

图8-9 等臂染色体
（1）X短臂等臂染色体；（2）X长臂等臂染色体

第二节 染 色 体 病

染色体畸变所导致的疾病称为染色体病。染色体是基因的载体，平均每条染色体上连锁着约1000个基因，因此染色体畸变往往涉及成群基因的改变，从而受累个体表现出如先天性多发畸形、智力发育障碍、生长发育迟缓以及流产或死胎等多种临床症状。由于多数染色体病表现出多种临床症状，故又称为染色体异常综合征（chromosomal aberration syndrome）。染色体病分为常染色体病（autosomal disease）和性染色体病（sex chromosomal disease）。

一、常染色体病

常染色体病是指由常染色体的数目或结构异常所引起的疾病。常染色体病有着共同的临床表现，如智力低下，生长发育迟缓，可伴有头面部、四肢、内脏及皮肤等方面的异常。临床上常见的有21三体综合征、18三体综合征和13三体综合征等。

1. 21三体综合征 21三体综合征（trisomy 21 syndrome）[OMIM#190685]又称唐氏综合征，是最早被确定的染色体病。1866年英国医生唐（Down）首先描述了此病，故称唐氏综合征（Down syndrome）。1959年法国细胞学家列仁（Lejeune）证实此病的病因是多了一条G组染色体，后来确定为21号。

21三体综合征是人类最常见的一种染色体病。据报道新生儿中21三体综合征的发病率约为1/800。该病患者的主要临床症状为：智力低下，智商在20～25之间；生长发育迟缓，出生时身长、体重低于正常婴儿；特殊面容，小头、耳位低、眼距宽、外眼角上斜、鼻梁低平、口常张开、舌大且常伸出口外，又称"伸舌样痴呆"；多发畸形，约50%的患者有先天性心脏病，也有胃肠道畸形；四肢短小，手短宽而肥，第5手指只有一条指横褶纹，趾间距宽；皮肤纹理异常，通贯掌频率高；免疫力低下，容易发生感染，比正常人较易患白血病；该病男性患者一般不育，女性患者偶尔能生育。

21三体综合征患者有三种不同类型的核型：即三体、嵌合型和易位型。①三体：三体核型为47,XX(XY),+21，是21三体综合征患者中最常见的核型，约占所有患者的95%。这种核型主要是由于患者母亲在卵子发生过程中，在减数分裂时21号染色体发生不分离所致，不分离多发生于减数分裂Ⅰ。这种不分离的概率随母亲年龄的增高而增大。②嵌合型：嵌合型核型为46,XX(XY)/47,XX(XY),+21，是受精卵在卵裂早期的有丝分裂期间21号染色体发生不分离而导致的，其临床症状的轻重程度取决于异常细胞系所占的比例，由于身体中有正常细胞系，所以总的来讲临床症状轻于三体。③易位型：易位型是由21号染色体发生罗伯逊易位导致的，与21号染色体发生罗伯逊易位的多数是

D 组染色体,少数是 G 组染色体,其中常见的是 14 号与 21 号染色体的罗伯逊易位,其简式描述为 46,XX(XY),-14,+der(14;21)(p10;q10);详式描述为 46,XX(XY),-14,+der(14;21)(14qter→14p10::21q10→21qter)。这种核型产生的原因有两种,一是由罗伯逊易位携带者亲代遗传而导致,二是源于 14 号与 21 号染色体新发生的罗伯逊易位。该核型患者的临床症状典型,类似于三体。21 号染色体上有 310 个基因,21 三体综合征患者发病的分子机制与这 310 个基因中的部分过度表达有关。研究表明,21 三体综合征关键区位于 21q22.1-q22.3。

2. 18 三体综合征 18 三体综合征(trisomy 18 syndrome)是在 1960 年由爱德华兹(Edwards)首先报道,发现其病因是多了一条 E 组染色体,故又称 Edwards 综合征。1961 年帕陶(Patau)证实了多出的一条染色体为 18 号染色体。本病在新生儿中的发病率约为 1/5000～1/4000,女婴发病率高于男婴(3:1)。

18 三体综合征的主要临床症状为:生长发育障碍,出生体重低,平均体重仅为 2243g 左右;智力低下,肌张力亢进;眼裂小,眼距宽,有内眦赘皮,眼球小,耳位低,下颌小;后枕骨突出,胸骨短小;特殊握拳姿势,3、4 指紧贴手掌,2、5 指压在其上,1/3 为通贯掌、摇椅样足;95% 患者伴有先天性心脏病,主要是室间隔缺损及动脉导管闭锁不全,这是导致患儿死亡的主要原因;男性患者常见隐睾,女性患者常为大阴唇或阴蒂发育不良。

18 三体综合征患者有三种不同类型的核型:即三体、嵌合型和易位型。①三体:三体是 18 三体综合征患者的常见类型,核型为 47,XX(XY),+18,这种核型主要是由于患者母亲在卵子发生过程中,在减数分裂时 18 号染色体发生不分离所致;②嵌合型:嵌合型 18 三体综合征患者核型为 46,XX(XY)/47,XX(XY),+18,是受精卵在卵裂早期的有丝分裂期间 18 号染色体发生不分离而导致的,其临床症状轻于三体;③易位型:易位型 18 三体综合征患者有多种易位类型,以 18 号染色体与 D 组染色体间的易位居多。

3. 13 三体综合征 13 三体综合征(trisomy 13 syndrome)是在 1960 年由帕陶(Patau)等首先报道的,并确定本病病因是多了一条 D 组染色体,故称 Patau 综合征。1966 年,尤尼斯(Yunis)等用显带技术证实了增多的是一条 13 号染色体。本病发病率为 1/7000～1/5000,女性发病率高于男性。

13 三体综合征患者的畸形和临床症状比 21 三体综合征患者严重。出生时体重轻,生长发育障碍;严重畸形,如小头,前额低斜,前脑发育缺陷(无嗅脑),眼球小,或无眼球;2/3 唇裂、腭裂;耳位低,耳郭畸形,常有耳聋;80% 以上伴有先天性心脏病;常有多囊肾、无脾;男性患者多为隐睾,女性患者有阴蒂肥大、卵巢发育不全、双阴道、双角子宫等;指(趾)畸形,多指(趾),足内翻,有与 18 三体综合征相同的握拳姿势和摇椅样足、通贯掌;智力发育严重障碍,存活较久的患儿还有癫痫样发作等。

13 三体综合征患者常见的核型为 47,XX(XY),+13。也有少数为易位型或嵌合型。

4. 5p⁻综合征 5p⁻综合征(5p⁻syndrome)[OMIM#123450]病例是在 1963 年由列仁(Lejeune)等首先发现,因为患儿的哭声与猫叫声相似,故又称为猫叫综合征(cri-du-chat syndrome)。1964 年证实本病是第 5 号染色体短臂部分缺失所致。其发病率为 1/50 000。

5p⁻综合征的主要临床症状为:哭声像猫叫,智力低下,生长发育迟缓,肌张力低,小头,满月形脸,眼距宽,外眼角下斜,内眦赘皮,斜视,耳位低,下颌小,腭弓高,第 5 指短且内弯;常伴发有先天性心脏病,主要是室间隔缺损和动脉导管未闭等。

5p⁻综合征的核型多为 46,XX(XY),del(5)(p15),5p15 发生断裂,其远侧段(p15→pter)丢失。近 90% 的病例的 5p⁻是新发生的;而 10%～15% 病例的 5p⁻则是由平衡易位携带者的亲代遗传而来。研究表明,5p15.2 和 5p15.3 的缺失是引起 5p⁻综合征临床症状的主要原因。

二、性染色体病

性染色体病又称性染色体异常综合征,是指由性染色体(X 或 Y)的数目异常或结构畸变而引起的疾病。这类患者的共同临床症状表现为性发育异常或两性畸形。

1. 先天性睾丸发育不全综合征　先天性睾丸发育不全综合征是在 1942 年由克莱恩费尔特（Klinefelter）首先报道的，故又称 Klinefelter 综合征（Klinefelter syndrome）。1956 年布拉德伯里（Bradbury）等发现该病患者在其间期细胞核内有一个 X 小体。1959 年雅可布（Jacobs）和斯特朗（Strong）证实了该综合征的核型为 47，XXY。本病的发病率在男性中约为 1/800；在精神发育不全的男性中发生率约为 1/100；在男性不育症个体中约占 1/10。

先天性睾丸发育不全综合征的主要临床症状为：外观男性，在儿童期无明显异常，一般青春期后才出现症状。身材高大，四肢修长；生殖器官发育不全，睾丸不发育或隐睾，生精小管萎缩，呈玻璃样变性，无精子生成，不育；第二性征发育不良，体毛稀少、无须、无喉结，乳房发育女性化，皮下脂肪发达等。

先天性睾丸发育不全综合征患者的常见核型为 47，XXY，由亲代产生生殖细胞过程中，减数分裂时性染色体发生不分离所致；少数为嵌合体，其核型主要为 46，XY/47，XXY，是受精卵卵裂早期的有丝分裂过程中，X 染色体发生不分离所致。嵌合体患者病情轻于 47，XXY 型患者，有时一侧睾丸发育正常，有生育能力；也有极少数患者的核型为 48，XXXY 或 49，XXXXY 等，一般情况下，核型中 X 染色体数目越多，病情越严重。如核型为 48，XXXY 的患者，除具有先天性睾丸发育不全综合征的全部临床症状外，还伴有严重智力低下，小头、腭裂、脊柱畸形等症状。

2. 先天性卵巢发育不全综合征　先天性卵巢发育不全综合征是由特纳（Turner）于 1938 年首先报道，故又称特纳综合征（Turner syndrome）。1954 年普莱恩（Polani）发现本病患者大多数为性染色质阴性，1959 年福德（Ford）证实了本病患者缺少 1 条 X 染色体。本病在新生女婴中的发病率约为 1/2500，但在自发流产胎儿中发生率为 7.5%。

Turner 综合征的主要临床症状为外观女性，身材矮小，成人身高约为 120～140cm；性腺呈索条状，原发闭经，子宫发育不全，外生殖器发育不良；第二性征不发育，乳距宽，盾状胸，乳房不发育，无生育能力；后发际低，肘外翻，50% 患者有蹼颈；新生儿手脚常呈淋巴性水肿，第 4、5 指（趾）骨与掌跖骨短或畸形；常伴发先天性心脏病等。

Turner 综合征患者具有不同的核型，常见核型为 45，X，占全部患者的 50% 以上，主要是由于其父亲在形成精子过程中，XY 染色体发生不分离而形成无性染色体的精子受精后所导致。这种核型的患者症状典型，具有以上所述的各种症状；其余患者为各种类型的嵌合型和结构异常的核型，常见的嵌合型核型有 45，X/46，XX；45，X/47，XXX；45，X/46，XX/47，XXX，主要是由受精卵在卵裂早期的有丝分裂过程中，X 染色体丢失或不分离所导致，临床症状较轻，有时有生育能力；结构异常的核型主要是 X 等臂染色体，包括 46，X，i（X）（q10）和 46，X，i（X）（p10），这两种核型患者的临床症状有一定差异，但都近似于 45，X。

3. XYY 综合征　XYY 综合征由桑德堡（Sandburg）等于 1961 年首次报道。本病的发病率在男性中约为 1/1500～1/750。XYY 综合征的主要临床症状为：表型为正常男性，有生育能力，少数患者外生殖器发育不良；智力正常，但性格暴躁粗鲁，行为过火，常发生攻击性行为；身材高大，有随身高增长而发生率增高的趋势。患者的核型主要为 47，XYY；也有少数为 48，XYYY；49，XYYYY 等核型的患者。

4. XXX 综合征　XXX 综合征或称 X 三体综合征（trisomy X syndrome）由雅可布（Jacobs）等 1959 年首次描述。在女性新生儿中，XXX 综合征发病率为 1/1000，在女性精神病患者中，发生率为 4/1000。

XXX 综合征的主要临床症状为：大多数患者为外表正常的女性，具有生育能力，但常见智力低下，甚至精神失常；间歇性闭经，卵巢功能障碍，乳腺不发育等。患者的核型多为 47，XXX，此外，还有 48，XXXX；49，XXXXX 核型的患者，又称为 X 多体综合征。

小　结

染色体畸变包括数目畸变和结构畸变。数目畸变主要有多倍体和非整倍体。多倍体的形成机制有双雄受精、双雌受精、核内复制和核内有丝分裂；非整倍体的形成机制有染色体不分离和染色体丢失,其中有丝分裂不分离和染色体丢失可导致嵌合体的形成。常见的染色体结构畸变有缺失、重复、倒位、易位、环状染色体、双着丝粒染色体和等臂染色体等。由染色体畸变而导致的疾病称染色体病。临床上所见染色体病通常是染色体非整倍体改变和染色体结构改变所致。染色体病分为常染色体病和性染色体病,共同的临床症状是具有不同程度的先天性多发畸形、智力低下、生长发育迟缓及皮肤纹理的改变;性染色体病还会出现内外生殖器畸形和生育障碍。

思 考 题

1. 一条染色体发生两次断裂后,可能会形成哪些畸变类型?

2. 某医院对一流产儿进行核型分析,分析结果显示该流产儿核型为 45,X/47,XXX,试分析该核型的产生机制。

3. 某医院对一身高185cm、性格暴躁的男性囚犯进行性染色质检测,检测结果为 X 染色质隐性,Y 染色质双阳性,请分析该囚犯的核型及其产生机制。

4. 21 三体综合征有哪几种核型? 其形成机制是什么?

(周好乐)

第九章　单基因遗传与疾病

　　由一对等位基因单独决定性状或疾病的遗传方式称为单基因遗传,而受一对等位基因控制而发生的疾病,称为单基因遗传病(single-gene disease,monogenic disease)。它的遗传遵循孟德尔定律,所以也称为孟德尔式遗传病。

　　在单基因遗传病中,根据决定该疾病的基因是在常染色体上还是性染色体上,以及该基因决定的性状是显性的还是隐性的,可将单基因遗传病分为常染色体显性、常染色体隐性、X 连锁隐性、X 连锁显性以及 Y 连锁遗传等 5 种不同的遗传方式。

　　人类性状或疾病的孟德尔式遗传方式是通过观察这些性状或疾病在家系内分离或传递而推断的,称为系谱分析法(pedigree analysis)。系谱(pedigree)是指从先证者入手,追溯调查其家系所有成员的亲属关系,以某种遗传病或性状为依据,按一定格式绘制成的图解。先证者(proband)是指某个家系中首先被医生或遗传研究者发现的罹患某种遗传病的患者或者具有某种遗传性状的成员。系谱中常用的符号见图 9-1。

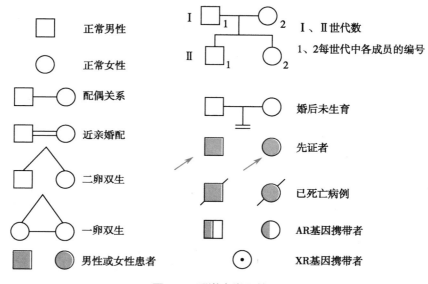

图 9-1　系谱中常用符号

第一节　常染色体遗传与疾病

　　决定性状或疾病的一对等位基因位于 1~22 号染色体上,这种遗传方式称为常染色体遗传。若遗传病的致病基因位于 1~22 号染色体上,这类疾病就称为常染色体遗传病,包括常染色体显性遗传病和常染色体隐性遗传病。

一、常染色体显性遗传病

　　一种疾病,其致病基因位于 1~22 号染色体上,在杂合子(Aa)的情况下表现为疾病,这类疾病称为常染色体显性(autosomal dominant,AD)遗传病。

1. **常染色体显性遗传病的遗传特点** 假设用 *A* 代表决定某种显性疾病的基因,用 *a* 代表相应的正常隐性基因,则患者的基因型为 *AA* 或 *Aa*,正常人的基因型为 *aa*。人类的致病基因最初是由野生型基因(正常基因)突变而来的,所以在群体中致病基因频率很低,对 AD 遗传病来讲,患者往往是杂合子(*Aa*)发病,很少见到纯合子患者(*AA*)。

在 AD 遗传病家系中,最常见的是杂合子患者(*Aa*)和正常人(*aa*)之间的婚配,在子代中约有 1/2 是患者(*Aa*),1/2 为正常人(*aa*)(图 9-2)。若一种 AD 遗传病的发病率较高,则可能见到两个杂合子患者(*Aa*)之间的婚配。此时,子代中约有 1/4 为正常人(*aa*),1/2 为杂合子患者(*Aa*),1/4 为纯合子患者(*AA*)(图 9-3)。

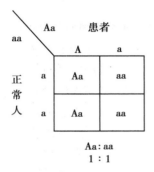

图9-2 AD 遗传病杂合子患者与正常人婚配图解

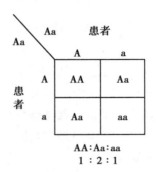

图9-3 AD 遗传病两个杂合子患者婚配图解

图 9-4 是一个典型的 AD 遗传病家系的系谱。在这个家系中,Ⅰ、Ⅱ、Ⅲ代均有患者即连续遗传,先证者Ⅱ₃的双亲中父亲Ⅰ₁是患者,同胞中Ⅱ₂为患者、Ⅱ₅为正常人。Ⅱ₅的后代中没有患者,而Ⅲ₃和Ⅱ₂的 7 个子女中 3 人为患者,患病概率约为 1/2。男性和女性均有患者,发病与性别无关。

通过婚配类型分析及典型系谱举例,AD 遗传病的系谱特征总结如下:①往往代代都有发病患者,即连续遗传;②由于致病基因位于常染色体上,因此致病基因的遗传与性别无关,即男女发病概率相等;③患者双亲中如果有一方患病,致病基因由亲代传来。如果双亲都无病,则有可能是新发生的突变所致,一些突变率较高的病种有时可以见

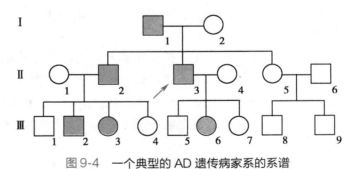

图9-4 一个典型的 AD 遗传病家系的系谱

到这种情况;④患者同胞中将有 1/2 概率患病。患者的正常同胞,从亲代未得到致病基因,其后代将都会正常;⑤患者后代中将有 1/2 概率患病,也可以说患者每生育一次,都有 1/2 的风险生出该病患儿。

2. **常染色体显性遗传的不同类型**

(1) 完全显性(complete dominance):纯合子(*AA*)和杂合子(*Aa*)患者在表型上无差别,称为完全显性。

并指 I 型[OMIM#185900]是一种常染色体完全显性遗传病,由于指(趾)间骨性或软组织融合而形成肢端畸形,在新生儿中的发病率约为 2/10 000~3/10 000。患者的主要临床特征为手的第 3、4 指间有蹼,其末节指骨愈合,足的第 2、3 趾间有蹼。

　　该遗传病是由定位于 2q34-q36 的 *IHH* 基因[OMIM＊600726]遗传性缺陷所致。*IHH* 基因编码产物属于 hedgehog 家族成员,参与骨的生长与分化。由于拷贝数变异(copy number variation,CNV)导致的 *IHH* 基因表达异常造成指(趾)发育调控网络异常,从而表现为并指(趾)畸形。

　　(2)不完全显性(incomplete dominance)或半显性(semidominance):杂合子患者(*Aa*)的表型介于纯合子患者(*AA*)与纯合隐性的正常人(*aa*)之间,即纯合子患者(*AA*)病情重,杂合子患者(*Aa*)病情轻,称为不完全显性或半显性。

　　家族性高胆固醇血症[OMIM#143890]是一种比较常见的 AD 遗传病,在人群中杂合子发病率约为 1/500,纯合子患者的概率约为 1/1 000 000。杂合子患者(*Aa*)的主要临床特征为血清中胆固醇(7.8~15.6mmol/L)和低密度脂蛋白(>4.9mmol/L)增高,大约 50% 的患者由于伸肌腱的胆固醇沉积而出现黄瘤,较早出现角膜弓(老人环)和心血管动脉粥样硬化,40~60 岁可发生冠心病。纯合子患者(*AA*)血清胆固醇非常高(15.6~31.2mmol/L),可在儿童期发生冠心病,通常在 20~30 岁死于心肌梗死或猝死。

　　该遗传病是由定位于 19p13.2 的 *LDLR* 基因[OMIM＊606945]遗传性缺陷所致。*LDLR* 基因编码产物为嵌入细胞膜的跨膜蛋白,可与低密度脂蛋白结合,参与维持机体胆固醇体内平衡。不同位置的 *LDLR* 基因突变可导致无功能性 mRNA 和蛋白质的产生,或阻断低密度脂蛋白受体从内质网向高尔基复合体的转运,或不能正常地结合配体,或表现为内在化和再循环缺陷,导致患者血清中胆固醇和低密度脂蛋白明显增高。

　　(3)共显性(codominance):一对不同形式等位基因,彼此之间没有显性和隐性的区别,在杂合状态下两种基因的作用都完全表现出来,即等位基因分别表达其基因产物,形成相应表型,称为共显性。

　　ABO 血型系统(ABO blood group system)[OMIM#616093]包括 A、B、O、AB 四种血型,以红细胞膜上抗原来分类,由定位于 9q34 的一组复等位基因 I^A、I^B 和 i 所控制。所谓复等位基因(multiple allele)是指一对等位基因座位上,在群体中有两个以上的等位基因,但每个个体只能有其中的两个。复等位基因实质上是一个基因发生多次独立突变所致,是基因突变多向性的表现。I^A 和 I^B 基因的编码区长 1062bp,编码相对分子质量为 41×10^3 的蛋白质,它们之间的差异仅在 294、523、654、700、793、800、927 位碱基,因而编码的糖基转移酶有所不同。i 基因则有 258 位碱基 G 的缺失,导致移码突变,形成无功能的蛋白质。

　　I^A 决定 A 抗原,I^B 决定 B 抗原,I^A 和 I^B 对 i 为显性,因而,I^AI^A 和 I^Ai 基因型个体的红细胞膜上有 A 抗原,表型为 A 型;同理 I^BI^B、I^Bi 基因型个体的红细胞膜上有 B 抗原,表型为 B 型;ii 基因型个体的红细胞膜上既无 A 抗原又无 B 抗原,表型为 O 型;当基因型为 I^AI^B 时,I^A 和 I^B 之间无显隐性,I^A 和 I^B 等位基因作用都完全表现出来,因此 I^AI^B 基因型个体的红细胞膜上既有 A 抗原也有 B 抗原,表型为 AB 型。

　　A 抗原和 B 抗原的合成是以 H 抗原存在为前提的。在 ABO 血型物质合成过程中,首先是 *H* 基因编码岩藻糖转移酶的合成,这种酶可将岩藻糖加在前体物质的半乳糖上,形成 H 抗原。I^A 基因编码乙酰半乳糖胺转移酶的合成,这种酶能将半乳糖胺加在 H 抗原的半乳糖残基上,形成 A 抗原;I^B 基因编码半乳糖转移酶的合成,这种酶可将半乳糖加在 H 抗原的半乳糖残基上,形成 B 抗原;i 基因为无效等位基因,不能合成糖基转移酶,因此 O 型血个体的红细胞膜上只有 H 抗原。在印度孟买有一种特殊的 O 型血,基因型为 *hh*,不能形成 H 抗原,即使有 I^A 和/或 I^B 基因,也无法形成 A 抗原和/或 B 抗原,因此红细胞膜上既无 A 抗原或 B 抗原,也无 H 抗原。

　　已知双亲 ABO 血型,就可推测子女可能有的和不可能有的 ABO 血型。已知母亲和子女的 ABO 血型,也可以推测父亲可能有的和不可能有的 ABO 血型。这在法医学的亲权鉴定上有一定意义(表 9-1)。

表 9-1 双亲与子女之间 ABO 血型的传递关系

双亲血型	子女中可能有的血型	子女中一般不可能有的血型
A×A	A、O	B、AB
A×O	A、O	B、AB
A×B	A、B、AB、O	—
A×AB	A、B、AB	O
B×B	B、O	A、AB
B×O	B、O	A、AB
B×AB	A、B、AB	O
AB×O	A、B	AB、O
AB×AB	A、B、AB	O
O×O	O	A、B、AB

（4）不规则显性（irregular dominance）：杂合子个体（Aa）在不同内外环境作用下可以表现为显性，即表达出相应表型，也可以不表达出相应的表型，而且表现为显性的程度也可以不同，这种显性的传递方式有些不规则，称为不规则显性。

不规则显性最常见的原因之一是外显率（penetrance）降低。外显率是指在一个群体中带有某一致病基因的个体，表现出相应疾病表型的比率，一般用百分率来表示。假设带有致病基因 A 的杂合子50 人中有 40 人表现出相应疾病表型，那么该病的外显率为 80%，称不完全外显（incomplete penetrance）。如果带有致病基因的杂合子个体（Aa）100% 表现出相应疾病表型，就称为完全外显（complete penetrance）。对一个个体来讲，外显率表现为"全或无"。携带有显性致病基因的个体可能不表现疾病（未外显），称为顿挫型。顿挫型个体虽表型正常但可将致病基因传递给后代，出现隔代遗传现象。

不规则显性的另一个原因为表现度不一致（variable expressivity）。表现度（expressivity）是指致病基因在不同个体的表达程度，即患病的严重程度。在一个家系中患病的不同个体即使得到相同的致病基因，但他们的病情程度有重度、中度、轻度的不同，就称为表现度不一致。疾病表型不仅由突变基因的基因型所决定，而且受环境因素和遗传背景的影响。决定表型的主基因之外基因组内其他基因对该主基因而言是遗传背景。遗传背景中，修饰基因对主基因、对表型形成有显著的效应，有的修饰基因能增强主基因的作用，使主基因的表型形成完全；有的修饰基因能减弱主基因的作用，使主基因的表型形成不完全，从而出现不同的表现度。

马凡（Marfan）综合征［OMIM#154700］是一个表现度不一致的典型例子。它是一种累及全身结缔组织的 AD 遗传病，主要累及骨骼系统、眼和心血管系统，发病率约为 1/5000。患者的主要临床特征为身材高、体瘦、四肢细长、脊柱侧凸、鸡胸或漏斗胸、蜘蛛指（趾）。眼的典型损害为晶状体脱位，也可出现高度近视、白内障等。心血管系统常见二尖瓣等瓣膜功能障碍和主动脉瘤，有时主动脉瘤破裂可引起猝死。Marfan 综合征患者表现度非常广泛，轻型可以只累及一个器官系统，重型可以出现骨骼、眼、心血管系统的严重损害。即使同一家系内携带相同致病基因突变的不同患者也可表现出发病年龄、累及器官以及严重程度的不同，即表现度不一致。

该遗传病是由定位于 15q21.1 的 *FBN1* 基因［OMIM＊134797］遗传性缺陷所致。*FBN1* 基因编码产物为肌原纤维蛋白，广泛分布于全身结缔组织，是细胞外微纤维的主要成分。*FBN1* 基因缺陷存在明显的差异，包括外显子缺失、错义突变、终止密码突变等，造成肌原纤维蛋白结构缺陷，影响眼晶状体韧带、骨关节韧带、关节囊、瓣膜等组织器官的结缔组织组成成分，进而表现为骨骼系统、眼和心血管系统受累。

外显率和表现度是两个不同的概念,前者说明的是基因表达与否,是群体概念,是个"质"的问题;后者说明的是在基因的作用下表达的程度如何,是个体概念,是个"量"的问题。

(5)延迟显性(delayed dominance):一些 AD 遗传病,在生命的早期致病基因并不表达,而是达到一定的年龄后才表现出疾病,称为延迟显性。

亨廷顿(Huntington)舞蹈症[OMIM#143100]是延迟显性的典型例子。它是一种进行性神经病变,累及大脑基底神经节变性,主要损害在尾状核、壳核和额叶,发病率为 4/100 000 ~7/100 000。患者的主要临床特征为进行性不自主的舞蹈样运动,动作快,常累及躯干和四肢肌肉,以下肢最常见,可合并肌强直。随着病情加重,可出现精神症状如抑郁症,并伴有智力减退,最终成为痴呆。常于 30 ~40 岁发病,但也有 10 多岁或 60 岁以后发病的病例,平均发病年龄大约在 35 岁。

该遗传病是由定位于 4p16.3 的 HTT 基因[OMIM ∗ 613004]遗传性缺陷所致。HTT 基因 5′端编码区(第 1 外显子内)存在(CAG)$_n$三核苷酸重复,正常人重复拷贝数范围为 9 ~34 次,患者的重复拷贝数扩展到 37 ~100 次,因此,Huntington 舞蹈症是由于动态突变引起的疾病,(CAG)$_n$三核苷酸重复序列异常扩增产生一段长度不等的多聚谷氨酰胺连于 Huntington 蛋白氨基端。突变型 Huntington 蛋白异常聚集可能通过影响基因转录、激活细胞凋亡等过程导致神经元变性,尤其尾状核和壳核神经元出现区域特异性神经脱失。本病的致病基因如果是从父亲传来,则患者发病早,可在 20 岁发病且病情严重;如果是从母亲传来,则患者发病晚,多在 40 岁以后发病且病情轻。这种由于基因来自父方或母方而产生不同表型的现象就称为遗传印记(genetic imprinting)。

遗传印记是不同于孟德尔遗传规律的遗传现象。按照孟德尔遗传规律,等位基因无论来自父方或母方,对表型效应的影响是相同的。但在哺乳动物中,有一部分基因仅仅父源或母源的拷贝有功能,即双亲的基因或染色体存在功能上的差别。因此,同一基因或染色体的改变由不同性别的亲代传给子女时,可以引起不同的表型。这种现象可能与基因在生殖细胞分化过程中受到不同修饰(如 DNA 甲基化)有关,因此,遗传印记是一种依赖于配子起源的某些等位基因的修饰现象。

(6)遗传早现(anticipation):一些遗传病(通常为显性遗传病)在连续世代传递过程中,患者发病年龄逐代提前,且病情严重程度逐代加重,这种现象称为遗传早现。其分子基础为动态突变,即基因编码序列或侧翼序列的三核苷酸重复次数随世代交替的传递而呈现逐代递增的累加突变效应。

强直性肌营养不良[OMIM#160900]是一个典型的遗传早现的例子。它是一种比较常见的累及成年人的肌营养不良,发病率约为 1/8000。患者的主要临床特征为肌无力,从面部开始,然后颈、手,并逐渐遍及全身,从肌无力或肌强直到肌肉收缩松弛,也可累及心肌和平滑肌,与早期白内障、免疫球蛋白异常有关,并常有轻度智力低下。

该遗传病是由定位于 19q13.3 的 DMPK 基因[OMIM ∗ 605377]遗传性缺陷所致。DMPK 基因 3′端非编码区存在(CTG)$_n$三核苷酸重复,正常人重复拷贝数变异范围为 5 ~35 次,患者的重复拷贝数扩展到 50 ~150 次,有时达到 1000 拷贝以上。患者的发病年龄、病情程度与(CTG)$_n$三核苷酸重复的拷贝数相关,拷贝数越多,发病年龄越早,病情越严重,而且不稳定性就越明显。罕见的先天性强直性肌营养不良婴儿的特征为肌张力严重减退和智力低下,(CTG)$_n$三核苷酸重复拷贝数超过 2000 次,且多由患病母亲传递,即在女性减数分裂中重复拷贝数目增加最多。

(7)从性遗传:一些 AD 遗传病,杂合子(Aa)的表达受性别的影响,在某一性别表达出相应表型,而另一性别不表达相应表型,或者在某一性别的发病率高于另一性别,称为从性遗传。

雄激素性秃顶[OMIM%109200]是从性遗传的典型例子。该病主要是由于毛发生长期缩短、毛囊萎缩所致。患者的主要临床特征为脱发,一般自 35 岁开始,从头顶中心向周围,头发进行性、弥漫性、对称性脱落,枕部及两侧颞部仍保留正常头发。男性杂合子(Aa)表现为典型的秃顶,女性杂合子(Aa)仅表现为头发稀疏、无秃顶,只有女性纯合子(AA)才表现为秃顶。这种表型差异受性别的影响,可能与男女体内雄性激素水平的差异有关。如果女性杂合子体内雄性激素水平升高,也可出现秃顶症状。

该遗传病与 3q26 基因座紧密连锁,但致病基因尚未克隆。

二、常染色体隐性遗传病

一种疾病,其致病基因位于 1～22 号染色体上,在杂合子(Aa)时并不发病,只有隐性纯合子(aa)即突变基因的纯合子个体才表现为疾病,这类疾病就称为常染色体隐性(autosomal recessive,AR)遗传病。

1. 常染色体隐性遗传病的遗传特点 假设用 a 代表决定某种隐性疾病的基因,用 A 代表相应的正常显性基因,则患者的基因型为 aa,正常人的基因型为 AA。杂合子(Aa)表型正常,但携带隐性致病基因,且能把致病基因传递给下一代,称为携带者(carrier),即带有致病基因而表型正常的个体。

在 AR 遗传病家系中,最常见的是两个携带者(Aa)之间的婚配,在子代中约有 1/4 是患者(aa),表型正常的子女中有 2/3 是携带者(Aa),即每一个正常子女有 2/3 的可能性是携带者(图 9-5)。若一种 AR 遗传病的发病率较高,则可能见到患者(aa)与携带者(Aa)之间的婚配。此时,子代中约有 1/2 为患者(aa),1/2 为携带者(Aa)(图 9-6)。当 AR 遗传病患者(aa)和正常人(AA)婚配时,子代全部是表型正常的携带者(Aa)。当 AR 遗传病两个患者(aa)相互婚配时,子代全部是患者(aa),但这种婚配的可能性极小,只有在发病率高的 AR 遗传病中才能见到。

图 9-7 是一个典型的 AR 遗传病家系的系谱。在这个家系中,先证者 IV_1 的双亲 III_5 和 III_6 为表兄妹婚配,且表型正常。II_2 为患者(aa),致病基因(a)由 I_1 和 I_2 传来,I_1 和 I_2 为本病的肯定携带者(Aa),并将致病基因(a)传给 II_3 和 II_5,III_5 和 III_6 又分别从 II_3 和 II_5 获得致病基因(a),两者婚配后又同时将致病基因(a)传递给 IV_1,结果 IV_1 获得一对纯合致病基因(aa)而发病。在这个系谱中,无连续传递现象,而且男性和女性患病概率是相同的。

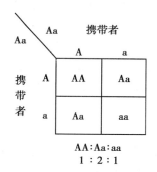

AA:Aa:aa
1 : 2 : 1

图 9-5 AR 遗传病两个携带者婚配图解

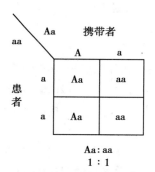

Aa:aa
1 : 1

图 9-6 AR 遗传病患者与携带者婚配图解

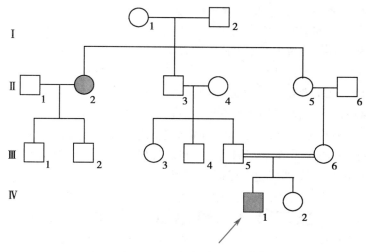

图 9-7 一个典型的 AR 遗传病家系的系谱

通过婚配类型分析及典型系谱举例,AR 遗传病的系谱特征总结如下:①系谱中往往是散发的病例,通常看不到连续遗传,甚至有时只有先证者一个患者;②由于致病基因位于常染色体上,因此致病基因的遗传与性别无关,即男女发病概率相等;③患者的双亲都不患病,但都是肯定携带者;④患者的同胞中将有 1/4 概率患病,而患者表型正常的同胞中 2/3 可能为携带者。实际上,患者同胞发病风险的统计往往比理论上的 1/4 高,这是由于抽样偏倚所致;⑤患者的后代一般不发病,但都是肯定携带者;⑥近亲婚配时子女中发病风险明显增高,而且致病基因频率越低的疾病,近亲婚配后子女患病的相对风险越高。这是由于近亲之间存在共同祖先,他们可能由共同祖先分别传递而得到共同基因,后代中发生致病等位基因纯合的可能性明显增加所致。

2. 苯丙酮尿症　苯丙酮尿症[OMIM#261600]是一种 AR 遗传的代谢病,我国的群体发病率约为 1/16 500,杂合携带者的频率约为 1/65。患者的主要临床特征为严重的智力低下、特殊的尿臭味以及皮肤色素缺乏等。患儿出生时毛发淡黄,皮肤白皙,虹膜发黄,尿有特殊的鼠臭味。生后 5~6 天血液中苯丙氨酸明显升高。3~4 个月开始出现智力发育障碍,肌张力高,常有痉挛发作。

该遗传病是由定位于 12q23.2 的 PAH 基因[OMIM*612349]遗传性缺陷所致。PAH 基因编码产物为苯丙氨酸羟化酶,催化苯丙氨酸转化为酪氨酸。PAH 基因突变导致苯丙氨酸羟化酶活性降低或丧失,苯丙氨酸不能正常转化为酪氨酸而在体内积累,血中苯丙氨酸浓度明显升高(可达 3~6mmol/L)。过量的苯丙氨酸抑制酪氨酸酶活性,减少黑色素合成,患者出现毛发、皮肤色浅。过量的苯丙氨酸还可抑制酪氨酸脱羧酶的活性,影响去甲肾上腺素的合成;抑制 L-谷氨酸脱羧酶活性,影响 γ-氨基丁酸的合成;抑制 5-羟色胺脱羧酶活性,影响 5-羟色胺的合成,从而影响中枢神经系统的发育,导致患者智力发育障碍。高浓度的苯丙氨酸使旁路代谢途径活跃,产生苯丙酮酸、苯乙酸、苯乳酸等,这些代谢旁路产物从汗液和尿液中大量排出,具有特殊的鼠臭味。

3. 先天性耳聋ⅠA型　先天性耳聋ⅠA型[OMIM#220290]是由内耳完全未发育导致的耳聋,表现为 AR 遗传,在新生儿中的发病率约为 1/1000。患者的主要临床特征为双耳感音神经性耳聋、听力丧失,前庭功能障碍。

该遗传病是由定位于 13q12 的 GJB2 基因[OMIM*121011]遗传性缺陷所致。GJB2 基因编码产物是缝隙连接蛋白 connexin26,其功能为调控细胞间信号传递。GJB2 基因突变造成突变型 connexin26 蛋白不能形成完整的缝隙连接或者组成无功能的缝隙连接,内耳淋巴循环障碍,导致感音神经性听力丧失。

由于先天性耳聋发病率较高,有时可见到两个患者之间的婚配,依据 AR 遗传病的遗传特点,后代都应是耳聋患者,但有时所有子女均为正常人。这是一种遗传异质性的表现。遗传异质性(genetic heterogeneity)是指相同或相似的表型可以由不同的遗传基础所决定。遗传异质性可进一步分为等位基因异质性(allele heterogeneity)和基因座异质性(locus heterogeneity)。等位基因异质性是指同一基因的不同突变引起相同或相似的表型;基因座异质性是指不同基因座上的不同基因突变引起相同或相似的表型。两个先天性耳聋患者婚配生育正常人是基因座异质性的很好例子。实际上,已确定的与先天性耳聋相关的基因位点达到 120 多个。

有一部分先天性耳聋患者并非是遗传因素造成的,而是由于环境因素的影响所致,例如妊娠早期感染风疹病毒、流感病毒等,或者药物使用不当(如链霉素),与 AR 遗传所致的先天性耳聋有相同的表型,这是一种表型模拟的表现。表型模拟(phenocopy)又称拟表型,是指由于环境因素的作用使个体的表型与某一特定基因所产生的表型相同或相似。表型模拟是由于环境因素的影响,并非生殖细胞中基因本身发生的改变所致,故不遗传给后代。

第二节　性染色体遗传与疾病

人类男女性别的差异在细胞水平上表现为性染色体的不同(女性为 XX,男性为 XY),因此性染色体上的基因所控制的性状或疾病,在世代传递过程中总是和性别相关。男性只有一条 X 染色体,Y 染色体上一般缺乏相应的等位基因,因此男性 X 染色体上的基因不是成对存在的,只有成对的等位基因中的一个,称为半合子(hemizygote)。男性的 X 染色体由母亲传递,Y 染色体由父亲传递,因此男性的 X 连锁基因只能从母亲传来,将来只能传给他的女儿,不存在由男性向男性的传递,称为交叉遗传(cross inheritance)。

性染色体遗传病包括 X 连锁隐性遗传病、X 连锁显性遗传病和 Y 连锁遗传病。

一、X 连锁隐性遗传病

一种疾病,其致病基因位于 X 染色体上,且致病基因的性质是隐性的,杂合时并不发病,只有致病基因的纯合子女性和半合子男性才表现为疾病,这类疾病就称为 X 连锁隐性(X-linked recessive,XR)遗传病。

1. **X 连锁隐性遗传病的遗传特点** 假设用 X^b 代表决定某种隐性疾病的基因,用 X^B 代表相应的正常显性基因,则男性患者的基因型为 X^bY,女性患者的基因型为 X^bX^b;正常男性的基因型为 X^BY,正常女性的基因型为 X^BX^B,女性携带者的基因型为 X^BX^b。

在 XR 遗传病家系中,比较常见的是男性患者(X^bY)与正常女性(X^BX^B)之间的婚配,在子代中所有子女均表型正常,但由于交叉遗传,所有女儿均为携带者(图 9-8)。女性携带者(X^BX^b)与正常男性(X^BY)婚配后,儿子中 1/2 患病,1/2 为正常,而所有女儿表型都正常,但 1/2 为携带者(图 9-9)。如果一种 XR 遗传病的发病率较高,则可能见到男性患者(X^bY)与女性携带者(X^BX^b)之间的婚配。此时,子代中女儿 1/2 为携带者,1/2 为患者;儿子 1/2 为正常人,1/2 为患者(图 9-10)。

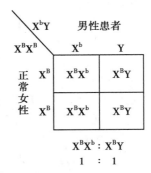

图 9-8 XR 遗传病男性患者与正常女性婚配图解

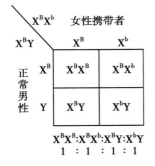

图 9-9 XR 遗传病女性携带者与正常男性婚配图解

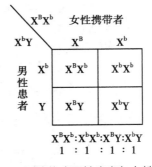

图 9-10 XR 遗传病男性患者与女性携带者婚配图解

图 9-11 是一个典型的 XR 遗传病家系的系谱。在这个家系中,只有男性患者,且致病基因都是由携带者母亲传来,患者之间是舅舅和外甥、姨表兄弟的关系。

通过婚配类型分析及典型系谱举例,XR 遗传病的系谱特征总结如下:①人群中男性患者远多于女性患者,在一些致病基因频率低的 XR 遗传病中,很少看到女性患者,往往只有男性患者;②男性患者的致病基因由携带者母亲传来(新生突变除外),其母亲再生育,儿子 1/2 概率患病,女儿表型正常,但 1/2 的概率是携带者;③由于交叉遗传,患者之间往往是兄弟、姨表兄弟、舅父与外甥、外祖父与外孙等关系。

2. **甲型血友病** 甲型血友病[OMIM#306700]是一类遗传性凝血功能障碍的出血性疾病,遗传方式为 XR,发病率约为男性的 1/10 000 ~ 1/5000。患者的主要临床特征为反复自发性或者轻微外伤后出血不止,以及出血引起的压迫症状和并发症,如形成皮下血肿,关节、肌肉反复出血引起关节强直、活动受限,可丧失劳动力,颅内出血可致命。血液学检查可见活化部分凝血活酶时间(APTT)延长,凝血因子Ⅷ活性降低。

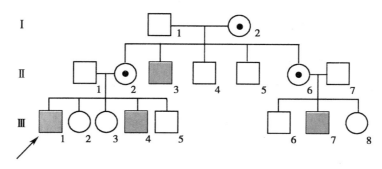

图9-11　一个典型的 XR 遗传病家系的系谱

　　该遗传病是由定位于 Xq28 的 *F8* 基因[OMIM ＊300841]遗传性缺陷所致。*F8* 基因编码产物为凝血因子Ⅷ,作为辅因子参与内源性凝血机制中凝血因子Ⅹ的激活。甲型血友病患者 *F8* 基因缺陷性质多样复杂,无明显的突变热点区,突变类型包括大的缺失、点突变、小的插入或缺失、重复、倒位等,其中约40% 的重型甲型血友病患者是由于第22 内含子的分子重排引起的倒位所致。*F8* 基因缺陷造成凝血因子Ⅷ结构异常、含量缺乏、活性降低,导致凝血功能障碍而表现为出血不止。

　　3. Duchenne 肌营养不良　Duchenne 肌营养不良(DMD)[OMIM#310200]是假性肥大型肌营养不良症的主要类型,属于严重致死性神经肌肉系统 XR 遗传病,发病率约为出生男婴的 1/3500。患者的主要临床特征为自开始走路就显现出肌肉无力,多在 5～6 岁时症状明显,表现为双下肢无力,走路鸭形步态,上下楼困难,患者从卧位到站立表现为 Gower 征阳性,腓肠肌假性肥大。患儿的肌萎缩进行性加重,到 10 岁左右下肢瘫痪不能自主走路,只能生活在轮椅上,有心肌受损,一般 20 岁之前死于呼吸及循环衰竭,部分患儿伴有不同程度的智力低下。辅助检查可见肌酶谱明显升高,肌电图提示肌源性损害。

　　该遗传病是由定位于 Xp21 的 *DMD* 基因[OMIM ＊300377]遗传性缺陷所致。*DMD* 基因编码产物为抗肌萎缩蛋白 dystrophin,起细胞支架作用,维持肌纤维完整性和抗牵拉功能。55%～65% DMD 患者的基因缺陷是 *DMD* 基因 1 个或多个外显子缺失,缺失热点区域为基因的 5′端(外显子 2～19)和外显子 44～52。在部分 DMD 患者中存在 *DMD* 基因的点突变、重复等。*DMD* 基因缺陷造成抗肌萎缩蛋白 dystrophin 的不表达或者表达无功能的蛋白质,导致肌萎缩、肌无力。

二、X 连锁显性遗传病

　　一种疾病,其致病基因位于 X 染色体上,致病基因的杂合子女性即可表现为疾病,这类疾病就称为 X 连锁显性(X-linked dominant,XD)遗传病。

　　1. X 连锁显性遗传病的遗传特点　假设用 X^B 代表决定某种显性疾病的基因,用 X^b 代表相应的正常隐性基因,则男性患者的基因型为 X^BY,女性患者的基因型为 X^BX^B 或 X^BX^b;正常男性的基因型为 X^bY,正常女性的基因型为 X^bX^b。女性是致病基因的纯合子(X^BX^B)和杂合子(X^BX^b)都表现为疾病,但在群体中致病基因(X^B)的频率很低,女性的两条 X 染色体都携带致病基因(X^B)的概率很小,因此女性一般是杂合子(X^BX^b)发病。

　　在 XD 遗传病家系中,比较常见的是女性杂合子患者(X^BX^b)与正常男性(X^bY)之间的婚配,子女中各有 1/2 的概率为患者(图9-12)。男性患者(X^BY)与正常女性(X^bX^b)婚配后,子女中女儿全部是患者,儿子则都正常(图9-13)。

　　图9-14 是一个典型的 XD 遗传病家系的系谱。在这个家系中,Ⅰ、Ⅱ、Ⅲ代均有患者,表现为连续遗传。先证者Ⅲ₄的双亲中母亲Ⅱ₄是患者,家系中其他患者的双亲之一患病。女性患者的后代中女儿和儿子均有患病,男性患者的后代中女儿全部患病而儿子全部正常。在整个系谱中女性患者 6 名,男性患者 2 名,女性发病率高。

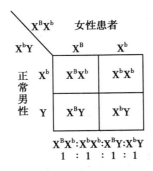

图9-12 XD遗传病女性杂合子患者与正常男性婚配图解

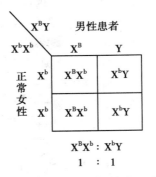

图9-13 XD遗传病男性患者与正常女性婚配图解

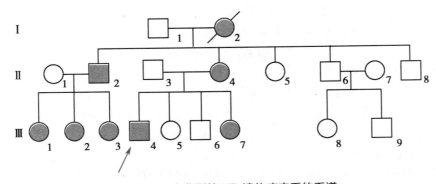

图9-14 一个典型的XD遗传病家系的系谱

通过婚配类型分析及典型系谱举例,XD遗传病的系谱特征总结如下:①群体中女性患者多于男性患者,通常约为男性患者的2倍,且女性患者一般病情较轻。②患者的双亲中,必有一方是该病患者。③由于交叉遗传,男性患者的女儿全部患病,儿子则全部正常;女性患者(杂合子)的子女各有1/2的概率患病。④家系中可见到连续遗传现象。

2. 抗维生素D佝偻病 抗维生素D佝偻病[OMIM#307800]又称低磷酸血症性佝偻病,患者由于肾小管对磷酸盐再吸收障碍而导致尿磷增多,血磷下降,肠道对磷、钙的吸收不良而影响骨质钙化和骨骼发育,引起佝偻病。发病率约为1/20 000,遗传方式为XD。患者的主要临床特征为自1岁左右发病,出现骨骼发育畸形、生长发育迟缓、身材矮小等佝偻病的种种症状和体征,但不会出现抽搐、低钙血症和肌病。血液学检查可见血磷含量明显降低而血钙含量正常,血清1,25-$(OH)_2D_3$含量降低而碱性磷酸酶含量升高,伴有甲状旁腺激素含量轻度升高。常规剂量的维生素D治疗无效,只有大剂量的维生素D和补充磷酸才能见效。女性患者的病情一般较轻,有时只有低磷酸血症而无佝偻病的骨骼异常,这可能与女性患者多为杂合子,另一条X染色体上的正常等位基因仍发挥一定作用有关。

该遗传病是由定位于Xp22的PHEX基因[OMIM*300550]遗传性缺陷所致。PHEX基因编码产物属于金属内肽酶家族,参与成骨细胞介导的骨盐沉积过程。PHEX基因单个碱基置换和缺失是引起疾病的主要原因,多为功能丧失性(loss-of-function)突变,导致肾小管对磷酸盐再吸收障碍和骨盐沉积异常,患者出现低磷酸血症和佝偻病。

三、Y连锁遗传病

如果决定某种性状或疾病的基因位于Y染色体上,它必将随Y染色体而在上下代之间传递,那么这种性状或疾病的传递方式称为Y连锁遗传(Y-linked inheritance)。由于Y染色体只存在于男性个体,故Y连锁遗传的传递规律只能由父亲传递给儿子,再由儿子传递给孙子,因此这种遗传方式又称为全男性遗传(holandric inheritance)。

Y 染色体是一条很小的染色体,携带的基因数量是所有染色体中最少的,目前已知的 Y 连锁性状或遗传病也比较少。

图 9-15 是一个典型的 Y 连锁遗传病家系的系谱。在这个家系中,患者全部为男性,所有女性均为正常人。男性患者的致病基因由父亲传来,再传递给儿子,表现为全男性遗传。

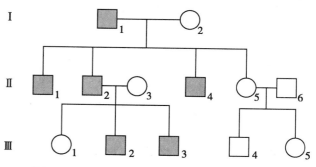

图 9-15   一个典型的 Y 连锁遗传病家系的系谱

外耳多毛症[OMIM 425500]是 Y 连锁遗传病,在印度人中发病率较高,患者全部为男性。患者的主要临床特征为外耳道生长成簇的黑色硬毛,长度超过 2cm,最长可达 4.5cm。常表现为双侧对称性,多毛的部位常常见于外耳道口、耳轮缘和耳屏。目前,引起疾病的具体分子基础尚不清楚。

小 结

单基因遗传病受一对等位基因控制,遵循孟德尔遗传定律,包括常染色体显性、常染色体隐性、X 连锁隐性、X 连锁显性以及 Y 连锁遗传等 5 种不同的遗传方式。常染色体显性遗传病与常染色体隐性遗传病发病与性别无关,男女发病概率相等,但前者表现为连续遗传,后者表现为散发隔代遗传。X 连锁隐性遗传病和 X 连锁显性遗传病均具有交叉遗传的特点,且发病概率与性别有关,前者表现为男性患者远多于女性患者,而后者表现为女性患者约为男性患者的 2 倍。Y 连锁遗传病无显性和隐性区别,患者全部为男性,表现为全男性遗传。对单基因遗传病进行系谱分析,能够确定疾病遗传方式和评估发病风险。系谱分析还应考虑外显率、表现度、遗传早现、遗传异质性、表型模拟、遗传印记等非典型孟德尔遗传。

思 考 题

1. 一对表型正常的夫妇生育了一个并指的患者,试解释可能的原因。

2. 一对表型正常的夫妇生育了一个 Turner 综合征合并甲型血友病的女儿,试解释可能的原因。

3. 一对先天聋哑夫妇,生育 5 个子女,所有子女均表型正常,试解释可能的原因。

4. 同一个家系内两个 Marfan 综合征患者,基因检测证明均携带相同的 *FBN1* 基因突变,但一个患者仅出现晶状体脱位,而另一个患者不仅出现晶状体脱位,还伴有主动脉瓣重度关闭不全、主动脉瘤,试解释可能的原因。

5. 一个甲型血友病男性患者,双亲表型正常,但其舅舅和外祖父均表现为外伤后出血不止,凝血因子Ⅷ活性降低,请回答:①写出该患者及其双亲的基因型;②若双亲再生育,子女的发病风险是多少?

6. 正常男性 A(不是致病基因携带者)与表型正常女性(B)婚配,生一女(C)一儿(D),均表型正常。另一对夫(E)妇(F)(均表型正常)婚后生育二女(G 和 H)一儿(I)。H 是苯丙酮尿症患者,G、I 正常。D 与 G 婚配生育一苯丙酮尿症男孩(J)和甲型血友病男孩(K)。假设苯丙酮尿症致病基因为 d,甲型血友病致病基因为 h,请回答下列问题:①写出 A、B、E、F 的基因型。②H 是甲型血友病致病基因携带者的概率是多少? ③I 是苯丙酮尿症致病基因携带者的概率是多少?

(邱广蓉)

第十章　线粒体遗传病

　　线粒体(mitochondria)是真核细胞的能量代谢中心。人体细胞合成的三磷酸腺苷(ATP)约95%由线粒体完成,因此,线粒体被称为细胞的氧化中心和动力工厂。1963年,Nass首次在鸡卵母细胞中发现线粒体中存在DNA,后来研究者发现在真核细胞的线粒体中广泛存在线粒体DNA(mitochondrial DNA,mtDNA),并具有相应的遗传学效应。线粒体是动物细胞核外唯一含有DNA的细胞器,它存在于除成熟红细胞外的所有组织细胞中。早期曾有学者提出:某些疾病可能是细胞质遗传所致。但直到1987年Wallace等通过研究mtDNA突变和Leber遗传性视神经病之间关系后,才明确地提出mtDNA异常可引起人类疾病。近年来这一领域研究迅猛发展,目前已证实人类100多种疾病与mtDNA突变有关。

第一节　mtDNA的结构与遗传特征

一、mtDNA的结构特征

　　人类核基因组包括24条染色体,所以线粒体基因组又称为人类的第25号染色体或M染色体。真核细胞中大部分DNA存在于细胞核中。mtDNA是位于线粒体中的DNA。1981年,剑桥大学的Anderson等发表了完整的人类mtDNA序列,是一个全长为16 569bp的双链闭合环状分子(图10-1),其中双链有重链(H)和轻链(L)之分,mtDNA两条链的碱基组成差别较大,重链富含G而轻链富含C,重链G:C之比为2.377,而轻链G:C之比为0.4207。重链位于外环,轻链位于内环。

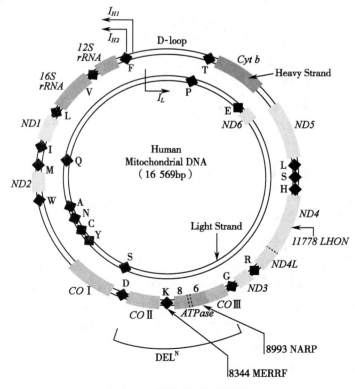

图10-1　线粒体基因组结构

mtDNA 唯一的非编码区是约 1000bp 的 D-环,它包含 mtDNA 重链复制起始点、轻重链转录的启动子以及 4 个高度保守的序列(213 ~ 235bp、299 ~ 315bp、346 ~ 363bp 以及终止区 16 147 ~ 16 172bp)。mtDNA 具有两个复制起始点,分别起始复制 H 链和 L 链,其中 H 链复制的起始点(OH)与 L 链复制起始点(OL)相隔 2 ~ 3 个 mtDNA。H 链编码 12 种多肽链(ND1、ND2、ND3、ND4、ND4L、ND5、CO Ⅰ、CO Ⅱ、CO Ⅲ、ATPase6、ATPase8、Cytb)、2 种 rRNA(12S rRNA、16S rRNA)和 14 种 tRNA(tRNA^{Phe}、tRNA^{Val}、tRNA$^{Leu(UUR)}$、tRNA^{Ile}、tRNA^{Met}、tRNA^{Trp}、tRNA^{Asp}、tRNA^{Lys}、Trna^{Gly}、tRNA^{Arg}、tRNA^{His}、Trna$^{Ser(agy)}$、tRNA$^{leu(CUN)}$、tRNA^{Thr})。而 L 链编码 1 种多肽链(ND6)和 8 种 tRNA(tRNA^{Gln}、tRNA^{Ala}、tRNA^{Asn}、tRNA^{Cys}、tRNA^{Tyr}、tRNA$^{Ser(UCN)}$、tRNA^{Glu}、tRNA^{Pro})(Y = 嘧啶,R = 嘌呤,N = 嘧啶或嘌呤)。因此,人类 mtDNA 共包含 37 种编码基因,分别编码 13 种多肽链、22 种 tRNA 和 2 种 rRNA。线粒体上的基因编码紧凑,没有内含子。部分基因有重叠现象。

与核内 DNA 不同,mtDNA 分子上无核苷酸结合蛋白,缺少组蛋白的保护,基因与基因之间少有间隔,而且线粒体内无 DNA 损伤修复系统,这些因素成为 mtRNA 易于突变,突变难以修复,并且容易遗传到子代细胞的分子基础。mtDNA 的另一个特点是每一个细胞中含有数百个线粒体,每个线粒体内含有 2 ~ 10 个拷贝的 mtDNA 分子,因此,每个细胞可具有数千个 mtDNA 分子,从而构成细胞中 mtDNA 异质性的分子基础。

二、mtDNA 的遗传特征

与核内 DNA 相比,mtDNA 具有其独特的传递规律。因此,了解线粒体的遗传规律可以深入地认识线粒体疾病的病因学与发病机制。

(一) mtDNA 具有半自主性

线粒体具有自己的遗传物质,mtDNA 能够独立地复制、转录和翻译,因而表现出一定的自主性,但是大量维持线粒体结构和功能的大分子复合物,以及大多数氧化磷酸化酶的蛋白质亚单位均由核 DNA 编码,因此,mtDNA 的功能受核内 DNA 的影响,所以是一种半自主复制体。

(二) 线粒体基因组所用的遗传密码和通用密码不同

线粒体的遗传密码和通用密码并不完全一致,例如,核基因组中 UGA 为终止密码子,但在哺乳动物 mtDNA 中 UGA 编码为色氨酸(Trp)。AUA 在核基因组编码异亮氨酸(Ile),而在哺乳动物线粒体中则编码蛋氨酸(Met)。AGA 和 AGG 不仅表现在线粒体的遗传密码和核基因组遗传密码不一致,并且表现出物种的特异性。在核基因组编码都是精氨酸(Arg),在哺乳动物的线粒体中则都是终止密码子,而在果蝇的线粒体中均编码丝氨酸(Ser)。因此,在哺乳动物线粒体遗传密码中有 4 个终止密码子(UAA、UAG、AGA 和 AGG)。

另外,线粒体的 tRNA 兼并性较强,仅用 22 个 tRNA 就可识别多达 48 个密码子。

(三) mtDNA 为母系遗传

人类受精卵中的线粒体绝大部分来自于卵细胞,即来自母系,这种传递方式称为母系遗传(maternal inheritance)。母亲将她的 mtDNA 传递给她的子女,她的女儿又将 mtDNA 传递给下一代,而她的儿子则不能将 mtDNA 传递给下一代(图 10-2)。这是因为卵细胞含有十多万个 mtDNA 分子,而精子只有大约几百个,相对于卵子而言,精子对线粒体基因型的影响很小。另一原因是用于推动精子运动的大量线粒体存在于精子基底部,在受精时精子尾部会丢失,从而导致精子中的 mtDNA 不能进入卵细胞。由于受精过程和细胞分裂过程中线粒体与细胞核的行为不同,导致线粒体遗传病的传递模式不同于经典的孟德尔遗传。因此,如果在某个家族中发现一些成员具有相同的临床症状,并且是从受累的女性传递下来,就应考虑线粒体 DNA 异常的可能性。通过分析 mtDNA 的序列进一步确诊。

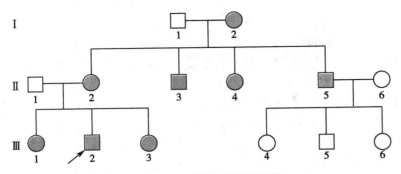

图 10-2　母系遗传的典型系谱

（四）mtDNA 在细胞分裂过程中的复制分离与遗传瓶颈现象

线粒体 DNA 在减数分裂和有丝分裂期间都要经过复制分离（replicative segregation）。人类卵母细胞中虽含有十多万个线粒体，但在卵母细胞成熟中绝大多数线粒体会丧失，数目减至 10～100 个。这种在卵细胞成熟中线粒体数目从十万个锐减到少于 100 个的过程即是遗传瓶颈（genetic bottleneck），从而使得只有少数线粒体真正传给后代，这也是造成亲代与子代之间差异的原因。此后，经过早期胚胎细胞分裂，线粒体通过自我复制，使数目达到每个细胞含有十万个或更多。如果通过遗传瓶颈保留下来的一个线粒体碰巧携带一种突变基因，那么这个突变基因就可能在发育完成之后的个体中占有一定的比例。由于在胚胎发生和组织形成的细胞分裂过程中，线粒体可经过复制分离随机进入子细胞。因此，一些子细胞可能接受大量携带突变基因的线粒体，形成了含高比例突变基因线粒体的成体组织细胞。

（五）mtDNA 的异质性与阈值效应

人类每个细胞中含有数千个乃至十万个 mtDNA 分子。纯质（homoplasmy）的概念是指一个细胞或组织中所有的线粒体具有相同的基因组，即都是野生型序列，或者都是突变型序列。异质（heteroplasmy）则表示一个细胞或组织既含有野生型，又含有突变型线粒体基因组。在异质性细胞中，突变型与野生型 mtDNA 的比例决定了细胞是否出现能量短缺。如果携带突变型线粒体比例较小，则产能不会受到明显影响。相反，当含有大量突变型线粒体基因组的组织细胞所产生的能量不足以维持细胞的正常功能时，就会造成组织中能量供应水平降低，进而影响组织的功能，并出现异常的性状。也就是说，当突变的 mtDNA 达到一定的比例时，才有受损的表型出现，这就是阈值效应（threshold effect）。不同组织对能量的依赖程度不同，其阈值效应也表现相应的差异。例如，肝脏若有 80% 的突变 mtDNA 分子，尚不会出现症状，但同样比例的突变 mtDNA 分子，在肌肉或脑组织中就会出现病理症状。此外，同一个组织在不同时间内由于功能差异，对线粒体功能损伤的反应也不一样。例如，在刚出生时，肌肉细胞中的 mtDNA 突变导致线粒体氧化磷酸化功能降低，但不表现异常症状，随着个体生长，肌肉需求能量增加，因突变导致线粒体功能降低，产生 ATP 减少，当不能满足组织的需要时，就会表现出肌病。因此，高需能的组织，如脑、骨骼肌和心脏等更容易受到 mtDNA 突变的影响。并且最先受损的是中枢神经系统，其次为肌肉、心脏、胰腺、肾脏和肝脏。

（六）mtDNA 拷贝数的动态调节

mtDNA 拷贝数受到有核细胞和组织特异性调节。不同组织、细胞或同一组织的不同发育时期和生理状况下，mtDNA 拷贝数可以发生动态变化。高需能的细胞（例如神经、肌肉细胞）的 mtDNA 拷贝数远多于低能耗细胞（例如胰腺细胞）含有的 mtDNA 拷贝数。衰老不仅增加 mtDNA 的突变，而且降低细胞内 mtDNA 拷贝数。

（七）mtDNA 的突变率极高

mtDNA 的突变率比核内 DNA 高 10～20 倍。这种高突变率造成个体及群体中 mtDNA 序列差异较大。比较任何两个人的 mtDNA，平均每 1000 个碱基对中就有 4 个不同。人群中含有多种中性到中度有害的 mtDNA 突变,高度有害的 mtDNA 突变也会不断增多。不过有害的突变会由于选择而被消除,故突变的 mtDNA 基因虽然很普遍,但线粒体遗传病却并不常见。

第二节 线粒体基因突变与常见线粒体遗传病

当某一组织内的突变型线粒体与野生型线粒体的比例达到一定阈值时,就会产生病变。这个阈值因人而异、因组织而异,与组织消耗的能量、氧,代谢需要的物质及线粒体特定突变引起的效应有关。线粒体突变所表现出的一些临床特征包括:肌病、心肌病、痴呆、突发性肌阵挛、耳聋、失明、糖尿病和大脑供血异常(休克)。这些临床缺陷的形成与严重程度依赖于多种因素,例如,胚胎发育早期线粒体突变基因的复制分离程度,突变的线粒体基因在某一特定组织中存在的数量,以及组织中突变的线粒体 DNA 所需达到的阈值水平等。因此,确定是否存在线粒体基因突变是一个非常复杂的过程。线粒体基因突变的母系遗传特性确定了线粒体疾病的母系遗传。然而,由于某些突变的线粒体基因不能够通过遗传瓶颈,所以并不是所有线粒体病都遵循母系遗传方式。

1962 年,Lufe 发现一位年轻的基础代谢率异常增高的瑞典妇女,同时伴有线粒体结构异常和氧化磷酸化功能异常。这是人类首次认识到线粒体与人类疾病的发生有关。1987 年,Wallace 报道了首例由线粒体 DNA 突变引起的人类疾病,明确了 mtDNA 突变可引起人类疾病。其后的十多年中,这一研究领域进展迅速,现已发现 50 多种 mtDNA 点突变和 100 多种 mtDNA 重排与人类多系统紊乱相关。

一、线粒体基因突变的类型

mtDNA 突变类型主要有碱基突变、缺失、插入突变和 mtDNA 拷贝数目突变。

(一) 碱基突变

1. mRNA 碱基的替换 mtDNA 的 mRNA 基因的碱基替换,绝大多数都是错义突变,即某一密码子突变前编码一种氨基酸,突变后编码另一种氨基酸。故错义突变又称氨基酸替换突变。例如,Leber 遗传性视神经疾病通常是由于 G11778A 突变,导致了原来编码的精氨酸转变成组氨酸。

2. tRNA 基因的碱基替换 tRNA 是肽链合成时运输氨基酸的工具,tRNA 碱基替换导致其结构异常,必然影响线粒体的蛋白质合成,从而导致线粒体遗传病。目前,mtDNA 的 tRNA 基因碱基替换与线粒体遗传病发生的机制尚未明了。同一 tRNA 基因碱基替换可有不同的临床表现,如 A3243G 突变,可表现为线粒体肌病伴乳酸性酸中毒及中风样发作综合征、慢性进行性眼外肌麻痹、心肌病或糖尿病伴耳聋;而同一种临床症状,如糖尿病伴耳聋又可由不同的 tRNA 基因碱基替换引起,如 A3243G、C12258A 等。典型的疾病包括肌阵挛性癫痫伴碎红纤维(myoclonus epilepsy withragged-red fibers,MERRF)综合征、线粒体肌病脑病伴乳酸酸中毒及中风样发作(mitochondrial encephalomyopathy with lactic acidosis and stroke-like episodes,MELAS)综合征、母系遗传的肌病及心肌病等。

3. rRNA 基因的碱基替换 mtDNA 有两个 rRNA 基因,分别编码 12SrRNA 和 16SrRNA,它们是线粒体核糖体的重要组成部分。A1555G 突变是 12SrRNA 基因碱基替换,有这种碱基替换的个体,在使用氨基糖苷类抗生素时可导致耳聋。C3093G 和 G3196A 突变是 16SrRNA 基因碱基替换,C3093G 突变导致线粒体肌病伴乳酸性酸中毒及中风样发作综合征,G3196A 突变则导致帕金森病。

4. 调控序列的碱基替换 最近研究发现,位于 mtDNA 的 D-loop 区域的调控序列发生碱基替换,也与线粒体遗传病相关,例如 T16189C 突变可导致 2 型糖尿病。

(二) 缺失、插入突变

mtDNA 以缺失突变更为多见。这类线粒体疾病往往无家族史,散发。导致 mtDNA 缺失的原因多为 mtDNA 的异常重组或在复制过程中的异常滑动。大片段的缺失往往涉及多个基因,可导致线粒体氧化磷酸化功能的下降,ATP 减少,从而影响组织和器官功能。最常见的缺失是 8483 ~ 13 459bp 之间 5kb 的片段。该缺失约占全部缺失患者的 1/3,故称为"常见缺失"。该突变涉及 *A8\COX Ⅲ \ND3*

ND4L*ND4**ND5* 及部分 tRNA 基因的丢失,造成氧化磷酸化过程中某些多肽不能合成,ATP 生成减少,多见于卡恩斯-塞尔综合征(Kearns-Sayre syndrome,KSS)、缺失性心脏病等。另一个较常见的缺失是 8637~16 073 之间 7.4kb 的缺失,丢失了 *A6**COX Ⅱ**ND3**ND4L**ND4**ND5**ND6**CYTB*\部分 tRNA 和 D-环区的序列,多见于与衰老有关的退行性疾病。还有一种突变是 4389~14812 之间 10.4kb 的缺失,由于大部分基因丢失,能量代谢受到严重破坏。

(三) mtDNA 拷贝数目突变

拷贝数目突变指 mtDNA 拷贝数大大低于正常,这种突变较少,仅见于一些致死性婴儿呼吸障碍、乳酸中毒或肌肉病变及肝、肾衰竭的病例。

此外,mtDNA 病变还具有相应的组织特异性。不同组织对氧化磷酸化依赖性的差异是线粒体病组织特异性的基础。有人认为,这种依赖性的差异是由核 DNA 编码的氧化磷酸化基因的组织特异性调控造成的。应该注意的是,氧化磷酸化过程中 5 种酶复合物是由 mtDNA 和核内 DNA 共同编码,编码这些酶的核基因突变也可能产生类似于线粒体病的症状。因此,有些线粒体遗传病是核内 DNA 与 mtDNA 共同作用的结果。

二、常见线粒体遗传病

作为细胞的能量代谢中心,线粒体一旦出现功能改变即可导致病理变化。随着对线粒体生物化学和遗传学认识的不断深入,所发现的线粒体遗传病也在逐渐增多。人类首先识别的线粒体疾病是 Leber 遗传性视神经病。致病原因为电子呼吸链酶复合体 Ⅰ 中的亚单位 NADHQ 氧化还原酶基因发生突变所致,其临床表现为在中年时突发失明。部分线粒体基因突变可破坏其对 NADH 的利用能力,另一部分突变则能够阻断电子传递给辅酶 Q。常年线粒体基因突变的累积则会导致生物个体衰老、退行性疾病和肿瘤的发生。

由于线粒体是母系遗传,而且卵细胞线粒体的数目非常丰富,突变并非涉及所有的线粒体,这也是线粒体疾病复杂的病理表型分子机制。在一个线粒体疾病家族中,由于突变型线粒体在线粒体总数中所占比例不同,家族成员的临床表型可以从正常表型到非常严重的综合征并存,并且患者的发病年龄也不尽相同。只有细胞中突变型线粒体达到一定比例,线粒体产生能量的能力下降到一定的阈值时,细胞才会丧失其正常的功能。高度依赖于氧化磷酸化的高需能组织器官,例如,神经系统和心脏,在 mtDNA 发生突变时遭受的损害更为严重。

线粒体疾病种类很多,而且原因各不相同。一部分疾病完全是由于 mtDNA 的异常所引起,例如 Leber 遗传性视神经病、MERRF 综合征等;还有一部分疾病,发病原因可能部分与线粒体异常有关,例如糖尿病、癌症及心肌的产生、乳酸酸中毒、某些肌病、骨质疏松、阿尔茨海默病、帕金森病以及中风等。此外,人类的衰老也涉及 mtDNA。

(一) Leber 遗传性视神经病[OMIM#535000]

Leber 遗传性视神经病或遗传性视神经萎缩(Leber's hereditary optic neuropathy,LHON)最早由德国眼科医师 Leber 发现,是一种由母性遗传的视网膜神经节细胞和轴突退化性疾病,这种退化导致急性或亚急性的中心视觉丧失,患者多为成年男性。典型的 LHON 首发症状为视觉模糊,随后的几个月之内出现无痛性、完全或接近完全的失明。通常是两眼同时受累,或在一只眼睛失明不久,另一只眼睛也很快失明。视神经和视网膜神经元的退化是 LHON 的主要病理特征。另外还包括周围神经的衰退,震颤,心脏传导阻滞和肌张力降低。LHON 从儿童时期一直到 70 多岁都可能发病,但通常在 20~30 岁时发病。

在 9 种编码线粒体蛋白的基因(*ND1*、*ND2*、*CO1*、*ATP6*、*CO3*、*ND4*、*ND5*、*ND6* 和 *CYTB*)中至少有 18 种错义突变可直接或间接导致 LHON 表型的出现。LHON 分为 2 种类型:①单个线粒体突变导致的 LHON 表型;②少见的、需要二次突变或其他变异才能产生的临床表型,但其发病的生物学基础尚不完全清楚。对于第一种类型的 LHON 而言,90% 以上的病例中存在 3 种突变(MTND1 * LHON3460A、

MTND4 * LHON11778A、MTND6 * LHON14484C),而且在这些患者中,11778A 突变占 50% ~80%。在这类 LHON 家族中,常见 mtDNA 纯质性。在异质性 LHON 家族中,突变的线粒体 DNA 的阈值水平≥70%。

11778A 突变使得电子呼吸链酶复合体Ⅰ中的亚单位(NADH 脱氢酶)上的第 340 位 G 突变成为 A,使高度保守的精氨酸转换为组氨酸,降低了 NAD 关联底物氧化作用效率。3460A 突变降低了复合体Ⅰ近 80% 的活性,14484C 突变也降低了复合体Ⅰ的活性,复合体Ⅰ在光诱导的神经传导通路中具有非常重要的作用。这三种主要的 LHON 突变都不同程度地影响了呼吸链的作用。

LHON 的致病性突变会影响线粒体氧化磷酸化作用和产生 ATP 的能力,最主要的受累对象是那些高度依赖氧化磷酸化的组织。因此,线粒体成分的缺陷只对某些特定组织产生影响,而不会出现多组织器官受累的综合征表型。中枢神经系统(包括脑和视神经)对氧化代谢的需求非常高,这与 mtDNA 突变导致 LHON 的首发临床表现为失明相一致。

(二) MERRF 综合征[OMIM#545000]

MERRF 综合征即肌阵挛痉挛癫痫伴碎红纤维病,是一种罕见的、异质性线粒体疾病,有明显的母系遗传特点,具有多系统紊乱的症状,包括肌阵挛痉挛性癫痫的短暂发作、不能协调肌肉运动(共济失调)、肌细胞减少(肌病)、轻度痴呆、耳聋、脊髓神经的退化,等等。碎红纤维(ragged-red fibers)是指大量的团块状异常类线粒体聚集在肌细胞中,电子传导链中的复合体Ⅱ的特异性染料能将其染成红色。一般来讲,MERRF 综合征是线粒体脑肌病的一种,包括线粒体缺陷和大脑与肌肉功能的变化。严重 MERRF 综合征患者的大脑卵圆核和齿状核中发现神经元的缺失,并且在小脑、脑干和脊髓等部位也可观察到上述病变。MERRF 综合征一般在童年是初次发病,病情可持续若干年。

在大部分 MERRF 综合征患者中,线粒体基因组 tRNA^Lys 基因点突变的结果是 A8344G。这个突变正式的名称为 MTTK * MERRF8344G。线粒体碱基替换疾病的命名包括三部分:第一部分是确定的位点,MTTK 中的 MT 表示线粒体基因突变,第二个 T 代表 tRNA 基因,K 代表赖氨酸,发生在 tRNA^Lys 基因上。第二部分是在星号之后使用了描述临床特征的疾病字母缩略词,这些临床特征与特定核苷酸位点的碱基突变密切相关,缩略词就是 MERRF。第三部分中的术语 8344G-表示在核苷酸 8344 位置的鸟苷酸(G)的变异。

如果神经和肌肉细胞中 90% 存在 MTTK * MERRF8344G 突变,就会出现典型的 MERRF 症状,当突变的线粒体占所有线粒体比例较少时,MERRF 的特征也随之减轻。这种 MERRF 突变减少了线粒体蛋白的整体合成水平,产生了一系列 MERRF 特定的翻译产物,而且除了复合体Ⅱ,所有氧化磷酸化成分的含量均降低。

(三) MELAS 综合征[OMIM#540000]

MELAS 综合征又称为线粒体肌病伴乳酸中毒及中风样发作综合征,是最常见的母系遗传线粒体疾病的一种,在 1984 年由 Pavlakis 首次发现并报道。临床特点包括:40 岁以前开始的复发性休克、肌病、共济失调、肌痉挛、痴呆和耳聋。少数患者出现反复呕吐,周期性偏头痛,糖尿病,眼外肌无力或麻痹,从而使眼的水平运动受阻(进行性眼外肌麻痹,CPEO),并伴有眼睑下垂、肌无力、身材矮小等特征。乳酸性酸中毒则归因于乳酸浓度的增高导致血液 pH 下降和缓冲能力降低。在 MELAS 患者中,异常的线粒体不能够代谢丙酮酸,导致大量丙酮酸生成乳酸,使后者在血液和体液中累积。MELAS 患者的一个特征性病理改变就是在脑和肌肉的小动脉和毛细血管管壁中出现大量形态异常的线粒体聚集。MELAS 虽与 MERRF 的症状相似,但有其独特的临床表现。

在 MELAS 患者中,MTTL1 * MELAS-3243G 突变发生率超过了 80%,碱基突变发生在两个 tRNA^Leu 基因之一。发生在 tRNA^Leu(UUR) 基因上的 A3243G 突变中,UUR 代表亮氨酸 tRNA 密码子,前两个位置是尿嘧啶,第三个位置(R)为嘌呤。一般情况下,MTTL1 * MELAS3243G 是异质性的,当肌肉组织中突变的 mtDNA≥90% 时,复原性休克、痴呆、癫痫和共济失调的发病率风险就会增加。当 A3243G 突变的异质性达到 40% ~50% 的时候,就会出现慢性进行性眼外肌麻痹(chronic progressive external ophthalmoplegia，CPEO）、肌病和耳聋。此外，MELAS 基因突变还可发生在 tRNA$^{Leu(UUR)}$ 基因内 3252、3271 和 3291 位点上，以及线粒体 tRNA^{Val}（*MTTV*）与 COXⅢ（*MTCO3*）基因上。

不同种类线粒体突变所导致的临床表现是复杂多变的。除了 MELAS，*MTTL1* 基因中的各种核苷酸突变也能够产生复杂多变的线粒体遗传病表型。在一些有 A3243G 突变的个体中，唯一的表型是糖尿病和耳聋；而在携带 3250、3251、3302、3303 和 3260 位点突变的患者中，肌病是其主要的特点；心肌病则是 3260 和 3303 位点碱基替换患者的主要症状；存在 C3256T 突变患者则表现出 MELAS 和 MERRF 两种疾病的共同症状。总而言之，不同的线粒体 tRNA 基因突变可引起不同的功能紊乱，一些线粒体 tRNA 基因突变能产生相似的临床症状，而同一 tRNA 基因不同位点突变又能导致不同的临床表型。

（四）氨基糖苷类抗生素引起的耳聋

链霉素、庆大霉素、卡那霉素等氨基糖苷类抗生素引起的耳聋（aminoglycoside antibiotics induced deafness，AAID）[OMIM＊561000]，其分子机制一直不清。线粒体 12S rRNA 由 mtDNA 648～1601 编码。氨基糖苷类抗生素的"天然靶标"是进化上相关的细菌核糖体，线粒体核糖体与细菌核糖体结构相近。12S rRNA 导致耳蜗细胞线粒体核糖体受到氨基糖苷类抗生素的结合，从而导致耳聋。此外，氨基糖苷类抗生素的耳毒性直接与其在内耳淋巴液中药物浓度较高有关。

1993 年，Prezant 等首次通过对三个母系遗传的氨基糖苷类抗生素引起的耳聋家系研究，报道了患者 mtDNA 12S rRNA 基因内 A1555G 的突变。在正常人群中这一位点的突变频率小于 1/20。Hutchin 等于 1993 年推测：由于这一突变扩大了氨基糖苷类抗生素与核糖体结合的"口袋"，并使氨基糖苷类抗生素结合更加紧密，从而使耳蜗受到攻击。

在 mtDNA 的 12S rRNA 基因中，A1555G 纯质性突变引起的听力丧失程度差异很大：包括先天性耳聋、中年发病的进行性耳聋以及表型完全正常的携带者。相关病因也很复杂。有证据表明，细胞核内存在影响 A1555G 突变致聋的修饰基因。目前研究者较为一致的看法是：核基因组与线粒体基因组相互作用致患者耳聋，即 mtDNA 的 A1555G 突变是否导致耳聋，取决于核基因组中参与调控线粒体的修饰基因。

（五）KSS[OMIM#530000]

KSS 又称为慢性进行性眼外肌麻痹，因进行性眼外肌麻痹和视网膜色素变性而得名。KSS 的表现还包括心肌电传导异常、小脑性共济失调、近端肌无力、耳聋、糖尿病、生长素缺乏、甲状旁腺功能减退症或其他的内分泌病。在 KSS 中，肌肉病变最初为单侧，但是通常发展为双侧病变，病程呈进展性，发病年龄一般低于 20 岁，大多数患者在确诊后几年内死亡。

KSS 并不表现出特定的母系或核基因遗传方式，但其症状表明这是一种线粒体疾病。KSS 患者的线粒体 DNA 存在结构上的改变，包括大片段缺失（>1000bp）和 DNA 复制。线粒体基因组的这种异常可以通过 Southern 杂交检测，使用线粒体特异性 DNA 探针可以确定受累线粒体中存在的复制或缺失，而后借助序列分析确定 mtDNA 结构异常的性质和程度。大约 1/3 的 KSS 病例与 4977bp 缺失有关，该缺失的断裂点位于 ATPase8 和 *ND5* 基因内，并伴随间隔结构和编码 tRNA 基因缺失。大多数的 KSS 病例是散发的，但不排除有无症状的母系遗传的可能性。

KSS 的病情严重性是由异质性的程度和 DNA 结构发生改变的线粒体基因的组织分布所决定。当肌细胞中突变的线粒体基因比例大于 85% 时，可出现 KSS 所有的临床特征。在异质性处于较低水平时，主要症状是进行性眼外肌麻痹。当缺失或（和）复制的线粒体基因在造血干细胞中大量存在时，就会表现出一种致命且早发的疾病，称 Pearson 综合征（Pearson syndrome，PS）。PS 的主要特点是血细胞不能利用铁进行血红蛋白的合成，从而引起缺铁性贫血。

当存在缺失的线粒体 DNA 分子在某一组织中的含量非常高时，由于线粒体部分 DNA 包括 tRNA 基因的缺失，能量的产生会急剧下降。同样，当含有复制的线粒体基因增加时，线粒体基因（包括 tRNA 基因）的过度表达将会导致氧化磷酸化（OXPHOS）亚基的失衡，从而影响呼吸链中蛋白复合物的组装。

（六） 帕金森病

帕金森病（Parkinson disease，PD）［OMIM#556500］，又称震颤性麻痹，是一种老年发病的运动失调症，有四肢震颤、运动迟缓且常出错误等症状，少数患者有痴呆症状。患者脑组织特别是黑质中存在 mtDNA 缺失。Ozawa 于 1990 年发现从患者样本中可检测 mtDNA 中有长 4977bp 的缺失，断裂点分别位于 ATPase 8 基因和 *ND5* 基因内，导致线粒体呼吸链功能异常，进而引起神经元功能障碍。

在患者病变细胞中，mtDNA 缺失往往是杂质性的，正常人突变率仅为 0.3%，而患者高达 5%。一般认为，mtDNA 缺失是体细胞突变所致。

（七） 糖尿病-耳聋综合征

糖尿病-耳聋综合征（diabetes mellitus-deafness syndrome，DMDF）［OMIM#520000］是典型的多因子复杂疾病，发病原因极其复杂，多数是由细胞、基因异常和环境因素共同作用引起，但有一种糖尿病伴耳聋综合征是由线粒体基因突变所致。

Maassen 和 Kadowaki（1996 年）发现一个母系糖尿病伴耳聋是由于 mtDNA 的 8469 ~ 13 447 之间 4979bp 的片段缺失所致。Ballinger（1992 年）研究的一个家系符合母系遗传，患者为糖尿病伴有耳聋，检查结果是患者 mtDNA 中有 10.4kb 大片段缺失。

Van den Ouweland 等（1996 年）报道的另一个家系有类似症状，也属于母系遗传，检查结果表明患者为 mtDNA 的 A3243G 突变；Reardon 等（1992 年）发现另一个家系中，7 例糖尿病伴耳聋患者都有 A3243G 突变，这个位点突变导致线粒体的亮氨酸 tRNA 异常。

上述结果提示，糖尿病-耳聋综合征的病因是由于 mtDNA 缺失或 mtDNA 的 tRNA$^{Leu(UUR)}$ 的碱基替换（A3243G）所致。

小　结

线粒体是真核细胞能量代谢中心，人类的 mtDNA 序列全长 16 569bp，为双链闭环 DNA 分子，含 37 个结构基因。每个线粒体中有 2 ~ 10 个 mtDNA，每个细胞中 mtDNA 可达数千个。线粒体数目或 mtDNA 拷贝数高度受到细胞和组织特异性调节。mtDNA 编码 13 种蛋白质、22 种 tRNA 和 2 种 rRNA。线粒体基因组遗传特征包括：半自主性、突变率高、遗传密码特殊、母系遗传、遗传瓶颈、阈值效应、纯质性与杂质性、随机分离及累加效应。

线粒体遗传病指遗传物质 DNA 异常导致线粒体功能异常而引起的疾病，包括 mtDNA 异常、核 DNA 异常以及 mtDNA 异常和核 DNA 异常共同作用导致的疾病。

线粒体遗传病一般由母系遗传的异常 mtDNA 所引起，但也有些是核 DNA 异常导致的线粒体病。

思　考　题

1. 简述 mtDNA 的结构特征。

2. mtDNA 有哪些遗传特征？

3. 试用 mtDNA 的遗传特点解释线粒体疾病临床表现的多样性和复杂性。

4. 比较真核细胞线粒体基因组与核基因组结构特点的不同。

（彭鲁英）

第十一章 多基因遗传与疾病

人类的许多性状、疾病和畸形是两对或两对以上的等位基因和多种环境因子相互作用的结果,这类性状或疾病被称为多基因遗传性状或多基因遗传病(polygenic inheritance trait or disease)。身高、肤色、智力、血压、性格等是多基因遗传性状;人类的一些常见疾病,如原发性高血压、糖尿病、冠心病、精神分裂症、哮喘、消化性溃疡、癫痫和风湿性关节炎等属于多基因遗传病;脊柱裂、无脑儿、唇裂、腭裂、先天性心脏病、先天性幽门狭窄和髋关节脱位等疾病属于与多基因遗传性状或疾病相关的先天性畸形。

由于受到环境因子的影响,多基因遗传性状或遗传病又称多因子遗传性状或疾病(multifactorial inheritance trait or disease),近年来,或也称为复杂性状或疾病(complex trait or disease)。

第一节 多基因遗传概述

一、多基因假说

1909 年,瑞典学者 Nilsson-Ehle 在研究红色籽粒小麦和燕麦的遗传时,发现了数量遗传的现象。他用红粒小麦与白粒小麦杂交,若干个红粒小麦与白粒小麦的杂交组合有以下三种情况:

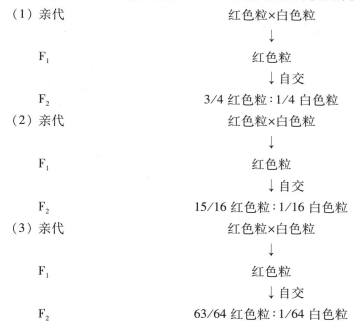

（1）亲代　　　　　　　　　　　红色粒×白色粒
　　　　　　　　　　　　　　　　　　↓
　　　F₁　　　　　　　　　　　　　红色粒
　　　　　　　　　　　　　　　　　　↓自交
　　　F₂　　　　　　　　3/4 红色粒∶1/4 白色粒
（2）亲代　　　　　　　　　　　红色粒×白色粒
　　　　　　　　　　　　　　　　　　↓
　　　F₁　　　　　　　　　　　　　红色粒
　　　　　　　　　　　　　　　　　　↓自交
　　　F₂　　　　　　　15/16 红色粒∶1/16 白色粒
（3）亲代　　　　　　　　　　　红色粒×白色粒
　　　　　　　　　　　　　　　　　　↓
　　　F₁　　　　　　　　　　　　　红色粒
　　　　　　　　　　　　　　　　　　↓自交
　　　F₂　　　　　　　63/64 红色粒∶1/64 白色粒

Nilsson-Ehle 进一步发现:①在小麦和燕麦中,存在 3 对独立的与籽粒颜色有关,种类不同但作用相同的基因,任何一对单独分离时出现 3/4∶1/4 的比率,当 3 对基因分别分离时,产生了 63/64∶1/64 的比率。②上述杂交组合中的红色籽粒呈现出各种程度的红色。第一个组合 F₂ 代中 1/4 中红色粒∶2/4 淡红色粒∶1/4 白色粒。第二个组合 F₂ 代中 1/16 中深红色粒∶4/16 深红色粒∶6/16 中红色粒∶4/16 淡红色粒∶1/16 白色粒;第三个组合 F₂ 代中 1/64 最暗红色粒∶6/64 暗红色粒∶15/64 中深红色粒∶20/64 深红色粒∶15/64 中红色粒∶6/64 淡红色粒∶1/64 白色粒。③红色籽粒的深浅程度差异与决定"红色"的基因数目有关。分离出来的红色程度不同,各有所别。Nilsson-Ehle 认为这些结果都符合孟德尔遗传定律。

Nilsson-Ehle 根据上述实验结果,提出了数量性状的多基因假说。

(1) 数量性状受一系列微效多基因的支配,但是仍符合基本遗传规律。

(2) 多基因之间不存在显隐性关系,F₁代大多数表现为两个亲本类型的中间类型。

(3) 多基因的效应相等,彼此间的作用可以累加(加性效应),后代的分离表现为连续变异。

(4) 多基因对环境变化敏感。

(5) 数量性状受主基因的支配,还受到微效基因的修饰,使性状表现的程度受到修饰。

多基因学说阐明了数量性状遗传的一些现象,但是实际上多基因之间的效应并不是完全相等的,还存在基因之间的连锁遗传,以及基因之间的相互作用等,一般只能从基因的总效应去分析数量性状遗传的规律。

二、多基因遗传的特点

(一) 质量性状与数量性状

生物体的性状可以分为两类,质量性状(qualitative character)和数量性状(quantitative character),两者的表现和遗传基础不同,一般有以下几点差别:

1. **变异的连续性**   质量性状的差别是不连续的,是"非此即彼",性状间截然分明,这种差别可以用语言进行描述。数量性状的差异是连续的,要用数字来表示,无法明确归类,只能人为地加以分组。

2. **环境变化的影响**   质量性状受环境因素的影响较小;数量性状容易受环境因素的影响,存在着由于环境差异而引起的表型差异。

3. **后代中各种变异类型的个体数分布**   质量性状后代的表现可直接用孟德尔规律分析,数量性状的分布基本上是正态分布(图 11-1),极端类型的个体少,中间类型的个体多。

4. **控制基因的数目**   控制质量性状的是单个基因;控制数量性状的则是多个基因,每个基因的作用微小,称微效基因(minor gene),但作用可以累加,多对微效基因累加起来形成的明显的表型效应,称加性效应(additive effect)。数量性状的基因型分离比较复杂,需用数量统计的方法从基因的总效应上进行分析。

5. **单基因遗传的性状**   单基因遗传的性状在群体中往往可以分出具有和不具有该性状的 2~3 个小群体(全或无),性状的变异在一个群体中的分布在是不连续的,该 2~3 群之间的差异有统计学意义(图 11-2)。

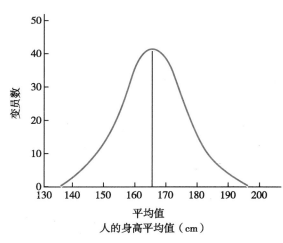

图 11-1   数量性状的变异分布图

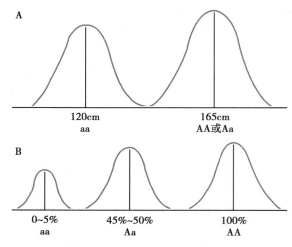

图 11-2   质量性状的变异分布图

A. 垂体性侏儒和正常人的身高(完全显性);B. PKU 患者、PKU 携带者和正常人的 PAH 活性(不完全显性)

（二）多基因遗传（数量遗传）的特点

人的身高是多基因遗传性状，假设受三对基因控制，分别用 A、A′，B、B′和 C、C′表示。A、B、C 分别可以使身高在 165cm（平均身高）的基础上增加 5cm；A′、B′和 C′分别可使身高在平均身高的基础上降低 5cm。人平均身高 165cm，基因型是 AA′BB′CC′；极高的人为 195cm，基因型是 AABBCC；极矮的人为 135cm，基因型是 A′A′B′B′C′C′。假如一位身高 195cm（高个子）的人与一位身高 135cm（矮个子）的人婚配，如果不考虑环境因素的影响，F$_1$ 代为杂合基因型 AA′BB′CC′，理论上讲应该全为中等平均身高。当然由于环境的影响，身高一般会在 165cm 上下变异。假如 F$_1$ 代中的个体间婚配，不考虑环境因素的影响，由于基因的分离与自由组合规律，F$_2$ 代的大部分个体仍为中等平均身高，但是会出现更广泛的变异范围，出现与亲代相同的极高或极矮类型的个体，极高者在平均身高 165cm 的基础上提升 30cm，基因型为 AABBCC；极矮者在平均身高 165cm 的基础上减低 30cm，基因型为 A′A′B′B′C′C′。所以，当亲代分别为 AABBCC（极高个体）和 A′A′B′B′C′C′（极矮个体）时，F$_1$ 代为 AA′BB′CC′（中等身高），F$_2$ 代的身高有更大的变化范围（表 11-1）。

表 11-1　人身高的基因控制模式

配子	ABC	A′BC	AB′C	ABC′	A′B′C	AB′C′	A′BC′	A′B′C′
ABC	AABBCC	AA′BBCC	AABB′CC	AABBCC′	AA′BB′CC	AABB′CC′	AA′BBCC′	AA′BB′CC′
A′BC	AA′BBCC	A′A′BBCC	AA′BB′CC	AA′BBCC′	A′A′BB′CC	AA′BB′CC′	A′A′BBCC′	A′A′BB′CC′
AB′C	AABB′CC	AA′BB′CC	AAB′B′CC	AABB′CC′	AA′B′B′CC	AAB′B′CC′	AA′BB′CC′	AA′B′B′CC′
ABC′	AABBCC′	AA′BBCC′	AABB′CC′	AABBC′C′	AA′BB′CC′	AABB′C′C′	AA′BBC′C′	AA′BB′C′C′
A′B′C	AA′BB′CC	A′A′BB′CC	AA′B′B′CC	AA′BB′CC′	A′A′B′B′CC	AA′B′B′CC′	A′A′BB′CC′	A′A′B′B′CC′
AB′C′	AABB′CC′	AA′BB′CC′	AAB′B′CC′	AABB′C′C′	AA′B′B′CC′	AAB′B′C′C′	AA′BB′C′C′	AA′B′B′C′C′
A′BC′	AA′BBCC′	A′A′BBCC′	AA′BB′CC′	AA′BBC′C′	A′A′BB′CC′	AA′BB′C′C′	A′A′BBC′C′	A′A′BB′C′C′
A′B′C′	AA′BB′CC′	A′A′BB′CC′	AA′B′B′CC′	AA′BB′C′C′	A′A′B′B′CC′	AA′B′B′C′C′	A′A′BB′C′C′	A′A′B′B′C′C′

实际上，决定身高这个数量性状的远远不止三对基因，再加上环境因素的作用，数量性状在群体中的分布是更加复杂难测的。总之，可以形成一个连续的正态分布曲线图。

由以上人的身高的基因控制例子可以归纳出数量遗传或多基因遗传的特点：①两个极端变异个体杂交，子一代均为中间类型；②两个中间类型的子一代个体杂交，子二代大多为中间类型，但是其变异范围比子一代更为广泛，会出现少数极端个体；③在一随机交配群体中，变异范围很广泛，大多数还是中间类型，极端变异个体很少。在变异的产生上，多对基因以及环境都在起作用。

第二节　多基因遗传病的发病风险

把变异的连续性与不连续性联系起来的阈值模型（threshold model）是英国数量遗传学家 Falconer 在 1965 年提出来的，他还提出了易患性（liability）这一名词来反映一个个体患病可能性的大小。

一、易患性与发病阈值

（一）易感性

多基因病中，若干个作用微小的但具累加效应的致病基因构成了个体患病的遗传因素，这种由遗传基础决定一个个体患某种多基因遗传病的风险称为易感性（susceptibility）。易感性即个体患病的遗传基础。带有多个致病基因但尚未发病的人群称为易感人群（susceptible population）。

（二）易患性

多基因遗传病的发生是遗传基础和环境因素的共同作用决定的,一个个体在遗传基础和环境因素的共同作用下易于患某种病的可能性称为易患性。这是多基因遗传病中的一个特定的概念,个体的易患性低,患病的可能性小;易患性高,患病的可能性大。

在一定条件下易患性代表个体所积累致病基因数量的多少。易患性大小的变异在群体中呈正态分布(normal distribution),在一个随机分布的群体中,大部分个体的易患性都接近平均值,易患性很低或很高的个体数量很少。

（三）发病阈值

当一些个体的易患性达到一定限度时,这些个体就表现出症状而成为患者,此易患性的最低限度称为发病阈值(threshold)(图 11-3)。发病阈值代表在一定环境条件下患病所必需的、最低的相关易患基因(致病基因)的数量。通过发病阈值可将连续分布的易患性变异划分为两个部分:患者和非患者,曲线左侧大部分是正常个体,曲线右侧小部分为患者,这就是所谓的阈值学说(threshold hypothesis)。

（四）易患性变异与群体发病率

一个个体的易患性的高低无法测量,只能根据家庭成员中所生子女的发病情况做粗略的估计。一个群体的易患性平均值高低可从该群体的患病率予以估计。

如果患病率高,群体中引起该病的基因数量多,说明该群体的易患性高,其平均值距离阈值近;反之,群体患病率低,即群体中引起该病的基因数量少,易患性就低,其平均值距离阈值就远。

根据多基因遗传病的群体易患性呈正态分布的特点,利用正态分布表,从患病率可以得到群体的阈值与易患性平均值之间的距离。以正态分布的标准差(standard deviation,用 δ 表示)作为衡量单位,正态分布曲线下的总面积是 1(100%),正态分布中平均值(μ)为 0(图 11-4)。

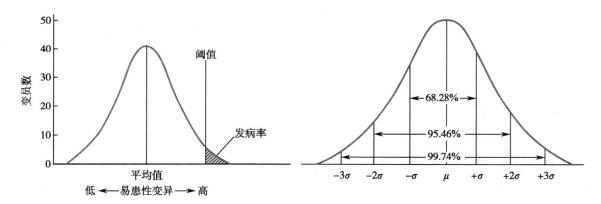

图 11-3   群体易患性变异分布图   图 11-4   正态分布曲线下平均数与标准差的关系

在 $\mu\pm1\delta$ 范围内的面积占曲线内总面积的 68.28%,左右两边各占 15.86%;
在 $\mu\pm2\delta$ 范围内的面积占曲线内总面积的 95.46%,左右两边各占 2.27%;
在 $\mu\pm3\delta$ 范围内的面积占曲线内总面积的 99.74%,左右两边各占 0.13%。

正态分布曲线下的面积代表人群总数,其易患性变异超过阈值的那部分面积代表患者所占的百分数(即发病率)。所以,从一个群体的发病率可以推知发病阈值与易患性平均值间的距离(即相当于几个标准差)。例如,一个群体中某多基因遗传病的发病率大约为 2.27%,该群体易患性阈值与平均值之间的距离相距 2 个 δ;如果一个群体中某多基因遗传病的发病率大约为 0.13%,该群体易患性阈值与平均值之间的距离相距 3 个 δ。

由此可见,多基因遗传病的群体发病率越高,易患性阈值距离平均值就越近,其群体易患性平均值就越高;反之,多基因病的群体发病率越低,易患性阈值距离平均值就越远,其群体易患性平均值就越低(图 11-5)。

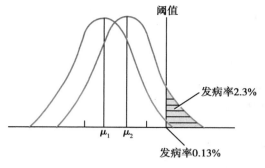

图 11-5 群体发病率、阈值与易患性平均值之间的关系

二、多基因遗传病的遗传率及其估算方法

（一）遗传率的概念

在数量性状的遗传分析中必须借助于一个重要的遗传参数——遗传率。遗传率是在多基因决定的遗传性状或疾病中,遗传因素所起作用的程度,一般用百分率(%)来表示。假如某一性状的遗传率为50%,即认为该性状的总变异中,有50%与遗传因素有关,50%与环境因素有关;而不是说某一个体出现该性状一半是由遗传决定的,另一半是由环境决定的。

遗传率是遗传方差在总的表型方差中所占的比率。因为表型是由遗传和环境相互作用决定的。遗传变异来自分离中的基因,以及它们同其他基因之间的相互作用。遗传变异是总的表型变异的一部分,表型变异的其余部分就是环境变异。方差可用来测量变异的程度,各种变异都用方差来表示。表型方差用 V_P 表示,遗传方差用 V_G 表示,环境方差用 V_E 表示,$V_P = V_G + V_E$。显性效应方差用 V_D 表示,加性效应方差用 V_A 表示,$V_G = V_D + V_A$。广义遗传率(broad heritability,H^2)是遗传方差在总表型方差中所占的比例,$H^2 = V_G/V_P = (V_D + V_A)/V_P$。狭义遗传率(narrow heritability,h^2)是加性方差在总表型方差中所占的比例,$h^2 = V_A/V_P$,因为基因在杂合状态时表现出的差异中,只有 V_A 部分可以遗传,是可固定的。如果环境方差小,遗传率就高,即表型变异大都是可遗传的;当环境方差较大时,遗传率就下降,即表型变异大都是不遗传的。

在多基因病中,易患性的高低受遗传基础和环境因素的双重影响,遗传基础所起作用大小的程度称为遗传率。遗传率达70%~80%时,为较高遗传率;遗传率达50%左右时,为中等遗传率;遗传率为30%~40%或更低时,为较低遗传率。如果遗传率是100%,表明易患性完全由遗传基础决定,基本不属于多基因遗传病,主要见于单基因遗传病;如果遗传率是0%,表明易患性完全由环境基础决定,与遗传因素无关。

通常,与生物适应性无关的性状往往比与生物适应性有关的性状的遗传率要高一些。表11-2列举出人类的一些正常性状和多基因遗传病的遗传率供参考。

表 11-2 人类的一些正常性状和多基因遗传病的遗传率参考值

性状或疾病	遗传率%	性状或疾病	遗传率%
身高	81	精神分裂症	85
出生时体重	50	哮喘	80
体重	78	强直性脊椎炎	70
语言能力	68	原发性高血压	62
理科天赋	34	消化道溃疡	37
文史天赋	45	先天性心脏病(各型)	35
数学天赋	12	糖尿病(青少年型)	75
Binet IQ	68	唇裂+腭裂	76
Otis IQ	80	先天性幽门狭窄	75
总胆固醇	60	先天性髋关节脱位	70
指纹总嵴数	90	先天性畸形足	68
无脑畸形	60	先天性巨结肠	80
脊柱裂	60	冠心病	60

（二）估计多基因遗传病遗传率的方法

计算遗传率的高低,在临床应用上有重要的意义,常用于计算遗传率的方法有以下两种。

1. 从群体和患者亲属的发病率估计遗传率

（1）患者一级亲属的发病率与遗传率有关,一级亲属发病率越高,遗传率越高。可以通过调查患者一级亲属高发病率(q_r)和一般群体发病率(q_g)来估计遗传率。患者易患性和患者亲属易患性呈正相关,它们的回归系数(b)为回归的斜率。Falconer(1965年)提出从回归系数和亲缘系数(r)计算遗传率的公式,即 $h^2 = b/r$, $b = (X_g - X_r)/a_g$,这里 X_g 代表一般群体易患性平均值与阈值之间的差,X_r 代表患者易患性平均值与阈值之间的差,a_g 代表一般群体易患性平均值与一般群体中患者易患性平均值之间的差。X_g、X_r、a_g 等值均可通过查 Falconer 表（表11-3）得到。

计算举例:先天性房间隔缺损(congenital atrial septal defect, ASD)是最常见的成人先天性心脏病,使得心血管血流动力学发生改变,有家族遗传倾向。某一群体先天性房间隔缺损的发病率(q_g)为 0.1%。通过调查该群体100个患者的家系,患者一级亲属(包括双亲、同胞、子女)669人,其中先天性房间隔缺损患者22人,即患者一级亲属发病率(q_r)为3.3%。查正态分布的 X 值与 a 值表(部分数据显示在表11-3中,完整数据请读者参阅相关文献),得到 X_g、X_r 和 a_g 值,代入公式:$b = (X_g - X_r)/a_g = (3.090 - 1.838)/3.367 = 3.372$,因此,$h^2 = b/r = 0.372/0.5 = 0.744$。即这个群体先天性房间隔缺损的遗传率为74.4%,遗传因素在该病的发生中起到重要作用。

表 11-3   正态分布的部分 X 和 a 值表（节录）

$q\%$	X	a	$q\%$	X	a	$q\%$	X	a
0.01	3.719	3.960	0.21	2.863	3.156	0.41	2.644	2.954
0.02	3.540	3.790	0.22	2.848	3.142	0.42	2.636	2.947
0.03	3.432	3.687	0.23	2.834	3.129	0.43	2.628	2.939
0.04	3.353	3.613	0.24	2.820	3.117	0.44	2.620	2.932
0.05	3.291	3.554	0.25	2.807	3.104	0.45	2.612	2.925
0.06	3.239	3.507	0.26	2.794	3.093	0.46	2.605	2.918
0.07	3.195	3.464	0.27	2.782	3.081	0.47	2.597	2.911
0.08	3.156	3.429	0.28	2.770	3.070	0.48	2.590	2.905
0.09	3.121	3.397	0.29	2.759	3.060	0.49	2.583	2.898
0.10	3.090	3.367	0.30	2.748	3.050	0.50	2.576	2.892
0.11	3.062	3.341	0.31	2.737	3.040	……	……	……
0.12	3.036	3.317	0.32	2.727	3.030	……	……	……
0.13	3.012	3.294	0.33	2.716	3.021	1.86	2.084	2.447
0.14	2.989	3.273	0.34	2.706	3.012	1.87	2.081	2.445
0.15	2.968	3.258	0.35	2.697	3.003	1.88	2.079	2.444
0.16	2.984	3.234	0.36	2.687	2.994	1.89	2.077	2.442
0.17	2.929	3.217	0.37	2.678	2.986	1.90	2.075	2.440
0.18	2.911	3.201	0.38	2.669	2.978	1.91	2.073	2.438
0.19	2.894	3.185	0.39	2.661	2.969	1.92	2.071	2.436
0.20	2.878	3.170	0.40	2.652	2.962	1.93	2.068	2.434

续表

$q\%$	X	a	$q\%$	X	a	$q\%$	X	a
1.94	2.066	2.432	2.6	1.943	2.323	3.8	1.774	2.175
1.95	2.064	2.430	2.7	1.927	2.309	3.9	1.762	2.165
1.96	2.062	2.428	2.8	1.911	2.295	4.0	1.751	2.154
1.97	2.060	2.426	2.9	1.896	2.281	……	……	……
1.98	2.058	2.425	3.0	1.881	2.268	……	……	……
1.99	2.056	2.423	3.1	1.866	2.255	44.0	0.151	0.896
2.0	2.054	2.421	3.2	1.852	2.243	45.0	0.126	0.880
2.1	2.034	2.403	3.3	1.838	2.231	46.0	0.100	0.863
2.2	2.014	2.386	3.4	1.825	2.219	47.0	0.075	0.846
2.3	1.995	2.369	3.5	1.812	2.208	48.0	0.050	0.830
2.4	1.977	2.353	3.6	1.799	2.197	49.0	0.025	0.814
2.5	1.960	2.338	3.7	1.787	2.186	50.0	0.000	0.798

（2）如果对某种多基因遗传病的群体发病率数据未知,也可以用先证者亲属（q_r）和对照组亲属的发病率（q_c）来估计遗传率,公式是:$h^2=b/r,b=p(X_c-X_r)/a_c$,其中,$p=1-q_c$,X_c代表对照组亲属中的易患性平均值与距离阈值的标准差数,a_c为对照组亲属易患性平均值与对照组亲属中患者易患性平均值之间的差。只要调查得到对照组亲属发病率（q_c）和患者亲属发病率（q_r）,就可以代入公式估计遗传率。

计算举例:肾结石（calculus of kidney）为泌尿系统常见多发病,调查了该病患者一级亲属1437人,36人发病,$q_r=0.025$;同时还调查了126名籍贯、年龄和性别等与患者相匹配的对照者一级亲属1473名,6人发病,$q_c=0.004$。$p=1-q_c=0.996$。查正态分布的X值与a值表,得到X_g、X_r和a_g值,代入公式得:$b=(X_c-X_r)/a_c=(2.652-1.960)/2.962=0.233$,因此,$h^2=b/r=0.233/0.5=0.466$。结果认为肾结石的遗传率是46.6%,遗传因素在该病的发生中起的作用属于中等大小。

2. 从双生子的发病一致率估计遗传率　利用同卵双生（monozygotic twins,MZ）与异卵双生（dizygotic twins,DZ）的发病一致率估计遗传率的方法是1929年Holginger提出的计算方法。遗传率越高的疾病,MZ的发病一致率与DZ的发病一致率相差越大。发病一致率（concordance）是指双生子中一个患某种病,另一个也患同样疾病的概率。同卵双生是由一个受精卵形成的两个双生子,他们的遗传基础相同,发育环境则可能存在差异。异卵双生是由两个受精卵形成的两个双生子,他们的遗传基础不同（其差异程度与一般同胞间相同）,发育环境也可能存在差异。$h^2=(C_{MZ}-C_{DZ})/(100-C_{DZ})$。

计算举例:躁狂抑郁性精神病（manic-depressive psychosis）是一种两极性严重精神紊乱疾病,躁狂或抑郁反复发作,或交替发作,家族遗传倾向较为明显。调查了该病的同卵双生子15对,共同患该病者10对,发病一致率67%;调查了异卵双生子40对,共同患该病者2对,发病一致率5%。代入公式$h^2=(0.67-0.05)/(1-0.05)=0.6526$。躁狂抑郁性精神病的遗传率为65.26%,说明遗传因素在该病的发病中所起的作用较环境因素大。

遗传率的估计值是从特定人群发病率中计算出来的,只有在确定群体中和特定条件下测定才有意义。遗传率是一个统计学概念,遗传率估计值在计算过程中是会有抽样误差的,不适宜拓展到其他人群和其他环境。相对特定的群体而言,如果遗传变异更改,或者环境变异更改,所得的遗传率自然也随之更改。再者,遗传率是个群体统计量,用于群体,而不针对某一个体。遗传率的估算仅适合于没有遗传异质性,也没有主基因效应的疾病。

三、多基因遗传病的遗传特点

将多基因遗传病与单基因遗传病或其他疾病相比较,有以下几个明显不同的特点。

（一）群体的发病率

多基因遗传病的群体发病率大都高于1/1000(表11-4)。

表11-4   不同类型遗传性疾病的群体发病率(‰)

类型	出生发病率	25岁发病率	群体发病率
基因突变和染色体病	6	1.8	3.8
单基因病	10	3.6	20
多基因遗传病	~50	~50	~600

数据来自 Rimoin DL, Connor JM, Pyeritz RE. Emery and Rimoin's Principles and Practice of Medical Genetics. 3rd ed. Edinburgh, Churchill Livingstone, 1997

（二）家族聚集倾向

多基因遗传病有家族聚集倾向,患者亲属的发病率高于群体发病率。在系谱中,不符合或无明显的任何单基因遗传病的遗传方式,患者一级亲属的发病率为1%～10%。低于通常单基因遗传病患者一级亲属1/2(显性遗传病)或1/4(隐性遗传病)的发病风险。

（三）近亲婚配存在发病风险

近亲婚配时,子女的患病风险增高,高于随机婚配时子女的发病风险,但不如常染色体隐性遗传病那么显著,当然,这与多对微效基因的累加效应有关。

（四）发病率与患者亲属级别（亲缘系数）

与患者亲缘系数相同的亲属(如患者的双亲、同胞、子女)有相同的发病风险。随着亲属级别的降低,患者亲属的发病风险迅速降低,向群体发病率靠近。例如唇裂+腭裂的发病风险,一级亲属(4%)>二级亲属(0.7%)>三级亲属(0.3%)>一般群体

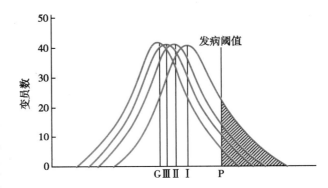

图11-6   群体和患者不同级别亲属关系的发病风险比较分布图
G:一般群体;P:患者;Ⅰ、Ⅱ、Ⅲ:一、二、三级亲属

(0.17%)(表11-5,图11-6)。在群体发病率越低的多基因病中,这种下降的趋势越明显。

表11-5   一些先天性畸形患者不同级别亲属的发病风险比较

病名	群体发病率	患者亲属的发病风险			
		单卵双生	一级亲属	二级亲属	三级亲属
唇裂(+腭裂)	0.001	0.4(×400)	0.04(×40)	0.007(×7)	0.003(×3)
畸形足	0.001	0.3(×300)	0.025(×25)	0.005(×5)	0.002(×2)
先天性髋关节脱位	0.002	0.4(×200)	0.05(×25)	0.006(×3)	0.004(×2)
先天性幽门狭窄(仅男性)	0.005	0.4(×80)	0.05(×10)	0.025(×5)	0.0075(×1.5)
神经管缺陷	0.002	—	0.016(×8)	—	—

（五）发病率有明显的种族（或民族）差异

多基因遗传病在不同的种族(或民族)的发病率有明显的差异(表11-6),表现出遗传基础或基因库的差异。唇裂和腭裂在最常见出生缺陷中居第四位,美国每700名高加索人种的新生儿中就有1人出现此缺陷。这两种缺陷的发病率也存在种族差异,亚裔美国人的发病率是1/500,而非裔美国人的发病率只有约1/2000。

表 11-6　一些多基因遗传病(畸形)发病率的种族差异

病名	群体发病率	
	日本人	美国人
脊柱裂	0.003	0.002
无脑儿	0.006	0.005
唇裂+腭裂	0.0017	0.0013
先天性畸形足	0.014	0.055
先天性髋关节脱位	0.01	0.007

2 型糖尿病(成人糖尿病)发病率在各地不一,欧洲人只有 2/100 患此病,非裔美国人患此病者有 13/100,中南美裔美国人有 17/100。美国亚利桑那州皮马印第安人的糖尿病发病率达 50/100,几乎属全球种族之冠。

四、多基因遗传病发病风险的一般估计方法

当一个家庭中出现了某种多基因遗传病患者,如何估计出家庭中其他成员患同种多基因遗传病的可能性或再发风险呢? 多基因遗传病涉及多种遗传因素和环境因素,发病原因复杂,不能够像对单基因病那样,准确推算出可能的发病风险。但是,一般来讲,多基因遗传病患者的一级亲属的发病风险与下列因素有关。

(一) 遗传率与群体发病率

多基因遗传病的发病风险与遗传率和群体发病率的高低有密切关系。如何利用遗传率对患者的一级亲属的发病风险进行估计,有以下两种情况。

1. 用 Edward 公式估计患者一级亲属发病率　如果群体发病率在 0.1% ~1% 之间,遗传率为 70% ~80% 时,可用 Edward 公式(1960)来估计发病风险。

$$f = \sqrt{p}$$

f:患者一级亲属的发病率;p:一般群体发病率。

例如:先天性唇裂的群体患病率为 0.17%,遗传率 h^2 为 76%,代入以上公式后,患者一级亲属的发病率 $f = \sqrt{0.0017} \approx 4\%$ 。

如果一种病的群体发病率高于 1% 或遗传率高于 80%,则患者一级亲属的发病率将高于群体发病率的开方值;如果一种病的群体发病率低于 0.1% 或遗传率低于 70%,则患者一级亲属的发病率将低于群体发病率的开方值。显然,群体发病率和遗传率过高或过低时,都不能使用 Edward 公式估计发病风险。

2. 通过查图解估计患者一级亲属发病率　如果群体发病率不是在 0.1% ~1% 之间,遗传率不在 70% ~80% 时,可以查图来估计。一般群体发病率、遗传率和患者一级亲属的发病率关系见图 11-7。

以原发性高血压为例,该病的群体发病率约为 6%,遗传率为 62%,在图 11-7 的横坐标(群体发病率)上查出 6% 之点,经过该点作一向上的垂直线,在图中找出遗传率为 62% 的斜线,该斜线与经过 6% 的垂直线相交之点,再从该点作一向左的横线与纵轴相交,即患者一级亲属的患病率。可以看出接近于

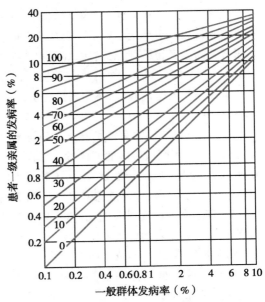

图 11-7　群体发病率、遗传率和患者一级亲属的发病率的关系图解

16%,所以患者一级亲属的发病率为16%。如果采用 Edward 公式计算,$f = \sqrt{0.062} \approx 24.9\%$,显然是高于实际发病风险的。

(二) 家族聚集倾向

患者亲属患病率明显高于群体患病率。随亲属级别的降低,患者亲属发病风险迅速下降,在发病率低的疾病,这个特点尤为明显。

(三) 家庭中患病的人数与再发风险

多基因遗传病的再发风险与家庭中患病人数呈正相关。一个家庭中患某种多基因遗传病的人数越多,该病的再发风险越大。例如,人群中一对表型正常的夫妇婚配,生第一胎罹患唇裂的风险是0.17%;如果他们已生有一个唇裂患儿,说明两人携带有一定数量的此种畸形的易感基因,再生育时孩子发生唇裂的风险提高到4%;如果前两胎均为唇裂患儿,说明他们携带有更多数量的易感基因,易患性更接近于发病阈值,第三胎孩子发生唇裂的再发风险急剧上升至10%。一个家庭中患某种病的人数越多,说明该家庭带有易患性基因越多,由于基因的累加效应,使得患者一级亲属的再发风险升高。相反,在单基因病中,父母的基因型是一定的,无论已出生几个患儿,一级亲属的再发风险从理论上讲都是 1/2 或 1/4,不会由于患儿数增多而发生变化。查表11-7(Smith,1971)可以根据双亲和同胞中已患病的人数估计疾病的再发风险。

表 11-7   根据家庭中患病人数估计多基因遗传病的再发风险(%)

患病双亲数		0			1			2		
群体发病率%	遗传率%	患病同胞数								
		0	1	2	0	1	2	0	1	2
1.0	100	1	7	14	11	24	34	63	65	67
	80	1	6	14	8	18	28	41	47	52
	50	1	4	8	4	9	15	15	21	26
0.1	100	0.1	4	11	5	16	26	62	63	64
	80	0.1	3	10	4	14	23	60	61	62
	50	0.1	1	3	1	3	9	7	11	15

(四) 病情严重程度与再发风险

与病情较轻的患者比较,病情严重的患者带有较多的易感基因(致病基因),其父母也同样。因而他们的易患性更接近于阈值。再次生育时的再发风险也相应提高。以唇裂和腭裂为例,一位只有单侧唇裂的患者,其同胞的发病风险为2.46%;一位单侧唇裂合并腭裂的患者,其同胞的再发病风险为4.21%;一位双侧唇裂合并腭裂的患者,其同胞的再发病风险可高达5.74%。

而在单基因遗传病中,不论病情轻重,一般不会影响再发风险的程度,即在理论上再发风险仍为1/2 或 1/4。

(五) 群体发病率有性别差异时与再发风险

当一种多基因遗传病的群体发病率存在两性差异时,即亲属再发风险与性别有关,这表明不同性别的易患性阈值不同。群体发病率高的性别阈值低,如果患病,其子女的再发风险低;群体发病率低的性别阈值高,该性别患者的后代发病风险也高。该现象称作 Carter 效应(Carter effect)(图11-8)。

群体发病率低的性别患者,必然带有较多的致病基因才能超过阈值而发病。因此,其子女中将会有更多的致病基因,从而有较高的发病风险。群体发病率高的性别患者,必然带有较少的致病基因,

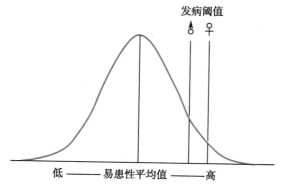

图 11-8   阈值有性别差异的易患性分布(Carter 效应)

其子女有较低的发病风险。

　　例如,先天性幽门狭窄,某人群在男性的发病率为0.5%,在女性的发病率为0.1%,即男性发病阈值低于女性,女性发病阈值高。男性患者的儿子的发病率为5.5%,女儿的发病率为2.4%;反之,女性患者的儿子的发病率为19.4%,女儿的发病率为7.3%(表11-8,图11-9),表明女性带有更多的易患性基因。

表 11-8　先天性幽门狭窄后代受累的百分比

先证者	后代(%)	
	儿子	女儿
父亲	5.5	2.4
母亲	19.4	7.3
一般群体患病率	0.5	0.1

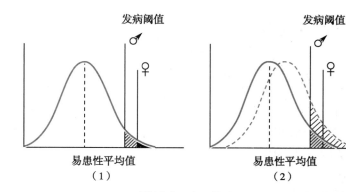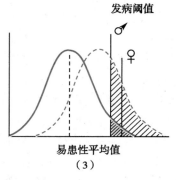

图 11-9　先天性幽门狭窄中阈值有性别差异的易患性分布
(1)一般群体易患性变异分布;(2)男性先证者易患性变异分布;(3)女性先证者易患性变异分布

　　由以上叙述的影响因素来看,在估计多基因病的再发风险时,应考虑各方面的因素,根据有关资料和数据进行全方位分析,综合性判断,方可得到较为客观的结论。

第三节　常见的人类多基因遗传病

　　多基因遗传病又称复杂疾病(complex disease),涉及多个基因及环境因素复杂的参与和相互作用。多基因遗传病不遵循孟德尔遗传定律,用一般的家系连锁分析难以取得突破性进展。多基因遗传病基因的研究主要从两个方面探讨,一是获得疾病家系材料,依靠统计学方法分类分析、优势对数计分法连锁分析、受累同胞对分析、群体关联分析等证实起主控作用的主基因的存在;二是用候选基因检测法或遗传标记定位主基因,定位克隆法和全基因组关联研究等鉴定主基因。

　　通过以上方法和技术,一些常见多基因遗传病的易感基因定位研究有了新进展,例如,在高血压、糖尿病、哮喘和精神分裂症以及自身免疫性疾病的遗传机制方面有了进一步深入的认识。

一、原发性高血压

(一)疾病概述

　　原发性高血压(essential hypertension,EH)[OMIM#145500,OMIM*145505]是以体循环动脉压升高为主要表现的心血管综合征,是导致多种心脑血管疾病的最重要的危险因素。高血压或血压的升高显著增加了卒中、充血性心力衰竭、慢性心脏病、终末期肾脏疾病等的发病风险。血压是一个具备渐进性特点的遗传表型,全世界范围内有 20% ~ 30% 的人患有高血压,我国成年人高血压的患病率为 18.8% 。只有 1% 高血压病例是符合孟德尔遗传规律的遗传性高血压,占高血压患者总数 95% 的原发性高血压为多基因遗传病,具有明显的家族聚集性。

（二）　发病生物学机制

1. 遗传因素　目前公认的 EH 遗传率为 50% ~ 60% 。我国不同民族 EH 遗传率不同,以藏族最高,汉族稍低。遗传因素在 EH 发病中的作用,最终有赖于易感基因的识别和克隆,才可从根本上阐明其遗传本质和发病机制。高血压候选基因涉及血管紧张素-醛固酮系统、交感神经系统、内皮细胞功能、信号转导、离子通道或转运体等,包括血管紧张素基因（*AGT*）、血管紧张素转换酶基因（*ACE*）、血管紧张素 II 受体基因（*AGTR*）、β_2-肾上腺素受体基因、α-内收蛋白基因（*ADDI*）和 G-蛋白 β_3-亚单位（$GN\beta_3$）。

尽管大量的候选基因关联研究发现一些可疑的致病基因,但是这些研究结果由于各种原因常常无法重复。随着分子生物技术的发展及研究资金的投入使得研究者能够对高血压这一多基因疾病进行全基因组关联研究,克服候选基因关联研究的缺陷,在全基因组水平获得了一系列与高血压密切相关的基因和遗传高危区段。

对于多基因遗传性高血压病致病基因的研究进展源于两个大样本的 GWAS,CHARGE（Cohorts for Heart and Aging Research in Genomic Epidemiology,n = 29 136）和 Global BPgen（Global Blood Pressure,n = 34 433）研究,成功的定位了多个与收缩压、舒张压及高血压表型相关联的基因位点。这些位点是:①与收缩压相关的基因及位点,包括 *MTHFR*（编码亚甲基四氢叶酸还原酶,是叶酸代谢过程中的关键酶,该酶活性异常可造成高同型半胱氨酸血症）、*CYP17A1*（编码类固醇 17α 羟化酶,该酶是类固醇合成途径中的一种关键酶）、Intron PLCD3（PLCD3 是磷脂酶 C 家族成员,是血管平滑肌细胞血管紧张素及内皮素激活信号途径重要分子）、*ATP2B1*（编码 PMCA1,一种浆膜钙/钙调蛋白依赖性的 ATP 酶,在血管内膜表达参与钙从细胞质向细胞外转运）;②与舒张压相关的基因及位点,包括 *PRDM8/FGF5*（FGF5 编码蛋白是成纤维细胞生长因子家族成员之一,能刺激多种细胞包括心肌细胞的生长和增殖）、*SH2B3*（编码血管内皮细胞炎症通路重要的负性调控因子,是血压调控及动脉粥样硬化过程的中心环节之一）、Intron CSK（c-Src 酪氨酸激酶内含子）、*ZNF652*（编码锌指蛋白 652）、*CACNB2*（编码电压门控钙通道的 β 亚单位,*CACNB2* 是电压门控钙通道基因家族一员,该家族多个基因参与血压调控,是钙通道拮抗剂靶点）;③与高血压表型相关的基因与位点,包括 *MTHFR*、*CYP17A1*、*PRDM8/FGF5*、Intron CSK 及 *ATP2B1* 等。

2. 环境因素　高血压是多因素、多环节、多阶段和个体差异较大的疾病,影响血压的环境因素包括:①饮食:钠盐平均摄入量、高蛋白摄入、饮酒量等与血压水平相关;②精神应激:脑力劳动者、从事精神紧张度高的职业、噪声环境等高血压患病率增高;③吸烟:吸烟可使交感神经末梢释放去甲肾上腺素增加而使血压升高;④其他因素:体重和肥胖、药物（避孕药、麻黄碱、非甾体类抗炎药等）和睡眠呼吸暂停低通气综合征。

二、糖尿病

（一）　疾病概述

糖尿病（diabetes mellitus,DM）[OMIM#125850,OMIM^222000] 是临床表现以慢性血糖升高为特征的碳水化合物、蛋白质、脂肪代谢紊乱的综合征,可引起多系统损害,导致眼、肾、神经、心脏和血管等组织器官慢性进行性病变。欧美 DM 患病率为 2% ~3% 或更高。有调查显示,2010 年中国 18 岁及以上成人 DM 患病率为 11.6% ,其中男性患病率为 12.1% ,女性患病率为 11.0% ;城市居民患病率为 14.3% ,农村居民患病率为 10.3% 。DM 的发病 95% 以上属于多基因遗传病。

1 型 DM 发生于青少年,起病急,症状重,为自身免疫性疾病,由于胰岛 β 细胞膜上 HLA- II 类基因异常表达,使 β 细胞膜成为抗原递呈细胞,在环境因素作用下,免疫反应被激活,产生自身抗体,导致胰岛细胞炎症,演变为 DM。2 型 DM 多发生于中老年,起病慢,症状轻,是由于胰岛素抵抗产生代谢紊乱,出现的慢性并发症可有自主神经功能紊乱。随着年龄增长,患者出现胰岛 β 细胞数目减少,胰岛素分泌缺陷或终末器官对胰岛素产生抗性,导致糖尿病。2 型 DM 占 90% ~95%。

（二）发病生物学机制

1. **遗传因素** DM 的遗传率为 75%,同卵双生子中 1 型 DM 发病一致率为 30% ~40%,2 型 DM 发病一致率接近 100%。近年来,全基因组关联研究和数以万计的病例对照研究发现了许多对糖尿病的发生起作用的基因。在对 1 型 DM 易感基因的筛查中发现 HLA（定位于 6q21.3）多态性对 *IDDM1* 基因座有强烈的易感效应,同时又查出了两个可信的新的基因座位:*IDDM4* 和 *IDDM5*。2 型 DM 是异质性很强的多基因遗传病。采用候选基因法和基因组扫描为基础的克隆法对易感基因进行研究,已研究过 250 多种候选基因。这些基因定位于人类的多条染色体上,如钙蛋白酶 10 基因（*CAPN10*,2q37.1）、葡萄糖转运子 10 基因（*GLUT10*,20q13.1）、胰岛素受体基因（*INSR*,19q13.2）、胰岛素受体底物基因（*IRS-1*,2q36;*IRS-2*,13q2.6）、胰岛素抵抗因子基因（*Resistin*,19q13.2）、脂联素基因（*Adiponectin*,3q27）和解偶联蛋白 2 基因（*UCP2*,11q13）等。不同地域和不同种族间的易感基因谱是有区别的,因为环境因素的差异,不同种族的遗传背景不同。

UCP2 基因是 2 型 DM 的易感基因。人类 *UCP2* 基因长度为 8.7kb,编码 308 个氨基酸。UCP2 位于线粒体内膜,其过度表达会造成线粒体内膜的质子漏,导致 ADP 向 ATP 转化过程的解偶联,从而使 ATP 依赖的 K^+ 通道关闭,最终减少胰岛素出胞,所以 UCP2 是胰岛素分泌的负性调节因子。UCP2 还可通过改变活性氧（ROS）的种类,控制氧化损害和脂类毒性,同时阻止脂肪酸氧化和脂质的累积,所以 UCP2 可能是把肥胖、胰岛 β 细胞功能缺陷和 2 型 DM 联系起来的重要物质。

2. **环境因素** 基因突变、环境因素（如病毒感染、饮食因素和自身免疫性）、个体易感性这三者共同作用最终导致了 DM 疾病的发生。与 1 型 DM 发病有关的病毒包括风疹病毒、腮腺炎病毒、柯萨奇病毒、脑心肌炎病毒和巨细胞病毒。病毒感染破坏 β 细胞,使其发生微细变化,数量减少。病毒感染损伤 β 细胞而暴露其抗原成分,进而启动自身免疫反应。与 2 型 DM 发病有关的环境因素包括年龄增长、现代生活方式、营养过剩、体力活动不足以及应激、化学毒物等。总之,DM 的患病人数随生活水平提高、人口老化、生活方式改变和诊断技术进步而急剧增加。

三、支气管哮喘

（一）疾病概述

支气管哮喘（bronchial asthma）[OMIM#208550]简称哮喘,是一种气管阻塞、气道炎症为特征的慢性炎症性疾病。全世界范围内患病率从 1% ~16% 不等,我国约为 1.24%。支气管哮喘以儿童多见,男性略多于女性。目前我国是全球哮喘病死率最高的国家之一。

支气管哮喘临床上表现为反复发作的喘息、气急、胸闷或咳嗽等症状,常在夜间及凌晨发作或加重,多数患者可自行缓解或经治疗后缓解。长期反复发作哮喘可并发慢性支气管炎或肺气肿。外源性哮喘（extrinsic asthma）常于幼年发病,有明显的对过敏源（anaphylactogen）的多态反应史。内源性哮喘（intrinsic asthma）常于成年发病,常年发作,较为严重。各型哮喘共同的支气管病理改变主要是支气管平滑肌痉挛、黏膜水肿、炎细胞浸润、管壁腺体过度分泌入管腔形成黏液栓,进而引起支气管栓塞。

（二）发病生物学机制

1. **遗传因素** 哮喘的发病机制目前可概括为气道免疫-炎症机制、神经调节机制及其相互作用。哮喘具有多基因遗传倾向,亲缘关系越近,患病率越高,支气管哮喘的遗传率为 72%。通过全基因组扫描、候选基因技术和连锁分析等,确定哮喘的易感性基因有三大类:细胞因子基因簇、人类白细胞抗原基因多态性和膜受体基因多态性。已发现多个哮喘相关基因,定位集中在 5q、6q、11q、12q、14q、17q、19q、20p 等。

位于 20p13 的 *ADAM33* 基因是哮喘的易感基因。对不同种族人群的流行病学调查发现,*ADAM33*

基因靠近 3′端的至少 13 种 SNPs 与哮喘易感性有关,并且与哮喘的严重程度密切相关。ADAM33 在间质细胞的选择性表达,会导致气道平滑肌细胞和成纤维细胞功能的异常,增强气道重塑。

位于 17q21.1 的 ORMDL3 基因是儿童期哮喘起病的易感基因,且超过 1/3 的临床 7 岁以下哮喘患儿中 ORMDL3 基因表达存在差异。ORMDL3 基因编码一种位于内质网的跨膜蛋白。ORMDL3 可以与内质网的钙泵作用,通过功能抑制进而延长内质网钙库的失衡,加重未折叠蛋白反应,与哮喘发病过程中炎症反应密切相关。

2. 环境因素　哮喘的发病机制常常是由遗传因素和环境因素共同掺杂发挥作用。环境因素包括变应原性因素,如室内变应原(尘螨、宠物、蟑螂)、室外变应原(花粉、草粉)、职业性变应原(油漆、饲料、活性染料)、食物(鱼、虾、蟹、蛋类、牛奶等)、药物(阿司匹林和抗生素等)和非变应原性因素,如大气污染、吸烟、运动、冷空气、烟草烟雾、肥胖等。以上均可能促进潜在的遗传易感性。

四、精神分裂症

(一) 疾病概述

精神分裂症(schizophrenia,SZ)[OMIM#181500,OMIM%181510]是一种严重的精神疾病,在思维、情感、行为等方面出现障碍,精神活动与周围环境不协调的精神疾患。通常患者意识清晰,智力属正常,部分出现认知障碍。SZ 在全世界的患病率为 1% ~4%。

(二) 发病生物学机制

1. 遗传因素　精神分裂症属多基因遗传方式,遗传率为 70% ~85%,单卵双生子发病一致率 40% ~60%,异卵双生子发病一致率 10% ~16%。应用关联分析方法和全基因组扫描技术,发现几十种基因或位点是 SZ 的易感基因或候选区域。目前已知的相关基因至少有 4 大类:

(1) 多巴胺受体基因(DRD 基因):多巴胺是重要的神经递质,多巴胺过量是导致 SZ 的主要原因,所以多巴胺受体基因是 SZ 的候选基因。DRD2 基因定位于 11q22.1-q22.3;DRD3 基因定位于 3q13.3,是 SZ 的重要候选基因;DRD4 基因定位于 11p15.5,与 SZ 有微弱关联。

(2) 5-羟色胺受体 2A 基因(5-HTR2A 基因):5-羟色胺是神经递质中的另一个重要的成分,5-HTR2A 基因定位于 13q14,其基因产物是 471 个氨基酸组成的 G 蛋白偶联受体,分布在带状核,嗅结体,新皮质Ⅰ、Ⅴ层和嗅前体等。5-HTR2A 基因可能与 SZ 的病理学变化有关。

(3) 人类白细胞抗原基因(HLA 基因):HLA 基因定位于 6p21.3,是人类基因组中多态性最丰富的基因群。有些 SZ 患者存在自身免疫现象。因而,HLA 可能参与 SZ 的发病过程。

(4) KCNN3 基因:人脑和小鼠脑存在编码一种较小的钙激活钾离子通道蛋白的 cDNA 家族,包括 KCNN1、KCNN2 和 KCNN3。人 KCNN3 基因定位于 1q21.3,编码 731 个氨基酸长度的肽链,在基因内靠近 5′端的区域含有两个 CAG 三核苷酸重复序列。SZ 患者较长 CAG 重复片段的频率显著高于正常人,KCNN3 基因的 CAG 重复片段与 SZ 之间存在中等程度的正相关。

以上基因的多态性、突变或特定的基因型与精神分裂症有不同强度的相关性。22q11 微缺失综合征中,约有 25% 的患者同时患有精神分裂症;精神分裂症患者中 2% 带有 22q11 缺失,在早发性精神分裂症中,可高达 65%。但精神分裂症与染色体畸变之间的关系还无明确结论。

2. 环境因素　产科并发症、孕产期营养不良、缺乏母乳喂养、妊娠期吸烟、饮酒、接触毒物、宫内感染、围产期损伤等均可能影响胎儿神经系统发育。社会心理因素包括文化、职业和社会阶层、移民、孕期饥饿、社会隔离与心理社会应激事件等可能和 SZ 有关。大多数 SZ 患者的病前性格多表现为内向、孤僻、敏感多疑,可追溯到病前发生过相应的生活事件。

五、先天性唇腭裂

(一) 疾病概述

先天性唇腭裂(congenital cleft lip and palate, CLP)[OMIM% 119530, OMIM #119300, OMIM #

119500]是口腔颌面外科最常见的先天性出生缺陷性疾病,发病率约为 1.7/10 000,随着地区、种族及社会经济状况的不同而呈现差异。我国唇腭裂的发病率高达 1.82/1000,在出生缺陷的发生率中占第一或第二位,男性略多于女性。尽管外科技术已取得很大进步,但这一畸形给患者和家庭还是带来了精神与经济负担,严重影响了我国的出生人口素质。

临床表现为患儿单侧或双侧唇裂,以单侧常见,单侧与双侧之比为 6∶1。包括完全性唇裂和不完全性唇裂,前者通常伴有腭裂。本病可通过手术矫正,唇裂一般应在 6 个月内实施唇裂整复术。

根据全身是否伴发其他畸形,唇腭裂可以分为非综合征型唇腭裂(non-syndromic cleft lip or palate,NSCL/P)和综合征型唇腭裂(syndromic cleft lip or palate,SCL/P)。大约有 20% 的唇腭裂与已经发现的近 500 种综合征有关,通常临床上所讲的唇腭裂主要是指 NSCL/P。非综合征型唇腭裂多被认为是一种多基因遗传病,由遗传和环境因素相互作用引起,具有显著的遗传异质性。

(二) 发病生物学机制

1. 遗传因素　先天性唇腭裂由多基因遗传因素造成,遗传率为 77.5% ,一、二、三级亲属的发病风险分别为 4%、0.9% 和 0.35% 。

国内外大多数学者采用连锁和关联的分析方法研究,陆续报道了多个与 NSCL/P 有关的候选易感基因和染色体区域,其中 1q32(*IRF6*)、1p36.3(*MTHFR*)、1q22-1q24(*SKI*)、2p13(*TGFA*)、2q33(*SUMO1*)、4p16(*MSX1*)、11q23-q24(*PVRL1*)、17q21(*RARA*)、19q13(*BCL3*、*TGFB1*)、X 染色体(*TBX22*)等得到了较多研究的支持。*IRF6* 基因是迄今为止发现的与 NSCL/P 最为相关的基因。

GWAS 目前已经成为研究常见复杂疾病遗传易感性的主要手段,其在 NSCL/P 遗传病因学研究领域得到很好的应用。应用 GWAS 的方法对欧洲人群 NSCL/P 进行研究,发现在人类染色体 8q24.21 上的一个 640kb 区段包含多个 SNP 位点与 NSCL/P 具有显著相关性。在欧洲人群的 NSCL/P 进行 GWAS 分析,还发现了另外两个与 NSCL/P 发病相关的染色体区域,分别是 17q22 和 10q25.3。国内众多学者根据以上 3 个 GWAS 筛选候选基因,在前期研究的基础上,选择 *MAFB*、*ABCA4* 基因和 8q24.21、10q25.3、17q22 区域的 SNP 以及国际上研究的热点基因 *WNT3*、*SUMO1* 上的变异在中国人群中进行验证,也证实了这些基因或染色体区域的变异与 NSCL/P 存在强相关性。尤其是 8q24 区域,在多个人群中证实与 NSCL/P 的发生密切相关。我国学者在第 16 号染色体 16p13.3 区域首次鉴定出一个与 NSCL/P 显著关联的位点,该 SNP 位点 rs8049367 位于 16p13.3 染色体 *CREBBP* 基因上游 50kb 和 *ADCY9* 基因下游的 32kb 处。尽管当前研究发现了这些与 NSCL/P 高度相关的易感基因,但由于该疾病病因的复杂性,仍未能完全揭示 NSCL/P 的发病机制。

2. 环境因素　先天性唇腭裂与环境诱变因子有很大关系。流行病学调查和动物实验已证实胚胎早期的外环境,包括病毒感染、化学药物、毒物、放射线、环境污染、吸烟、酒精、维生素 A、抗癫痫药物、饲养宠物、缺氧、妊娠反应、营养不良、生育年龄、胎次、胎儿出生季节等均与唇腭裂的发生有关。环境因素必须在胚胎第 7 周左右发生影响才有可能造成唇腭裂的发生,过晚则不会影响唇弓发育。

小　结

虽然很多疾病遵循简单的孟德尔遗传方式或者与染色体畸变有关,但是还有一些常见疾病(如糖尿病、阿尔茨海默病、心肌梗死、肿瘤、精神疾病和高血压等)和先天畸形(唇裂、腭裂和神经管畸形等)不符合以上遗传方式。这些疾病涉及几个或多个基因位点的遗传变异的累积效应,每对基因对表型的作用相对较小。我们称这些受很多不同对基因影响的性状或疾病为多基因遗传,是多对基因和多种环境因素的相互作用的结果。多基因性状通常是数量性状,在群体中的分布是连续的。

多基因阈值模型可以预测或估计受累先证者的亲属的疾病或畸形的再发风险,其估计方法不同于孟德尔遗传规律分析。①再发风险代表的平均风险,在不同家系中会有所不同;②再发风险随着家系患病人数增加而增加;③再发风险随着畸形或疾病的严重程度而提高;④随着疾病或畸形发生率在一般人群中的降低,受累先证者的亲属发病风险与一般人群的发病率的差异加大;⑤当发病率有性别差异时,发病率低的性别先证者受累后代的发病风险高于发病率高的性别先证者受累后代的发病风险。

思 考 题

1. 数量性状和质量性状有哪些异同点?

2. 估计多基因遗传病的发病风险时,应考虑到哪些因素?

3. 多基因遗传病有哪些遗传特点?

4. 某多基因遗传病在我国人群的发病率为1%,遗传率约为80%,一对夫妇身体健康,生了一儿一女,儿子患此种病,他们担心将来孙子、孙女也将患该病,试问其发病风险如何?

5. 多基因遗传病的易患性阈值、平均值与群体发病率之间有何种关系?

6. 通过调查和计算得到10对MZ和DZ双生子的IQ差异如下:

序号	MZ(同性,共同生活)	DZ(同性,共同生活)
1	3	13
2	6	5
3	6	9
4	3	8
5	5	9
6	1	12
7	7	13
8	8	11
9	3	10
10	6	9
平均数	4.6	9.9
方差	3.84	6.10

试用这些数据估算一下IQ的遗传率。

7. 了解并熟悉原发性高血压、糖尿病、支气管哮喘、精神分裂症和先天性唇腭裂等多基因遗传病的遗传方式、患病率、临床表现和发病的生物学机制。

(殷丽天)

第十二章　表观遗传学

经典遗传学认为基因型对表型有决定作用,基因型的差异在于 DNA 序列的不同,而遗传也被认为是一种基因从亲代到后代的传递过程。然而,人们也注意到很多现象难以用经典遗传学理论解释。比如,在一个生物体内所有细胞的基因组几乎完全相同的前提下,为何会发育分化为不同类型的体细胞? 同卵双生子,即使是在同样的环境中长大,有时也会在头发颜色、性格、疾病易患性等方面出现较大的差异。再例如,马和驴杂交的后代马骡和驴骡会在体格、脾性等诸多方面表现出显著差异。上述事实说明,还存在一种不同于基因的遗传因素对表型发挥着重要的调控作用。但长期以来,人们并不清楚这些遗传因素究竟是什么? 所起的作用有多大? 在什么样的情况下起作用?

20 世纪 60 年代以后,人们对于发育相关分子机制的逐渐深入认识,极大地推动了一门崭新学科——表观遗传学(epigenetics)的诞生。表观遗传学一词最早由英国学者 Waddington 在 1939 年创造,系由"epigenesis"和"genetics"合并而来,用来描述从基因型到表型的控制机制。20 世纪 70 年代,Holliday 等率先发现了第一个重要的表观遗传学调控机制,DNA 甲基化(DNA methylation)可以影响基因的表达。随后,Holliday 将表观遗传学的定义进一步修订为"没有 DNA 序列变化的、可遗传的基因表达改变"。此后,组蛋白修饰、非编码 RNA 在表观遗传调控过程中的作用也相继被发现。目前,表观遗传学被定义为研究基因序列在不发生改变的情况下,基因表达发生了可遗传变化规律的科学。

应该说,表观遗传学是在研究与经典孟德尔遗传规律不符的许多遗传现象的过程中逐步发展起来的。表观遗传学相关机制解释了很多经典遗传学无法解释的谜团。著名遗传学家 Klar 曾说过"人绝不仅仅是基因的简单叠加";而沃森(Watson)也曾说过"你可以继承 DNA 序列之外的一些东西,这才真正是现代遗传学让我们激动的地方"。

第一节　表观遗传修饰的分子机制

一、DNA 甲基化

DNA 甲基化是表观遗传学最为核心的调控机制之一。DNA 甲基化能引起染色质结构、DNA 构象、DNA 稳定性及 DNA 与转录因子等相互作用方式的改变,从而影响基因表达。而 DNA 甲基化异常也常常会导致胚胎发育异常、染色体不稳定、基因组印记异常,并与肿瘤等复杂性疾病的发生发展有着极为密切的联系。

(一) DNA 甲基化概述

DNA 甲基化是指在 DNA 甲基转移酶(DNA methyltransferase,DNMT)的催化下,以 S-腺苷甲硫氨酸(S-adenosyl methionine,SAM)作为甲基供体,将甲基共价结合到 DNA 序列特定碱基上的化学修饰过程(图 12-1)。在哺乳类动物中,DNA 的甲基化修饰主要发生在胞嘧啶的第 5 位碳原子,形成 5-甲基胞嘧啶(5mC)。需要强调的是,哺乳动物中 DNA 甲基化主要发生在 CpG 二联核苷酸这种形式的胞嘧啶上。哺乳动物基因组中的 CpG 以散在分布和高度富集形式分布。高度富集 CpG 的区域,长度一般在 500 ~ 2000bp 之间,被称为 CpG 岛(CpG island),多位于基因的转录调控区如侧翼区、增强子等附近,也可以出现在基因内部。在哺乳动物中,60% ~ 90% 的 CpG 岛可发生甲基化修饰。

（二）DNA 甲基化分子机制

1. **DNA 甲基转移酶**　在哺乳动物体内,已发现 3 种有活性的 DNA 甲基转移酶,分别被命名为 DNMT1、DNMT3a 和 DNMT3b（表 12-1）。DNMT1 主要针对 DNA 双链中已经有一条发生甲基化而另一条未甲基化的情况,催化 DNA 复制双链中的新合成链发生甲基化,称之为维持甲基化（maintenance methylation）,也称保留甲基化。DNMT1 负责将 DNA 甲基化信息传递给子代细胞。而 DNMT3a 和 DNMT3b 主要负责修饰原本不存在甲基化修饰的 DNA 双链发生甲基化,被称为从头甲基化（de novo methylation）。

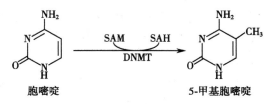

图 12-1　5-甲基胞嘧啶的形成

SAM:S-腺苷甲硫氨酸,S-adenosylmethionine;SAH:S-腺苷高半胱氨酸,S-adenosylhomocysteine

表 12-1　DNA 甲基转移酶的功能

DNA 甲基转移酶	物种	酶活性	功能缺失后的表现
DNMT1	小鼠	维持 CpG 甲基化	基因组范围 DNA 甲基化丢失;E9.5 天胚胎致死;印记基因表达异常;异位 X 染色体失活;已沉默反向转座子的激活;在肿瘤细胞中引起细胞周期阻滞和有丝分裂异常
DNMT3a	小鼠	CpG 从头甲基化	出生后 4~8 周死亡;雄性不育;生殖配子无法建立甲基化印记
DNMT3b	小鼠	CpG 从头甲基化	微卫星 DNA 去甲基化;E14.5 天胚胎致死并伴随血管和肝脏缺陷
DNMT3b	人	CpG 从头甲基化	ICF 综合征;免疫缺陷;着丝粒不稳定;面部畸形;重复序列及近着丝粒异染色质发生去甲基化

（1）DNMT1:DNMT1 是最早被克隆的,也是哺乳类动物细胞中最为常见的 DNA 甲基转移酶。DNMT1 在生殖细胞和神经元中高表达,主要分布于细胞分裂周期 S 期的 DNA 复制叉中,与增殖细胞核抗原、组蛋白去乙酰化酶（histone deacetylase,HDAC）和 DNAP1（一种 DNMT1 相关蛋白）组成复合体,参与 CpG 序列甲基化的维持,将半甲基化的 CpG 完全甲基化,确保 DNA 甲基化信息被完整传递给子代细胞。

（2）DNMT3a 和 DNMT3b:DNMT3a 广泛表达,尤其在未分化的胚胎干细胞中高表达,而在已分化细胞中表达水平极低。DNMT3a 主要负责 CpG 上的甲基化,并具有甲基化序列依赖性。DNMT3a 的分子结构包含 1 个位于 N 端的调节结构和 1 个位于 C 端的催化结构,包绕在保守的 C5 DNA 甲基转移酶结构。DNMT3a 的 N 端调节结构主要包含有 1 个 PHD 结构域和 1 个 PWWP 结构域。其中,PHD 结构域富含半胱氨酸,能够结合锌离子,可以为各种转录因子、组蛋白乙酰化酶、组蛋白甲基转移酶等的结合和相互作用提供一个平台。PWWP 结构域含有保守的色氨酸-脯氨酸序列,能够特异性识别组蛋白尾部的 H3K36 三甲基标记,这种相互作用可以增强 DNMT3a 的活性,促进核小体 DNA 甲基化。DNMT3a 主要在胚胎发育发挥作用,胚胎干细胞缺失该酶可引起胚胎致死或胚胎发育畸形。

DNMT3b 与 DNMT3a 结构相似,功能有一定重叠。但 DNMT3b 区别于 DNMT3a 之处在于:DNMT3b 可参与着丝粒附近小卫星重复序列的甲基化;DNMT3b 缺失会导致基因组稳定性出现问题,主要表现在出现非整倍体和多倍体,或染色体断裂与融合。小鼠 *Dnmt3a* 和 *Dnmt3b* 同时缺失会引起胚胎在着床后无法启动从头甲基化而导致胚胎致死在第 9.5 天时间点。

需要强调的是,上述这些 DNA 甲基转移酶的作用并非孤立存在,而是彼此协作关系。DNMT1 和 DNMT3a 可以共同参与胚胎的植入与发育过程;DNMT3b 和 DNMT1 也可以一起参与胚胎细胞甲基化状态的维持。

2. **甲基化 DNA 结合蛋白**　DNA 甲基化是基因转录抑制的重要机制,除了可直接阻止转录因子结合外,通过与甲基化 DNA 结合蛋白的结合并募集辅阻遏物也是引起基因表达受到抑制或者基因沉默的重要机制。甲基化 DNA 结合蛋白是一类能够随 DNMT 一起被招募至 DNA 甲基化位点 CpG 的蛋白,因此也被称为甲基化 CpG 结合蛋白。

哺乳动物中已被鉴定的甲基化 DNA 结合蛋白主要包括:①甲基化 CpG 结合域(methyl-CpG-binding domain,MBD)蛋白家族;②Kaiso 和 Kaiso 样蛋白家族;③SRA(set and ring finger-associated)等 3 个家族。

MBD 家族包括 MBD1-4、MeCP2(methyl-CpG-binding protein 2)共 5 个家族成员,是一类含有甲基化 CpG 结合域(MBD)的蛋白。MBD 家族成员在和 CpG 结合后会进一步招募转录抑制复合体蛋白如共抑制因子、组蛋白去乙酰化酶等来发挥转录抑制作用。其中 MBD1 主要分布在哺乳类动物的肺和肝脏中,是 MBD 家族分子量最大的蛋白成员。MBD2 主要分布在哺乳类动物的大脑纹状体中。MBD2 可结合于启动子区域,参与介导启动子区高甲基化所引起的基因沉默。MBD3 是 MBD 家族中分子量最小的成员。MBD4 是一种胸腺嘧啶糖基酶,在肿瘤细胞中是维持启动子区高甲基化状态所必需的。MeCP2 主要分布于有丝分裂后期阶段的神经细胞中,对于神经系统的发育与功能发挥具有重要意义。

Kaiso 蛋白是一种含有锌指结构的 CpG 甲基化结合蛋白,借助其锌指结构可与至少 2 个以上的甲基化 CpG 实现结合,来抑制基因转录。ZBTB4 和 ZBTB38 也是含有锌指结构的 CpG 甲基化结合蛋白,因与 Kaiso 结构和功能非常相类似,将其归为 Kaiso 样蛋白。

SRA 结构域蛋白是一类结合于增强子区甲基化位点的转录抑制因子。

3. **DNA 去甲基化**　DNA 去甲基化是将 DNA 上的 5-甲基胞嘧啶还原为胞嘧啶,即移除甲基的过程。DNA 去甲基化有 2 种方式:①复制相关的 DNA 去甲基化:主要发生在 DNA 复制过程中,通过靶向干扰 DNMT1 并使之缺失或失活,引起新生成的 DNA 链不能被甲基化;②主动去甲基化:是指在一些特定情况下,甲基被迅速从 DNA 上移除的过程。目前关于这一现象背后的机制还不明确。

二、组蛋白修饰

组蛋白的翻译后修饰是表观遗传学调控的另外一种核心手段。核小体是染色体的基本结构组成单元,由 H_2A、H_2B、H_3、H_4 各 2 分子聚合为八聚体,八聚体上缠绕有 146bp 的 DNA 双链。这些核心组蛋白的 N 端通常形成裸露在八聚体外面的尾巴,呈松散状态,是组蛋白翻译后修饰的重要靶点。目前已发现组蛋白修饰至少包括乙酰化、甲基化、磷酸化、泛素化、SUMO 化等 8 种修饰类型,其中以乙酰化、甲基化、磷酸化和泛素化等 4 种方式最为常见。

(一) 组蛋白乙酰化与去乙酰化

1. **组蛋白乙酰化与组蛋白乙酰基转移酶**　组蛋白乙酰化(histone acetylation)是指在组蛋白乙酰基转移酶(histone acetyltransferase,HAT)催化作用下,将乙酰基从乙酰辅酶 A 上转移到组蛋白 N 端尾部较为保守的赖氨酸 ε 位氨基上的修饰过程。

目前发现的 HAT 可被分为三大类:①GNAT(Gcn5-related N-acetyltransferase)家族;②MYST 家族;③其他具有 HAT 活性的蛋白,如 p300/CBP 等。

2. **组蛋白乙酰化的功能**　组蛋白乙酰化修饰具有以下几方面功能(表 12-2):

表 12-2　组蛋白乙酰化的主要位点及其功能

组蛋白	乙酰化位点	组蛋白乙酰化酶	主要功能
H2A	K5	Tip60,p300/CBP	转录激活
H2B	K5	p300,ATF2	转录激活
	K12	p300/CBP,ATF2	转录激活
	K15	p300/CBP,ATF2	转录激活
	K20	p300	转录激活

组蛋白	乙酰化位点	组蛋白乙酰化酶	主要功能
H3	K9	未知	组蛋白沉积
		Gcn5,SRC-1	转录激活
	K14	Gcn5,PCAF	转录激活
		Esa1,Tip60	转录激活、DNA 修复
		SRC-1	转录激活
		Elp3	转录激活(延伸)
	K18	Gcn5	转录激活、DNA 修复
		p300/CBP	转录激活
	K23	Gcn5	转录激活、DNA 修复
		p300/CBP	转录激活、DNA 修复
	K27	Gcn5	转录激活
	K36	Gcn5	转录激活
H4	K5	Hat1	组蛋白沉积
		Esa1,Tip60	转录激活、DNA 修复
		ATF2	转录激活
		p300	转录激活
	K8	Gcn5,PCAF	转录激活
		Tip60	DNA 修复
		ATF2	转录激活
		Elp3	转录激活(延伸)
		p300	转录激活
	K12	Hat1	组蛋白沉积、端粒沉默
		Esa1,Tip60	转录激活、DNA 修复
		p300	转录激活
	K16	Gcn15	转录激活
		Esa1,Tip60	转录激活、DNA 修复
		ATF2	转录激活
		Sas2	常染色质化

注:K 为赖氨酸的简写符号

（1）激活基因转录与转录延伸：发生在组蛋白尾部赖氨酸上的乙酰化能够消除赖氨酸的正电荷，从而会削弱组蛋白尾巴与带负电荷 DNA 磷酸骨架的静电作用力，促进转录因子与 DNA 的结合（图 12-2）。

（2）增进组蛋白和 DNA 的结合，促进核小体的组装：新合成的组蛋白常会在 H3K56 以及 H4K5、H4K8 和 H4K12 位点发生乙酰化。这些乙酰化修饰会促进组蛋白与相关辅助因子的相互作用，进而增强组蛋白与 DNA 的结合，促进核小体的包装。

（3）抑制异染色质的形成：异染色质和常染色质在组蛋白乙酰化水平上存在显著差异，异染色质较常染色质的组蛋白乙酰化水平要低很多。

（4）参与 DNA 损伤修复和基因组稳定性的维持。

3. 组蛋白去乙酰化与组蛋白去乙酰化酶　组蛋白去乙酰化酶是一类能够将乙酰基从组蛋白赖氨酸 ε 位氨基上移除的酶。目前已经鉴定的组蛋白去乙酰化酶共有 18 种，根据组蛋白去乙酰化酶的序列相似程度（同源性）、亚细胞定位以及酶活性，常被分为 4 大类。去除乙酰化的组蛋白与 DNA 的结合会因此而变得更为紧密，不利于转录因子及其辅助因子的结合，因此基因的转录表达被抑制。

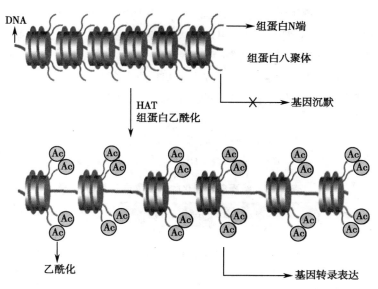

图 12-2　组蛋白乙酰化与基因表达

（二）组蛋白甲基化

组蛋白甲基化（histone methylation）修饰是指在组蛋白甲基转移酶（histone methyltransferase, HMT）的催化作用下，将甲基转移到 H3 和 H4 组蛋白赖氨酸和精氨酸残基上的修饰过程。自从 2000 年第一个赖氨酸甲基转移酶被鉴定以来，已有 28 种赖氨酸甲基转移酶和 9 种精氨酸甲基转移酶被发现。

目前发现存在 24 个组蛋白甲基化位点，17 个位于赖氨酸残基上，7 个位于精氨酸残基上。其中，赖氨酸残基上可发生单甲基化、双甲基化和三甲基化三个层次的修饰，而精氨酸残基上仅能发生单甲基化和双甲基化修饰。

1. 组蛋白赖氨酸甲基化　在组蛋白赖氨酸已知的 17 个甲基化位点中，有 6 个位点的研究最为深入，分别是 H3K4、H3K9、H3K27、H3K36、H3K79 和 H4K20。

相对于乙酰化修饰，组蛋白赖氨酸甲基化修饰要复杂得多，主要表现在以下几个方面：①甲基化修饰具有多种截然不同的功能，既可以是转录激活（H3K20me3），也可以是转录抑制（H3K9me3）；还可以参与转录延伸（H3K36me3）或 DNA 损伤修复（H4K9me3）过程。②同一个位点可以发生单甲基化、双甲基化和三甲基化三个层次的修饰。③发生在同一位点的不同层次的甲基化可以具有不同的功能。④和乙酰化修饰不同，组蛋白甲基化不能改变赖氨酸的电荷，故不能通过静电作用力来改变染色质与转录因子的结合。

2. 组蛋白精氨酸甲基化　组蛋白精氨酸甲基化是由蛋白质精氨酸甲基转移酶（protein arginine methyltransferases, PRMT）将 S-腺苷甲硫氨酸的甲基转移至精氨酸（R）的胍基氮原子上的修饰过程。组蛋白精氨酸可通过甲基化形成单甲基精氨酸（monomethyl arginines, MMA）、对称二甲基精氨酸（symmetric dimethyl arginines, SDMA）和不对称二甲基精氨酸（asymmetric dimethyl arginines, ADMA）3 种甲基化修饰形式。

在组蛋白中已鉴定的精氨酸甲基化位点主要有 H3R2、H3R8、H3R17/26、H4R3 和 H2AR3/29 等。已发现的蛋白质精氨酸甲基化转移酶共有 9 种。

组蛋白精氨酸发生甲基化修饰对基因的转录表达具有调控作用，因具体甲基化位点差异以及辅助因子的不同，既可以参与转录激活，也可能参与转录抑制。例如，组蛋白 H4R3 的甲基化可以促进基因转录，而组蛋白 H3R8 和 H4R3 的双甲基化修饰则可以抑制基因转录。此外，精氨酸甲基化还可参与 DNA 损伤修复等过程。

3. **组蛋白去甲基化**　组蛋白赖氨酸和精氨酸上的甲基还可以被移除,此过程称组蛋白去甲基化,也是一个酶催化的过程。组蛋白赖氨酸甲基的去除依靠组蛋白赖氨酸去甲基化酶催化完成,根据作用机制的不同,此类酶可以被分为两大类:一类是 FAD 依赖的胺氧化酶;另一类是亚铁离子 Fe^{2+} 和 α-酮戊二酸盐依赖的双加氧酶。组蛋白精氨酸去甲基化则依靠肽基精氨酸脱氨酶(peptidylarginine deiminase,PADI)家族成员,通过去除精氨酸上的一个氨基,将其转化为瓜氨酸。

(三) 组蛋白磷酸化

组蛋白磷酸化主要发生在丝氨酸、苏氨酸、酪氨酸残基上,由磷酸激酶来催化,是一种瞬时、可诱导的修饰机制,主要出现在一些特定生理进程如 DNA 损伤应答、染色体分离过程中(表 12-3)。

表 12-3　组蛋白磷酸化的主要位点及其功能

组蛋白	磷酸化位点	磷酸化修饰酶	主要功能
H2A	Ser1	MSK1	转录抑制
	Ser139	ATR、ATM、DNA-PK	DNA 修复
	Thr120	Bub1、VprBP	有丝分裂、转录抑制
	Thr142	WSTF	DNA 修复、细胞凋亡
H2B	Ser14	Mst1	细胞凋亡
	Ser36	AMPK	转录激活
H3	Ser10	Aurora-B 激酶	有丝分裂、减数分裂
		MSK1、MSK2	基因快速活化
		IKK-α	转录激活
		Snf1	转录激活
	Ser28	Aurora-B 激酶	有丝分裂
		MSK1、MSK2	基因快速活化
	Thr11	Dlk/Zip	有丝分裂
	Tyr41	JAK2	转录激活
H4	Tyr45	PKCδ	细胞凋亡
	CK2	CK2	DNA 修复

(四) 组蛋白泛素化和类泛素化

组蛋白泛素化和类泛素化会给组蛋白共价结合上泛素(76 个氨基酸多肽)和类泛素(100 个氨基酸左右大小多肽)的过程。组蛋白泛素化主要发生在 H2AK119 和 H2BK123 位点的单泛素化,参与转录抑制(表 12-4)。组蛋白类泛素化主要发生在组蛋白 H4 的 K5、K8、K12、K16、K20;H2B 的 K6、K7、K16、K17;以及 H2A 的 K126 位点。组蛋白类泛素化可以通过抑制组蛋白乙酰化水平来抑制基因转录表达。

表 12-4　组蛋白泛素化的主要位点及其功能

组蛋白	泛素化位点	泛素化修饰酶	主要功能
H2A	K119	Ring2	精子的发生
H2B	K120	UbcH6	减数分裂

三、非编码 RNA

非编码 RNA 是对于那些不作为翻译蛋白质模板的 RNA 的统称。除所熟知的 tRNA、rRNA、小核 RNA(small nuclear RNA,snRNA)外,近年来又陆续发现了包括小干涉 RNA(small interfere RNA,siRNA)、微小 RNA(microRNA,miRNA)、piRNA(piwi-interacting RNA)、小核仁 RNA(small nucleolar RNA, snoRNA）、长链非编码 RNA 以及环状 RNA（circular RNA，circRNA）在内的一些非编码 RNA。研究表明，非编码 RNA 在表观遗传学的调控中发挥着重要的作用。

（一）miRNA

1. miRNA 概述　miRNA 是一类长度在 22 个核苷酸左右，具有调节 mRNA 表达和稳定性功能的非编码 RNA。第一个被发现的 miRNA 是 *lin-4*，1993 年在线虫中被发现。*lin-4* 可与其靶基因 *lin-14* mRNA 的 3′-非翻译区（3′-untranslated region，3′-UTR）中部分序列发生互补结合，进而抑制蛋白翻译。随后，miRNA 被发现广泛存在于动物、植物和微生物中。根据 2017 年最新的统计，人类 miRNA 的种类已超过 6600 种，而功能得到验证的 miRNA 的种类已经超过了 2800 种。

2. miRNA 的功能　研究证实，miRNA 在细胞增殖、分化、衰老、凋亡、新陈代谢等诸多生理过程发挥着作用，与疾病的发生、发展、治疗以及预后关系密切。miRNA 对于与其序列互补的 mRNA 的表达水平具有调节作用，主要有以下两种方式发挥作用：①当 miRNA 与靶 mRNA 不完全互补时，可通过与靶 mRNA 的 3′-UTR 结合来抑制蛋白翻译，但不影响 mRNA 的稳定性，如经典的 *lin-4*；②miRNA 与靶 mRNA 完全互补，可与靶 mRNA 结合，进而切割和降解后者，通过影响 mRNA 的稳定性来发挥作用，如经典的 *miR-39*、*miR-15*、*miR-16* 等。

（二）lncRNA

1. lncRNA 概述　lncRNA 是指一类长度大于 200 个核苷酸并且不编码蛋白质的非编码 RNA，由日本学者 Okazaki 首先发现和命名。lncRNA 是一类和 mRNA 结构相似，存在剪切、多聚腺苷酸化以及 5′-端加帽的 RNA，但缺乏可读框（open reading frame，ORF）的非编码 RNA。同时，lncRNA 的表达丰度要比 mRNA 低很多，保守性也要比 mRNA 以及其他非编码 RNA 低很多。根据 2016 年 1 月份 lncRNA 数据库（http://www.lncrnadb.org/）的统计结果，目前已鉴定了 183 个来自人类的 lncRNA。

根据 lncRNA 与相邻蛋白质编码基因相对毗邻关系，可将其分为 5 种类型：①正义 lncRNA（sense lncRNA）：与蛋白编码序列的正义链重叠；②反义 lncRNA（antisense lncRNA）：与蛋白编码序列的反义链重叠；③双向 lncRNA（bidirectional lncRNA）：位于编码基因转录起始位点相距超过 1000bp 以上的反义链上，且两者转录方向相反；④基因内 lncRNA（intronic lncRNA）：多位于转录本的内含子区内；⑤基因间 lncRNA（intergenic lncRNA）：通常位于两条蛋白质编码基因的基因间隔区。

2. lncRNA 的功能　研究发现，lncRNA 广泛参与 DNA 甲基化、组蛋白修饰、染色质重塑等生物学过程，能与 DNA、RNA、蛋白质分子作用，顺式或反式调控靶基因表达。lncRNA 能在转录前、转录、转录后水平调控基因的表达，发挥多样的生物学功能。

（1）lncRNA 参与 DNA 甲基化：lncRNA 可以参与由 DNA 甲基化介导的基因转录失活过程。例如，哺乳动物的 X 染色体失活（X chromosome inactivation，XCI）过程中发生有广泛的 DNA 甲基化、组蛋白修饰，而 lncRNA 也参与其中，并发挥着至关重要的作用。lncRNA *Xist* 被认为是启动 X 染色体失活的关键因素。lncRNA *Xist* 只在失活的 X 染色体表达，并覆盖在其表面，激发 X 染色体高度凝集异染色质化。而在需要保持活性的 X 染色体中可以生成 lncRNA *Tsix*，后者可以募集 DNMT3a 到 *Xist* 基因的启动子区，使其发生 DNA 甲基化，拮抗 lncRNA *Xist* 的作用，最终阻止 lncRNA *Xist* 在活化 X 染色体中累积。

（2）lncRNA 参与组蛋白修饰：lncRNA 可以通过组蛋白修饰抑制基因的表达。例如，lncRNA *AS1DHRS4* 可以募集 PRC2 和组蛋白甲基化转移酶 G9a，分别引起 H3K27 三甲基化和 H3K9 二甲基化，导致 *DHRS4L2* 和 *DHRS4L1* 基因转录失活。另外，lncRNA 还可通过组蛋白修饰激活基因的表达。例如，*HOXA* 基因簇 5′-端转录生成的 lncRNA *HOTTIP*，可以募集 WDR5/MLL 复合物并诱导组蛋白 H3K4 三甲基化，从而激活 *HOXA* 基因簇 5′-端多个基因的表达。

（3）lncRNA 参与基因转录调控：基因转录是一个严密复杂的生物过程，lncRNA 能够通过模仿 DNA 元件，竞争性结合转录因子或进行可变剪切等来调控基因转录。例如，lncRNA *Gas5* 作为哺乳动物细胞凋亡和生长的关键调控因子，可通过模拟糖皮质激素应答元件来结合糖皮质激素受体（glucocorticoid receptor,GR)的 DNA 结合结构域,阻止糖皮质激素受体与糖皮质激素应答元件的相互作用,从而抑制下游基因的转录表达,促进细胞凋亡。

（4）lncRNA 参与基因转录后调控:转录后水平基因调控是指基因在转录后的一系列加工过程,主要包括 RNA 剪切、加工、拼接、成熟以及稳定性调节等,在基因表达中起十分重要的作用。mRNA 前体的剪切作为 mRNA 加工代谢中的重要步骤常受到 lncRNA 调控。研究发现,肺腺癌转移相关 lncRNA *MALAT1* 能通过与丝氨酸/精氨酸富含性剪切蛋白质因子的相互作用,来影响 SR 蛋白的亚细胞定位,调节后者在细胞中的浓度,参与针对 mRNA 前体的剪切。

（5）lncRNA 为蛋白复合物的相互作用提供分子支架:lncRNA 的功能结构域可以结合不同的蛋白复合体,发挥类似分子支架的作用,引导相关大分子复合体在目标区域进行组装以发挥调控作用。例如,lncRNA *HOTAIR* 可以分子支架的作用方式将两种不同的蛋白复合物募集到染色体特定位点来改变组蛋白甲基化修饰,进而以顺式调控方式来抑制 *HOXD* 基因的表达,并最终引起细胞侵袭转移能力的增强。

（6）lncRNA 与 miRNA 间存在交互调节作用:lncRNA 功能的发挥,还与 miRNA 存在广泛交集,主要表现在:①miRNA 调控 lncRNA 的稳定性。例如,miRNA *let-7* 可与 RISC 一起来靶向降解 lncRNA *p-21* 以及 *HOTAIR*;②lncRNA 能与 miRNA 竞争性结合靶 mRNA;③lncRNA 可通过诱捕作用或 miRNA 海绵作用来抑制 miRNA 的功能发挥;④lncRNA 可作为 miRNA 的前体来发挥作用。

第二节　表观遗传修饰异常与疾病

一、DNA 甲基化异常遗传病

在生命个体生长、发育、分化和衰老的过程中,存在着广泛而精准的 DNA 甲基化和去甲基化修饰。DNA 甲基化和去甲基化动态平衡关系的维持,对于正常机体功能的发挥至关重要,而这种动态平衡关系的打破则会导致疾病的发生。研究表明,肿瘤、自身免疫性疾病、代谢性疾病、心血管疾病、神经精神疾病中均发现广泛的 DNA 甲基化异常。下文仅重点描述与 DNA 甲基化关系密切的综合征。

（一）小脑共济失调、耳聋和发作性睡病综合征

1. 疾病概述　小脑共济失调、耳聋和发作性睡病综合征(autosomal dominant cerebellar ataxia,deafness,and narcolepsy,ADCADN)[OMIM#604121]是一种罕见病。ADCADN 的主要特征为进行性小脑共济失调、发作性嗜睡(猝倒)、感觉神经性耳聋和痴呆。随着疾病发展,患者还出现视神经萎缩、感觉神经病变、精神异常、抑郁症、痴呆、锥体外系(或锥体、自主神经)病征、糖尿病、心肌病、癫痫等。常于 40 岁后发病。

2. 发病生物学机制　ADCADN 的致病基因为 *DNMT1* 基因,定位于 19p13。作为一种 DNA 维持甲基化酶,DNMT1 在 DNA 复制和修复期间对于核基因组甲基化状态的维持具有重要作用。*DNMT1* 突变会导致基因组 DNA 甲基化状态异常,ADCADN 患者基因组总甲基化水平下降,但某些基因 CpG 岛的甲基化反而增高。此外,*DNMT1* 突变还可直接影响线粒体 DNA 甲基化水平的改变,进而影响线粒体功能,与视神经萎缩、周围神经病变和耳聋等表型的发生有关。

（二）Rett 综合征

Rett 综合征(Rett syndrome,RTT)[OMIM#312750]也称雷特综合征,是一种严重的神经发育性遗传病。由奥地利学者 Rett 在 1966 年报道。

1. 疾病概述　根据临床表现差异,Rett 综合征的常被分为典型和非典型两大类。

典型 Rett 综合征主要累及女性,在女童中的发病率约为 1/15 000 ~ 1/10 000。典型 RTT 的病程常被分为 4 个阶段。①发育停滞期:6 ~ 18 个月时开始发病,表现为发育停滞、头部生长迟缓和肌张力低下,对玩耍及周围的环境事物丧失兴趣;②快速倒退期:多发生于 1 ~ 3 岁阶段,表现为发育迅速倒

退伴激惹现象、惊厥、语言丧失、孤独症、手部会出现目的性运动技能消退及刻板动作(如绞手、拍手、搓手)、失眠和自虐;③假性静止期:多发生于2~10岁阶段,表现为严重的智力倒退或明显的智力低下,孤独症表现改善。出现肢体僵硬、惊厥、典型的手刻板动作,明显的共济失调以及躯体失用;④运动恶化期:发生于10岁以上,通常会持续数年,主要表现为上、下运动神经元受累,生长迟缓,进行性脊柱侧弯,肌体僵硬,双足萎缩,失去独立行走的能力,语言功能丧失。

非典型Rett综合征又常被分为顿挫型、保留语言功能型、晚发退化型、早发惊厥型以及先天性变异型Rett综合征(congenital variant of Rett syndrome)[OMIM#613454]5种类型。

2. 发病生物学机制　典型Rett综合征的致病基因为*MeCP2*[OMIM＊300005],定位于Xq28。已证实95%的典型Rett综合征患儿存在*MeCP2*基因突变。*MeCP2*所编码蛋白产物是一种甲基化DNA结合蛋白,能特异性地结合DNA序列中甲基化CpG二核苷酸并招募相关辅助因子来引起靶基因转录抑制。MeCP2蛋白主要表达于神经系统,主要存在于成熟神经元中,因为突变导致的MeCP2功能丧失,会引起相关靶基因过度表达,导致中枢神经系统发育障碍。

而在非典型Rett综合征患儿中*MeCP2*基因突变的检出率仅为40%~50%。研究发现,先天性变异型Rett综合征的致病基因为*FOXG1*(forkhead box G1)[OMIM＊164874],定位于14q12,该基因的编码产物也是一种转录抑制因子。早发惊厥型Rett综合征被认为与*CDKL5*(cyclin-dependent kinase-like 5)[OMIM＊300203]基因突变有关。该基因定位于Xp22.13,与*MeCP2*基因位点存在部分重叠。*CDKL5*基因编码产物是一种激酶,能够引起MeCP2蛋白发生磷酸化。

二、组蛋白修饰异常遗传病

(一) Rubinstein-Taybi综合征

Rubinstein-Taybi综合征(Rubinstein-Taybi syndrome,RTS),又称Rubinstein综合征。由Rubinstein和Taybi在1963年首先报道。

1. 疾病概述　Rubinstein-Taybi综合征包括2种亚型:Rubinstein-Taybi综合征1(Rubinstein-Taybi syndrome 1,RTS1)[OMIM#180849]和Rubinstein-Taybi综合征2(Rubinstein-Taybi syndrome 2,RTS2)[OMIM#613684]。Rubinstein-Taybi综合征2型较Rubinstein-Taybi综合征1型的病情要轻。

Rubinstein-Taybi综合征是一种先天性异常综合征。以精神发育迟滞、智力障碍、出生后身体发育迟滞、小头畸形、拇指(趾)粗短等为主要特征。患者常表现出特殊面容,出现不同程度的高眉弓、长睫毛、睑裂低斜、睑下垂、宽鼻梁、鼻中隔长、拱状腭等异常,亦可见异常微笑样或鬼脸样表情。此外,患者有较高的罹患肿瘤的风险。

Rubinstein-Taybi综合征的发病率约为1/125 000~1/100 000,以散发为主。

2. 发病生物学机制　RTS1的致病基因是*CREBBP*[OMIM＊600140],定位于16p13。*CREBBP*突变占到RTS发病的50%~70%。RTS2的致病基因是*EP300*[OMIM＊602700],定位于22q13,但*EP300*基因突变仅占RTS发病的3%~8%。

EP300和CREBBP系组蛋白乙酰基转移酶,可通过与多个转录因子的结合来参与激活相关靶基因表达。*EP300*和*CREBBP*突变导致其所具有的组蛋白乙酰基转移酶活性降低或丧失,从而引起相关靶基因表达受到抑制,进而造成细胞增殖分裂和胚胎发育异常。

(二) 生殖器-髌骨综合征

生殖器-髌骨综合征(genito-patellar syndrome,GPS)[OMIM#606170],由Goldblatt于1988年首次报道。

1. 疾病概述　生殖器-髌骨综合征是一种罕见的遗传病,发病率<1/1 000 000,符合常染色体显性遗传。生殖器-髌骨综合征以生殖器畸形、膝盖骨发育不全或发育不良、智力障碍为主要特征。此外,还可表现出臀部和膝盖屈曲挛缩,胼胝体发育不全的小头畸形,肾盂积水或者多发性肾囊肿等异常。

2. 发病生物学机制　生殖器-髌骨综合征是一种组蛋白乙酰化修饰异常遗传病,其致病基因为

KAT6B 基因［OMIM＊605880］，定位于 10q22.2，编码一个广泛表达的组蛋白乙酰基转移酶。KAT6B 能够使组蛋白 H3 的 14 位赖氨酸发生乙酰化，从而激活相关基因的转录表达。

KAT6B 基因突变会引起组蛋白乙酰转移酶活性丧失。已发病的大多数患者均为 *KAT6B* 基因致病突变的携带者。

三、非编码 RNA 异常遗传病

软骨毛发发育不良综合征

软骨毛发发育不良综合征（cartilage-hair hypoplasia，CHH）［OMIM#250250］又称 McKusick 干骺端软骨发育不良（McKusick type metaphyseal chondrodysplasia）或短肢侏儒免疫缺陷症（immunodeficiency with short-limbed dwarfism）。1965 年由 McKusick 等发现并报道。

1. **疾病概述** CHH 主要具有以下临床表现：①身材矮小、短肢侏儒；②头发和眉毛稀疏，纤细，颜色浅；③骨骼异常：腰椎前凸、前外侧的胸部畸形、腓骨过长、肘关节发育、手指和脚趾关节松弛、指甲盖过短、膝内翻；④免疫缺陷，嗜中性粒细胞和淋巴细胞减少，易反复感染。

CHH 符合常染色体隐性遗传。

2. **发病生物学机制** 本病的致病基因为 *RMRP*（RNA component of mitochondrial RNA processing endoribonuclease）。*RMRP* 基因定位于 9p13，其表达产物是一种 268nt 的 lncRNA。lncRNA RMRP 可与蛋白结合形成具有 RNA 核糖内切酶活性的核糖核蛋白复合物 MRP，在线粒体中负责在 DNA 复制的位点切割引物 RNA，在细胞核中负责 rRNA 前体的剪切加工。研究还发现，lncRNA RMRP 还可与端粒反转录酶 TERT 形成一个具有 RNA 聚合酶活性的复合物，用以产生可用于形成 siRNA 的双链 RNA。

lncRNA RMRP 基因突变有两种截然不同的形式，第一类主要以 6～30 位核苷酸与转录调控元件 TATA 盒之间的插入和重复突变为主，会影响 lncRNA RMRP 的转录；第二类突变主要发生在转录序列的保守核苷酸位点，以 g.70A>G 突变最具代表性，可以直接导致核糖核蛋白复合物 RNA 内切酶活性降低，减少成熟 5.8S rRNA 的生成，引起核糖体组装减少。

四、基因组印记异常疾病

（一）基因组印记概述

基因组印记（genomic imprinting）是一种不符合孟德尔遗传规律的特殊遗传现象，特指父方和母方的等位基因在子代所表现出不对称、不等价表达方式，即只能表达一方的等位基因，从而引起功能差异。如果只表达父方等位基因，而母方不表达，称母方印记（maternal imprinting）；如果只表达母方等位基因而父方不表达，称父方印记（paternal imprinting）。

印记基因在人类染色体主要可分布于 16 对常染色体中，其中以 7、11 号染色体最为集中。印记基因在基因组中的分布具有成簇分布的特点，80% 的印记基因分布于 16 个印记基因簇中。成簇分布的印记基因往往受到染色体印记区域的印记中心（imprinting center，IC）或印记调控区（imprinting control region，ICR）调控。已在小鼠中发现了 7 个这样的印记调控区。印记调控区在调控印记基因表达时具有以下 2 个显著特点：①印记区域中的印记基因倾向于同时表达为父源或母源特征；②非编码 RNA（主要为 lncRNA）在印记调控区的作用过程中扮演者极为重要的作用，这些 lncRNA 一般由 ICR 转录而来，可通过顺式或反式作用来调控印记基因表达。

哺乳动物中基因组印记过程一般可被分为印记形成、印记维持和印记去除 3 个阶段。非编码 RNA、DNA 甲基化、组蛋白修饰等表观遗传学机制在此过程发挥着重要的作用。

基因组印记错误会导致的两个等位基因同时表达或失活，是许多遗传性疾病发生的原因。迄今已发现数十种人类遗传疾病被发现与基因印记异常有关，如 Beckwith-Wiedemann 综合征（Beckwith-Wiedemann syndrome，BWS）、Russell-Silver 综合征（Russell-Silver syndrome，RSS）、Prader-Willi 综合征（Prader-Willi syndrome，PWS）、Angelman 综合征（Angelman syndrome，AS）等。

（二）Beckwith-Wiedemann 综合征

Beckwith-Wiedemann 综合征［OMIM#130650］，又称过度生长综合征或巨大舌-脐膨出综合征。由 Beckwith 和 Wiedemann 在 1969 年首先报道。

1. 疾病概述　BWS 是一种先天性过度生长疾病，患者在出生前就可见身体局部过度生长，常见胎盘过大、脐带过长、脐膨出和羊水过多。出生后可见巨舌、内脏肿大和身体半边肥大等病征，同时头部还会表现出五官粗糙、大囟门、面中部发育不全、眼睛突出、耳垂线形皱褶等特征。此外，约 10% 的 BWS 患儿在儿童期会罹患以 Wilms 瘤为主的肿瘤。本病的发病率约为 1/13 700，无性别差异。

2. 发病生物学机制　BWS 的发病与 11p15.5 印记基因簇中 IGF2 和 CDKN1C（cyclin-dependent kinase inhibitor 1C）（也称 P57^kip2）两个印记基因错误有关。在 BWS 患者中，IGF2 基因常发生母方印记丢失，造成父方和母方的 IGF2 基因同时表达，引起 IGF2 基因表达过度。此外，原本母方表达的 CDKN1C 基因被错误印记，导致父方和母方的 CDKN1C 均不能表达，丧失了对细胞周期进程的负调控。因此，在 BWS 患者中，IGF2 的过度表达以及 CDKN1C 的不表达，引起胚胎过度生长。在 BWS 相关 11p15.5 印记基因簇所发生的印记异常中，IGF2 基因发生母方印记丢失占到 BWS 发病率的 50%；CDKN1C 基因被错误印记占到 BWS 发病率的 5%；其余则由父源性单亲二倍体（uniparental disomy，UPD）、11p15.5 重复、倒置、易位、微缺失和微重复等所引起。

（三）Russell-Silver 综合征

Russell-Silver 综合征［OMIM#180860］，又称不对称身材-矮小-性发育异常综合征或先天性不对称-侏儒-性腺激素增高综合征。由 Silver 和 Russell 分别在 1953 年和 1954 年报道。

1. 疾病概述　RSS 患者以严重的出生前和出生后生长发育迟缓为显著特征。患者表现出典型的成比例矮身材，成年男性患者的平均身高为 151cm，成年女性患者的平均身高为 140cm。患者的头部发育正常，但脸部特征会出现一些异常如前额宽阔、小三角形脸、下巴小而尖、嘴角低垂。此外，约 78% 的患者会出现躯体不对称，主要表现为上肢、下肢、躯干左右不对称或躯干部局部不对称。婴幼儿患者进食困难，易发生低血糖。此外，患儿还可合并发生泌尿生殖系统发育异常、肾脏异常。患儿存在运动及认知发育延迟、学习障碍，但智力发育较为正常。据估计，RSS 在西方国家的发生率约为 1/10 000～1/3000，无性别差异。

2. 发病生物学机制　RSS 的发病有一定的遗传异质性，涉及 7 号和 11 号染色体印记异常，主要存在以下几种机制：①在约 60% 的 RSS 患儿中发现 11p15.5 的 H19 及 IGF2 印记异常。11p15.5 的 H19（父方印记）和 IGF2（母方印记）两个印记基因，受位于着丝粒附近印记调控区 ICR 调控，而父源染色体 ICR 发生去甲基化所引起的染色体绝缘效应会导致父源等位基因 IGF2 的表达被关闭，引起 IGF2 低表达，从而导致胚胎宫内生长发育迟缓。②约 10% 的患者是由于 7 号染色体母源性单亲二倍体所致，即患儿的两条 7 号染色体均来自于母亲，导致位于 7 号染色体的印记基因表达异常。③1% 的患者存在 7p12.1 的 GRB10（growth factor receptor bound protein 10）基因突变。GRB10 能够与胰岛素受体和胰岛素样生长因子 1 的受体结合，抑制其蛋白激酶的活性，从而干扰相关信号通路，引起胚胎发育异常。

（四）Prader-Willi 综合征

Prader-Willi 综合征［OMIM#176270］又称为 Prader-Labhar-Willi 综合征、隐睾-侏儒-肥胖-智力低下综合征。1956 年由 Prader 等首次报道。

1. 疾病概述　PWS 患儿以神经行为异常并影响多种器官的发育为主要特征。出生前可见胎动低；在婴儿早期喂养困难、生长缓慢、手足小；婴儿晚期或幼儿期会因过度饮食而导致体重快速增加并发展为病态性肥胖。患者头部常见上唇薄、耳畸形等特征。PWS 患者主要症状还包括运动和语言发育迟滞、认知障碍和明显的行为异常，如脾气暴躁、固执、操纵以及强迫行为。此外，患者还存在性腺发育不良，性功能减退，第二性征发育不良等问题。PWS 的发病率约为 1/22 000～1/10 000，绝大多数为散发。

2. 发病生物学机制　PWS 是第一个被报道与基因组印记有关的疾病。PWS 发病的机制有以下四种情况：①父源染色体 15q11-q13 关键区域的缺失，占 65%～75%；②母源单亲二倍体，即患者含有 2 条母源 15 号染色体，占 20%～30%；③父源染色体 15q11-q13 印记中心缺陷，占 2%～5%；④染色体易位：15 号染色体与其他染色体发生不平衡结构重排所致，占 <1%。

研究发现，15q11-q13 至少存在 *SNRPN*、*NDN*、*MKRN3*、*MAGEL2*、*PAR1*、*PAR5*、*PAR7*、*IPW* 等印记基因，并表现为父源性表达。已证明，在这些印记基因中，部分基因被证明具有剪切加工能力；部分基因产物为非编码 RNA。*SNRPN* 位于印记基因簇的中心位置，被认为在 PWS 的发病过程中扮演重要角色。

（五）Angelman 综合征

Angelman 综合征（Angelman syndrome, AS）［OMIM#105830］又称快乐木偶综合征或天使人综合征。1965 年由 Angelman 等首先报道。

1. 疾病概述　AS 是一种罕见的神经发育疾病，以严重的智力低下、语言障碍、发育延迟、共济失调和睡眠障碍为主要特征。患者脸上常常带着独特但不正常的快乐面容（频繁大笑、微笑和兴奋），但语言错乱。患儿大约 6 个月开始出现发育障碍，但 AS 的典型性症状一般要到 1 岁之后才会比较明显。AS 新生儿患病率约为 1/50 000～1/24 000，绝大多数为散发。

2. 发病生物学机制　AS 的发生与患者 15q11-q13 区所编码的一种泛素蛋白连接酶 E3A（ubiquitin-protein ligase E3A, *UBE3A*）基因印记异常有关。正常情况下，*UBE3A* 为母源等位基因表达，*UBE3A* 印记异常引起 AS 的发生主要基于以下四种情况：①母源 *UBE3A* 缺失，占 65%～75%；②父源单亲二倍体，占 3%～7%；③印记中心发生微缺失，占 3%；④*UBE3A* 基因突变，占 5%～11%。

小　结

表观遗传学是研究 DNA 序列在没有发生改变的情况下，基因功能发生可逆、可遗传改变的遗传学分支学科。表观遗传学关注基因的表达调控机制，主要研究 DNA 甲基化、组蛋白修饰以及非编码 RNA 等机制如何在转录前、转录及转录后水平调控基因的表达。表观遗传学与经典遗传学是矛盾的统一体，表观遗传学相关理论很好解释了一些非孟德尔遗传现象发生的机制，加深了人们对于胚胎发育、X 染色体失活、基因组印记及其相关疾病的认识。随着表观遗传学研究的深入，越来越多的证据也显示，表观遗传学与肿瘤、自身免疫性疾病、代谢性疾病、心血管疾病、神经精神疾病等复杂性疾病的发生和发展密切相关。表观遗传学修饰机制的可逆性与可遗传性，进一步凸显了环境因素在遗传中的重要作用，对于人们的生活和健康具有重要指导意义。

思　考　题

1. 经典遗传学与表观遗传学的关系？

2. DNA 甲基化对于基因的表达有什么影响？基因能够通过甲基化来调节其转录表达水平依赖于基因组中的哪一种特殊结构？

3. 非编码 RNA 有哪些主要类型？miRNA 主要通过哪几种方式来影响基因表达？

4. 基因组印记背后的遗传现象符合经典孟德尔遗传规律吗？基因组印记背后涉及哪些表观遗传学调控机制？

5. 如何理解 DNA 甲基化、组蛋白修饰、非编码 RNA 在表观遗传学调控中的相互作用？

6. 表观遗传学理论对于重新认识拉马克的进化理论有何意义？

（胡劲松）

第十三章　肿瘤生物学

肿瘤(tumor,neoplasm)是在致瘤因素作用下,细胞生长调控紊乱,导致机体某部位组织异常增生而形成的一种新生物,通常成肿块状,故名肿瘤。肿瘤的组织增生脱离了一般组织正常生长的规律,可分为良性和恶性肿瘤。前者生长缓慢,与周围组织界限清楚,不发生转移,对人体健康危害不大;后者生长迅速,可转移到身体其他部位,还会产生有害物质,破坏正常器官结构,使机体功能失调,威胁生命。

恶性肿瘤也叫癌症(cancer),是目前危害人类健康最严重的一类疾病。在我国较为常见和危害性严重的癌症包括肺癌、肝癌、乳腺癌、食管癌、胃癌、肠癌、前列腺癌、宫颈癌、鼻咽癌、白血病和脑癌等。探索肿瘤发生、发展和转移等过程的机制,是医学生物学研究的重要组成部分,肿瘤学与现代生物学已融合成为整体,肿瘤生物学理论和技术的完善将为人类最终攻克肿瘤做出巨大贡献。

第一节　肿瘤的本质与基本特征

肿瘤由实质和间质两部分构成。肿瘤实质是肿瘤细胞,是肿瘤的主要成分,起源于机体正常组织,具有组织来源特异性,决定肿瘤的生物学特征。通常根据肿瘤细胞的组织来源,进行肿瘤的分类、命名和组织学诊断,并根据其分化和增生情况来确定肿瘤的恶性程度。肿瘤细胞最基本的特征是永生化,同时具有许多不同于正常细胞的生理、生化和形态特征。肿瘤间质起支持和营养肿瘤实质的作用,不具特异性,一般由结缔组织和血管组成,有时还可有淋巴管。

一、肿瘤的起源

1. **肿瘤起源于正常组织**　肿瘤细胞起源于正常组织,但失去了构成正常组织的能力,是在外部因素和内部因素作用下,由机体正常组织细胞发生恶性转化而成。

环境致癌因素是肿瘤发生的外部因素。随着人类生存环境的改变,机体更易接触到化学、物理和生物等致癌因素。这些环境中的致癌因素在一定条件下可以诱发机体正常组织转变为肿瘤。化学致癌因素的作用有一定的时间性和剂量效应,大部分致癌物或其代谢产物易与DNA分子发生共价结合形成化合物或交联损伤,引起基因突变或染色体重排、缺失等,包括黄曲霉毒素、烷化剂类、芳香族胺类、碱基类似物、亚硝胺类及偶氮染料等。物理致癌因素通常会导致细胞内自由基增多或者引起细胞DNA断裂、交联和染色体畸变,包括热、电离辐射和紫外线等,如有时多次烫伤或创伤可诱发皮肤组织转化成癌。生物致癌因素主要是各种病毒,会导致机体细胞生长失控而诱发肿瘤,包括反转录病毒、乙型肝炎病毒、人乳头瘤病毒和EB病毒等。

基因自发突变和遗传因素是肿瘤发生的内部因素。基因自发突变是由于DNA复制过程中,基因内部脱氧核苷酸的数量、顺序和种类发生了局部改变从而改变了遗传信息的正常结构,根据DNA复制过程中基因突变率及人的一生中细胞分裂次数推测,在人一生中每个基因都有可能发生10^{-10}次的突变。遗传因素是指个体从亲代获得某些遗传缺陷或某种多态性突变基因型,这些个体在相同环境下与普通人群相比更易发生肿瘤,具有肿瘤遗传易感性(tumor genetic susceptibility),遗传因素导致某些肿瘤发生具有家族聚集现象,比如神经母细胞瘤(neuroblastoma)、乳腺癌和前列腺癌等。

正常组织最终发展成为肿瘤一方面与外、内部因素有关,另一方面也与机体本身的状态如神经、内分泌系统状态及机体对肿瘤的免疫反应等因素有关。只有一小部分发生恶性转化的细胞,能够继续增殖,逃避免疫系统攻击,最终形成肿瘤组织,因此通过提高机体对肿瘤细胞的免疫力将有利于肿瘤的预防与治疗。

2. 肿瘤源于机体内许多特定种类的细胞 恶性上皮肿瘤(carcinoma)来源于上皮组织,占癌症死亡病例中80%以上。恶性上皮肿瘤又可细分为4种亚型:①由保护性细胞层的上皮细胞发展而来的鳞状细胞癌(squamous cell carcinoma),常发生在皮肤、口腔、唇、子宫颈、阴道、食管、喉和阴茎等处;②来源于上皮组织中具有分泌能力细胞的腺癌(adenocarcinoma),肿瘤细胞大小不等、形状不一、排列不规则,具有异质性,腺癌较多见于乳腺、胰腺、肺、肝、前列腺、卵巢和膀胱等处;③由上皮基底层细胞发展而来的基底细胞癌(basal cell carcinoma),基底细胞癌非常普遍,大部分上皮组织均可发生;④发生于膀胱、输尿管或肾盂的移行上皮结构的移行细胞癌(transitional cell carcinoma)。两种或多种亚型可以共存于同一个器官,如肺中可以同时存在鳞状细胞癌和腺癌,乳腺中可以同时存在鳞状细胞癌和基底细胞癌。

肉瘤(sarcoma)来源于各种连接组织和多种间质细胞,如脂肪、骨、软骨、肌细胞和血管等,发病率占临床1%。常见的肉瘤包括骨肉瘤、软骨肉瘤、脂肪肉瘤、平滑肌肉瘤、横纹肌肉瘤、纤维肉瘤、滑膜肉瘤和血管肉瘤等。

白血病(leukemia)来源于骨髓等造血系统,能够在血液中产生大量非正常血细胞,常见的白血病包括急性髓细胞性白血病、慢性髓细胞性白血病、急性淋巴细胞性白血病和慢性淋巴细胞性白血病等。

淋巴瘤(lymphoma)和多发性骨髓瘤(multiple myeloma)来源于免疫系统,主要包括多发性骨髓瘤、非霍奇金淋巴瘤(non-Hodgkin lymphoma)和霍奇金淋巴瘤等(Hodgkin lymphoma)。

胶质细胞瘤(glioma)是由构成中枢和外周神经系统的细胞恶性转化而来,包括星形细胞瘤、少突细胞瘤、成神经管细胞瘤和胶质母细胞瘤等。

二、肿瘤细胞的永生化

正常情况下,一旦发育结束,除了成体干细胞之外,机体内所有正常细胞都配备一种自动的自我摧毁机制,在经过大约60次分裂之后,这些细胞会在内在基因的控制下发生凋亡。而当正常组织细胞分裂次数限制和凋亡机制失灵时,细胞能够获得永生化(immortality)能力,可以无限增殖并形成肿瘤,危害正常组织细胞功能。细胞永生化是肿瘤细胞的普遍特征,是肿瘤形成的一个决定性因素。

在细胞永生化过程中,端粒酶活化起着关键性作用,功能失调的端粒酶可以促使基因组不稳定并发生各种异常改变。端粒酶是一种自身携带模板的反转录酶,由RNA和蛋白质组成,可将端粒DNA加至真核细胞染色体末端(图13-1)。在需要不断分裂的细胞如成体干细胞中,端粒酶有活性;而绝大部分成体细胞中,端粒酶活性被抑制,当细胞每分裂一次时,染色体末端的端粒DNA序列就会缩短,当端粒缩短到一定程度时,细胞就发生凋亡。但是,在停止产生端粒酶的细胞中,细胞偶尔发生突变而重新激活端粒酶,当这些细胞分裂时,端粒就不会缩短,细胞就会一直存活,具有永生化特性,这就是肿瘤细胞永生化的形成机制。

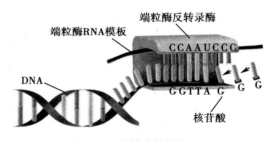

图 13-1 端粒酶的结构

三、肿瘤的基本特征

肿瘤是由多种不同类型细胞组成的复合物,包括永生化的肿瘤细胞及其招募来的正常间质细胞。肿瘤细胞在最终形成肿瘤过程中,获得了一系列肿瘤标志性的特征(图13-2)。

(1)持续增殖的信号(sustaining proliferative signaling):肿瘤细胞可以通过多种途径获得持续增殖的信号。如肿瘤细胞产生生长因子配体,自分泌刺激增殖;肿瘤细胞诱导间质细胞提供各种生长因子,刺激肿瘤细胞自身生长;肿瘤细胞表面受体信号高表达或构象改变,进而对生长信号反应灵敏等。

（2）逃避生长抑制（evading growth suppressors）:肿瘤细胞对多种抗生长信号不敏感。在肿瘤细胞中用于确保正常组织稳态机制的接触抑制现象消失;抑癌基因功能受到影响,导致抑制细胞增殖发生障碍,如抑癌基因 *RB*[OMIM＊614041]和 *p53*[OMIM＊191170]发生突变导致细胞基因组不正常复制和逃离细胞周期检测点的监控。

（3）抵抗细胞死亡（resisting cell death）:凋亡是在不同生理调节下,触发的细胞程序性死亡,肿瘤细胞通过增加抗凋

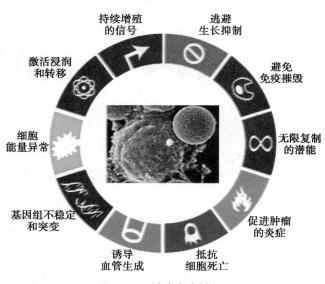

图 13-2　肿瘤十大特征

亡因子如 Bcl-2 表达、下调凋亡促进因子如 Bax 表达、增加生存信号如胰岛素样生长因子 1/2（IGF1/2）表达和过度激活癌基因如 *c-Myc*[OMIM＊190080]等方式抵抗凋亡发生。自噬（autophagy）是细胞在饥饿、应激和病理等条件下,通过包绕、消化及降解自身老化、受损的细胞器或生物大分子,产生新的氨基酸、核苷和脂肪酸等营养物质,供细胞重复循环利用,从而维持细胞基本的生命活动。很多肿瘤细胞通过自噬途径适应低氧和营养受限的生存环境,避免死亡的命运。

（4）无限复制的潜能（enabling replicative immortality）:肿瘤细胞要形成肉眼可见肿瘤必须具有无限复制的潜能,越过衰老和危机（如凋亡）两个非常重要屏障,这一特征与成体内大多数正常细胞的行为有显著差异。端粒酶是细胞具有无限复制能力的主要因素,端粒酶的活性与诱导衰老和危机（凋亡）抵抗有关,抑制端粒酶活性导致端粒缩短,细胞无限复制的能力受到限制。

（5）诱导血管生成（inducing angiogenesis）:和正常组织一样,肿瘤需要营养和氧的供给以及排除代谢废物的能力,肿瘤组织中持续生成的血管是满足这些能力的重要因素。在肿瘤进展过程中,几乎总是激活并开启血管生成开关,导致正常静止的血管持续萌芽新的血管以支持不断扩大的肿瘤生长。最常见的血管生成诱导和抑制因子分别是血管内皮生长因子 A（*VEGF-A*）[OMIM＋192240]和凝血酶敏感蛋白 1（TSP-1）。当接收缺氧和癌基因信号时,*VEGF-A* 基因表达上调,促进肿瘤血管生成;TSP-1是一个血管生成开关的关键平衡因素,能够通过阻止内皮细胞对各种血管生成因素的刺激反应而抑制血管生长。

（6）激活浸润和转移（activating invasion and metastasis）:组织浸润（invasion）是指肿瘤细胞从其起源组织不断迁移,侵入一定距离范围内的周围组织过程;肿瘤转移（metastasis）是指肿瘤细胞从原发部位侵入淋巴管、血管或体腔,迁徙到他处继续生长,在较远器官组织处形成与原发部位肿瘤相同类型的肿瘤（图 13-3）。恶性肿瘤通常具有局部浸润和远处转移的特性,表现为肿瘤细胞间的黏附力减弱、肿瘤细胞与细胞外基质的黏附发生变化;细胞表面黏附分子 E 钙黏素（E-cadherin）具有介导细胞间黏附、维持组织结构极性和完整性的功能,在肿瘤浸润与转移过程中,E-cadherin 表达普遍下调。与此同时,肿瘤细胞获得侵袭和转移能力通常伴随着上皮间质转化（epithelial-mesenchymal transitions,EMT）过程,具有极性的肿瘤上皮细胞转换成为具有活动能力的间质细胞,肿瘤细胞的扩散和抵抗凋亡能力显著增强。

（7）避免免疫摧毁（avoiding immune destruction）:无论是固有免疫还是适应性免疫系统都具有清除新生肿瘤细胞的作用,机体产生实体肿瘤是由于这些肿瘤细胞具备了逃逸人体免疫系统监视的功能。例如,肿瘤细胞会通过分泌 TGF-β 或其他免疫抑制因子来麻痹免疫系统,从而确保它们不被免疫

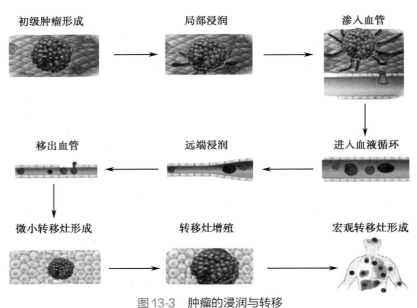

图 13-3　肿瘤的浸润与转移

细胞如细胞毒性 T 淋巴细胞(CTL)和自然杀伤细胞(NK)清除。因此,提高机体免疫系统对肿瘤细胞的应对能力,对多种肿瘤的预防和治疗将起到积极作用,如含有大量 CTL 和 NK 细胞比缺少这些免疫细胞的结肠癌和卵巢癌患者预后好。

(8) 促进肿瘤的炎症(tumor promoting inflammation):肿瘤微环境(tumor microenvironment)中的炎症反应可以提供生长因子、抗死亡因子、促血管生成因子、细胞外基质修饰酶和 EMT 激活信号等各种生物活性分子,促进机体肿瘤的发生和发展。一方面,炎症能促进肿瘤细胞的存活、增殖和转移,诱导血管新生;另一方面,炎症能削弱机体的获得性免疫反应,改变机体对化疗药物敏感性。

(9) 细胞能量异常(deregulating cellular energetics):恶性肿瘤细胞的能量代谢具有葡萄糖摄取量增高、糖酵解增加和乳酸堆积等特点。在缺氧环境下,肿瘤细胞选择开启糖酵解代谢并上调促血管生成因子表达,最终促进肿瘤的发生和转移;与正常细胞显著不同的是,在有氧环境下,肿瘤细胞同样会调控自身开启无氧糖酵解的代谢方式,称为"有氧糖酵解"。另外,肿瘤细胞中异柠檬酸盐脱氢酶(IDH)突变也与细胞能量代谢方式改变有关,IDH 活性增强能影响基因组的稳定性,稳定细胞中的缺氧诱导因子-1(HIF-1),提高肿瘤细胞的血管生成和浸润能力。

(10) 基因组不稳定和突变(genome instability and mutation):细胞有丝分裂时染色体分离错误导致子细胞中整条染色体非整倍体突变,或者 DNA 损伤引起染色体结构改变,造成的基因易位、缺失、反转和断裂等统称为基因组不稳定。细胞基因组不稳定和不断突变是肿瘤发生的根源,其可能导致原癌基因拷贝数增加和抑癌基因缺失,使得细胞更容易适应周围环境的改变,最终形成肿瘤细胞。如果某些稳定和修复基因组 DNA 的基因发生突变,细胞通常会增加对环境致癌因素如紫外线照射的敏感性,加快基因突变速度,显著提高肿瘤的发生概率,因此肿瘤细胞的重要特征之一就是固有的基因组不稳定性。

第二节　肿瘤发生发展的分子基础

一、原癌基因

1976 年,Bishop 和 Varmus 发现鸡 Rous 肉瘤病毒中 *src* 基因[OMIM＊190090](*v-src*)是诱发肿瘤的主要原因。v-src 是一种蛋白酪氨酸激酶,过度磷酸化的 v-src 将导致细胞恶性转化,刺激细胞无限增殖而形成肿瘤。用 *v-src* 基因的 cDNA 与其他基因组 DNA 杂交,发现 *v-src* 基因的同源物普遍存在于动物细胞中,表明动物细胞自身正常的 *src* 基因(*c-src*)具有诱发肿瘤产生的潜质,*c-src* 成为第一个被发现的原癌基因(proto-oncogene),这一重大发现使 Bishop 和 Varmus 获得了 1989 年诺贝尔生理学或医学奖。

原癌基因与细胞生长、增殖和分化等生理过程密切相关,是维持机体正常生命活动所必需的,在进化上高度保守。当原癌基因发生点突变、重排、启动子插入、增强子插入、扩增和低甲基化等变化,导致其基因产物增多或活性增强时,原癌基因激活成为癌基因(oncogene),细胞就会过度增殖,从而形成肿瘤。许多生长因子、生长因子受体、G 蛋白、激酶和转录因子基因等都属于原癌基因。

1. **生长因子类** 生长因子是细胞外信号,能够与细胞膜上的生长因子受体结合,引发多种蛋白激酶活化,进而对转录因子进行修饰,参与调控一系列基因表达。生长因子类原癌基因代表如 *c-sis* 基因,该基因的编码产物是血小板衍生因子(PDGF)的 β 链,与 PDGF 受体结合,促进细胞增殖,导致肿瘤发生。

2. **生长因子受体类** 生长因子受体是能与生长因子专一性结合的跨膜蛋白,大多具有酪氨酸激酶活性,是细胞增殖信号的重要调控因子。生长因子受体类原癌基因的代表如 *erbB* 基因,该基因编码表皮生长因子(EGF)受体,包括 *erbB-1*,*erbB-2*[OMIM *164870] 和 *erbB-3*[OMIM *190151],在许多实体肿瘤中存在 *erbB* 基因的高表达或异常表达。其中 *erbB-2* 基因表达产物又称为 HER-2 或 neu,*HER-2* 基因扩增是影响乳腺癌生长与转移的最重要因素之一,大约 30% 的乳腺癌中出现 HER-2 过量表达现象(图 13-4),肿瘤细胞增殖、侵袭和转移能力较强,分化成熟和凋亡机制受到抑制。

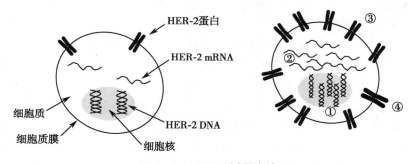

图 13-4 HER-2 过量表达

①基因拷贝数↑;②mRNA 转录↑;③细胞表面受体蛋白表达↑;④受体胞外域释放↑

3. **G 蛋白类** G 蛋白能与 GTP 结合,具有 GTP 水解酶活性。G 蛋白类原癌基因的代表如 *ras* 基因家族,该基因家族在进化上非常保守,表达产物的相对分子质量为 $21×10^3$,对正常细胞的增殖和分化起重要调节作用。*ras* 基因突变是最普遍的一种激活方式,突变后 Ras 蛋白发生构型改变,功能也随之改变,活化状态的 Ras 蛋白能持续地激活磷脂酶 C(PLC)产生第二信使,造成细胞不可控制地增殖。

4. **激酶类** 激酶是一类能将特定靶分子磷酸化的酶,通常是信号转导通路中的关键分子。激酶类原癌基因包括两大类:①非受体酪氨酸蛋白激酶,代表性的原癌基因如 *src* 基因家族,src 蛋白位于质膜内表面,与细胞内多条信号转导通路有关,通过磷酸化靶标蛋白,调控生长、增殖、分化、黏附和迁移等生理过程;②丝氨酸/苏氨酸蛋白激酶,代表性的原癌基因如 *RAF1*[OMIM *164760]基因,活性的 RAF1 蛋白能够激活下游 MEK1 和 MEK2 激酶,在细胞周期、分化和凋亡过程中起到调控作用。

5. **转录因子类** 转录因子是一类通过识别和结合基因启动子区的顺式作用元件,启动和调控基因表达的蛋白。转录因子类原癌基因的代表为 *c-myc* 和 *c-jun*[OMIM *165160]。*c-myc* 基因与多种肿瘤发生发展有关,主要通过扩增和染色体易位重排的方式激活,激活后的 *c-myc* 基因大量表达 myc 蛋白,促进细胞恶性转变,最后导致肿瘤的发生;c-jun 蛋白能被胞外多种信号分子激活,通过亮氨酸拉链形成同源二聚体或异源二聚体,调控下游基因转录,参与增殖调控过程。表 13-1 中是一些常见原癌基因的功能与相关肿瘤。

表 13-1　一些常见原癌基因的功能与相关肿瘤

原癌基因	功　能	相　关　肿　瘤
sis	生长因子	尤因(Ewing)肉瘤
erb-B	受体酪氨酸激酶,EGF 受体	乳腺癌、卵巢癌、肺癌、胃癌、唾液腺癌
fms	受体酪氨酸激酶,CSF-1 受体	髓性白血病
ras	G-蛋白	肺癌、结肠癌、膀胱癌、直肠癌
src	非受体酪氨酸激酶	劳斯(Rous)肉瘤
Abl-1	非受体酪氨酸激酶	慢性髓性白血病
raf	丝氨酸/苏氨酸激酶	腮腺肿瘤
c-myc	转录因子	伯基特(Burkitt)淋巴瘤、肺癌、早幼粒细胞白血病
fos	转录因子	骨肉瘤
myb	转录因子	结肠癌
erb-A	转录因子	急性非淋巴细胞白血病

二、抑癌基因

抑癌基因(tumor suppressor gene)也称抗癌基因,是一类存在于正常细胞内可抑制细胞生长并具有潜在抑癌作用的基因。抑癌基因与原癌基因相互制约,在控制细胞生长、增殖及分化过程中起着负调节作用,维持正负调节信号的相对稳定。抑癌基因突变、缺失或失活可引起细胞恶性转化而导致肿瘤发生,其中研究最多的是视网膜母细胞瘤(retinoblastoma,*RB*)基因和 *p53* 基因。

1. *RB* 基因　*RB* 基因是 1986 年第一个被克隆并完成序列测定的抑癌基因,在视网膜母细胞瘤、三阴性乳腺癌、小细胞肺癌和侵袭性前列腺癌等多种肿瘤中突变频率较高。*RB* 基因定位在人染色体 13q14 上,编码一个相对分子质量约为 105×10^3 的蛋白质($p105^{RB}$),$p105^{RB}$ 蛋白有磷酸化和去磷酸化两种形式,参与细胞周期 G_1-S 期检测点的调控过程。在细胞分裂晚期,$p105^{RB}$ 去磷酸化,脱磷酸 $p105^{RB}$ 与转录因子 E2F 结合,抑制 E2F 调控 DNA 复制相关酶基因的转录过程;在细胞周期 G_1 期时,RB 蛋白在被 Cyclin/CDK(CyclinD/CDK4 或者 CyclinE/CDK2)磷酸化后释放 E2F,引发 DNA 复制相关酶转录,细胞由 G_1 期进入 S 期时,促使细胞分裂增殖(图 13-5)。

2. *p53* 基因　*p53* 基因是迄今发现与人类肿瘤相关性最高的基因,在 50% 恶性肿瘤中,*p53* 基因发生变化。该基因定位于 17p13,可编码相对分子质量为 53×10^3 的蛋白质,主要分布于细胞核浆,能与 DNA 特异结合,发挥转录因子的功能;p53 蛋白也能够与胞质中的 Bcl-2 家族蛋白发生相互作用,从而介导凋亡途径,使得线粒体外膜通透性增高,释放出细胞色素 C,使细胞发生凋亡。p53 活性受磷酸化、乙酰化、甲基化和泛素化等翻译后修饰调控,通过维持基因组稳定、阻滞细胞周期、促进细胞凋亡和抑制肿瘤血管生成等方式发挥抑癌基因作用。

p53 犹如"基因组卫士",在 G_1 期检查 DNA 损伤情况,监视细胞基因组的完整性。当基因组有损伤时,基因组变得不稳定,遗传信息发生改变,诱发 p53 开启下游基因

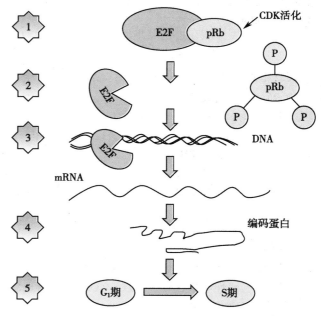

图 13-5　RB 参与细胞周期检测点调控

p21 转录；p21 蛋白是 CDK 抑制剂，可与 cyclin-CDK 复合物结合，抑制 CDK 蛋白激酶活性，导致 cyclin-CDK 无法磷酸化 RB 蛋白，引起 G_1 期阻滞，给细胞提供足够时间修复损伤 DNA；如果修复失败，p53 蛋白则通过上调 Bax 和 PUMA 表达、下调 Bcl-2 表达、调控死亡信号受体蛋白、TNF 受体和 Fas 蛋白等途径引发细胞凋亡过程。

值得注意的是，p53 基因在细胞内的作用方式为显性负作用（dominant negative），野生型 *p53* 基因失活促进肿瘤形成，而突变型 *p53* 基因不仅仅是其抑癌基因功能缺失，有时突变型 p53 可以作为肿瘤促进因子，消除正常 *p53* 基因的功能。例如，正常 p53 蛋白能刺激抑制血管生成基因 *Smad4*

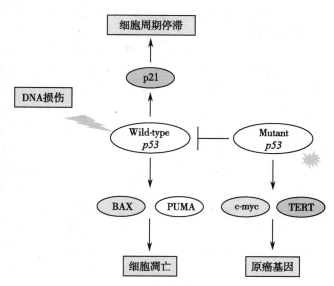

图 13-6　正常和突变型 p53 的作用机制

表达，抑制肿瘤血管形成，但突变型 p53 蛋白可以促进新生血管生成，有利于肿瘤的快速生长和转移，还能够提高 *c-myc* 和端粒酶反转录酶 *TERT*［OMIM＊187270］基因表达水平（图 13-6）。

3. *PTEN* 基因　人第 10 号染色体缺失的磷酸酶及张力蛋白同源的基因（phosphatase and tensin homolog deleted from chromosome ten gene，*PTEN*）是具有双重特异磷酸酶活性的抑癌基因，是继 *p53* 基因后另一与肿瘤发生关系密切的基因。*PTEN*［OMIM+601728］基因位于染色体 10q23.3，蛋白相对分子质量约为 56×10^3。肿瘤细胞中，*PTEN* 基因突变或缺失现象非常普遍，在胶质母细胞瘤、前列腺癌、子宫内膜癌、肾癌、卵巢癌、乳腺癌、肺癌、膀胱癌、甲状腺癌、头颈部鳞状细胞癌、黑色素瘤和淋巴瘤等多种肿瘤中均有发生。

PTEN 能够负调控 PI3K/AKT 和 MAPK 信号转导通路，同时与 *p53* 主导的信号通路存在相互对话（cross-talking），在细胞生长、凋亡、黏附、迁移和浸润等方面具有重要作用。*PTEN* 基因主要通过等位基因缺失、基因突变和甲基化改变等方式失活，*PTEN* 失活是多种类型肿瘤预后的评价指标。表 13-2 是一些常见抑癌基因的功能及相关肿瘤。

表 13-2　一些常见抑癌基因功能和相关肿瘤

抑癌基因	功　能	相　关　肿　瘤
RB	转录调节因子	视网膜母细胞瘤、成骨肉瘤、胃癌、肺癌、乳腺癌、结肠癌
p53	转录调节因子	星状细胞瘤、胶质母细胞瘤、结肠癌、乳腺癌、成骨肉瘤、肺癌、胃癌
WT	负调控转录因子	横纹肌肉瘤、肺癌、膀胱癌、乳腺癌、肝母细胞瘤
p15	CDK 抑制因子	成胶质细胞瘤
p16	CDK 抑制因子	星形细胞瘤、神经胶质瘤、骨肉瘤、乳腺癌、黑色素瘤、肾癌、膀胱癌、卵巢癌、白血病
p21	CDK 抑制因子	前列腺癌、结肠癌、非小细胞肺癌、宫颈癌、乳腺癌
NF-1	Ras-GTP 酶激活因子	神经纤维瘤、嗜铬细胞瘤
BRCA1	DNA 修复因子，与 RAD51 作用	乳腺癌、卵巢癌
BRCA2	DNA 修复因子，与 RAD51 作用	乳腺癌、胰腺癌
PTEN	磷脂酶	卵巢癌、前列腺癌、乳腺癌、肺癌

三、关键信号转导通路

细胞信号转导是指细胞通过受体(膜受体或核受体)接受外界信号,并将胞外信号转化为胞内信号,最终特定基因表达受到调控,引起细胞的应答。细胞内存在着增殖、凋亡和分化等多种信号转导通路,彼此间有多个层次的交叉调控,信号转导通路的异常变化与肿瘤的发生发展、化疗药物抵抗和肿瘤复发等过程密切相关。

1. **细胞增殖信号**　肿瘤细胞通常具有恶性增殖的特点。一方面,促进细胞增殖的信号转导途径过度激活:①促增殖因子表达增加,多种肿瘤组织能分泌生长因子,如 TGF、PDGF 和 FGF 等,通过自分泌的方式使自身细胞迅速生长;②受体的改变,促进细胞增殖因子的受体表达增多或异常激活;③细胞内信号转导蛋白的改变,在人类肿瘤发生突变频率最高的是 Ras 激活突变。另一方面,抑制细胞增殖的信号转导途径减弱:TGFB Ⅱ型受体和 Smad 的突变阻碍 TGF-β 信号转导通路,使细胞逃脱 TGF-β 的增殖负调控作用,并且引发细胞外基质生成和刺激肿瘤组织血管增生,促进肿瘤发生发展。

2. **细胞凋亡信号**　通过凋亡消除不健康细胞是体内细胞平衡的一个关键要素,凋亡障碍与肿瘤的发生发展具有密切的关系。一方面抑制凋亡信号加强:①Bcl-2 和 Bcl-xL 抑制 caspase-3 等蛋白酶的活性进而抑制凋亡;②survivin 蛋白抑制 Fas 蛋白途径和线粒体途径中 caspases 的级联反应,有效地对抗细胞凋亡(图 13-7);③NF-κB 具有明显的抑制细胞凋亡的功能,在人类肿瘤中,常可发现 *NF-κB* 家族基因的突变和表达异常,*NF-κB* 的下游基因包括 *CyclinD1*、*c-Myc*、*VEGF*、*MMP-9* [OMIM ＊ 120361]和 *COX2*。NF-κB 的持续激活会刺激细胞生长,导致细胞增殖失控和血管形成加强,对肿瘤转移具有明显的促进作用。

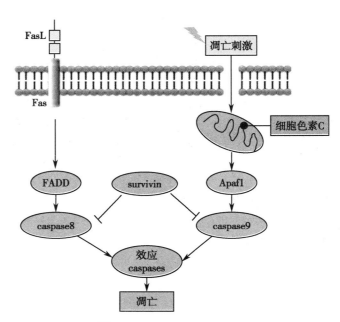

图 13-7　survivin 抑制凋亡

另一方面促凋亡减弱:很多抑癌基因都具有促凋亡作用,如 *p53*、*p16* 和 *Puma* 基因缺失或功能障碍导致凋亡减弱,细胞趋于异常过度增殖状态,导致肿瘤发生。

3. **细胞分化信号**　细胞分化是个体在发育过程中,细胞在形态、功能、代谢和行为等方面发生差异,从而形成不同的组织和器官。分化在肿瘤病理学中常指肿瘤细胞与其起源的成熟细胞的相似程度,肿瘤细胞越相似于相应的正常细胞,则为高分化,否则就是低分化。肿瘤细胞的分化程度是肿瘤良恶性鉴别的重要依据,通常分化程度越低,肿瘤恶性程度越高。肿瘤是一种细胞分化异常的疾病,与细胞分化信号转导通路的改变密切相关:①*Wnt* 信号通路中的 β-catenin[OMIM ＊ 116806]基因的突变造成 β-catenin 蛋白无法被磷酸化和泛素化降解,致使 β-catenin 在胞质内大量聚集,从而进入细胞核并激活与细胞分裂和生长调控相关的基因,导致 *Wnt* 信号异常激活,诱发结直肠癌、肝母细胞瘤、卵巢癌和前列腺癌等多种癌症;②BMP(bone morphogenetic protein)是 TGF-β 超家族中的重要成员,通过与细胞膜上 BMP 受体特异性结合,将信号传递给细胞内的 Smad 分子,Smad 入核调控靶基因的转录,在超过 50% 的幼年性息肉综合症(juvenile polyposis syndrome,JPS)和结肠癌病例中,BMP 信号是失活和降低的;③Notch 通路是一个进化上保守的信号通路,在哺乳动物细胞中,配体 delta-like(DLL1、DLL3、DLL4)和 Jagged 家族(JAG1、JAG2)蛋白与 Notch 信号受体(Notch1-4)结合,激活 Notch 信号通路,调控细胞分化命运,与乳腺癌、胰腺癌、前列腺癌、肺癌和卵巢癌等多种肿瘤发生发展密切相关。

不同的信号转导通路之间存在相互对话,形成信号网络,调控信号网络平衡的关键蛋白参与肿瘤发生、发展的进程。例如,内源性细胞命运决定因子 Numb 是一种进化保守蛋白,在成熟组织内分布广泛,通过对 Notch、Wnt、p53 和 TGF-β 等信号通路的调节,控制细胞不对称分裂、内吞作用、分化、黏附和迁移等生理过程。Numb 异常表达或突变与乳腺癌、宫颈癌、卵巢癌、神经胶质瘤、胃癌和结肠癌发生发展密切相关。

第三节　肿瘤发生发展的生物学机制

一、遗传改变学说

1. **单克隆起源假说**　单克隆起源假说(monoclonal origin hypothesis)是指致癌因子引起体细胞基因突变,使正常体细胞转化为前癌细胞,然后在一些促癌因素作用下,单个突变细胞增殖形成肿瘤细胞群。正常细胞中基因突变是经常发生的,如果 DNA 的修复不正常,细胞继续存活,发生了恶性转化,就能成为潜在的癌细胞,导致肿瘤发生。单克隆起源假说认为,肿瘤发生是由于正常细胞最初关键的基因突变或一系列相关事件导致单一细胞向肿瘤细胞的转化,随后产生不可控制的细胞增殖,最后形成肿瘤,许多肿瘤细胞群都具有相同的染色体畸变和同工酶,就是肿瘤发生的单克隆学说的证据。通过分析部分淋巴瘤的 DNA 分子发现,这些淋巴瘤细胞有相同的免疫球蛋白基因或 T 细胞受体基因重排,提示它们来源于单一起源的 B 细胞或 T 细胞。

2. **二次突变假说**　Knudson 最早提出二次突变假说(two-hit hypothesis),通过研究视网膜母细胞瘤家系和发病情况,认为肿瘤发生是基因两次突变的结果,第一次突变是肿瘤的始动过程,第二次突变是促进过程。二次突变学说认为:非遗传型肿瘤是由于体细胞连续发生两次突变而形成的,发生率较低或不易发生,所以发病年龄一般较晚;遗传型肿瘤中,前一次突变发生在患者亲代的生殖细胞中,后一次突变发生在患者的体细胞中,发生率较高,所经历的突变时间短。在这种情况下,非遗传型视网膜母细胞瘤是同一个体细胞发生两次独立的突变,因而发病较迟,在双侧视网膜都发生二次突变的可能性较小;遗传型视网膜母细胞瘤发病较早,双侧视网膜的细胞都有可能发生第二次突变并形成肿瘤(图 13-8)。

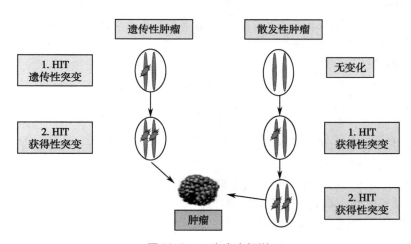

图 13-8　二次突变假说

3. **多步骤致癌假说**　多步骤致癌假说(multistep carcinogenesis hypothesis)又称多步骤遗传损伤假说,该假说认为恶性肿瘤的发生是一个多阶段逐步演变的过程,细胞恶性转化需要原癌基因、抑癌基因、周期调节基因、凋亡相关基因和基因组稳定相关基因等多种基因协调作用。在多步骤致癌假说中,致癌过程分为启动期、促进期和进展期,肿瘤发生要经过多阶段的演变,不同阶段涉及不同基因的激活与失活。基因激活与失活在时间上有先后顺序,在空间位置上也有一定的配合,导致肿瘤细胞表型的最终形成。在肿瘤进展过程中,肿瘤细胞中常有更多基因发生突变,授予细胞更快增殖、侵袭和转移等选择性优势,增加恶性表型,使它们在肿瘤细胞群中占据优势。另外,有的癌相关基因改变是从生殖细胞遗传得来,有的是从体细胞后天获得,故肿瘤有遗传型和散发型之别。结直肠癌的发生过程是典型的多步骤致癌过程,由遗传与环境等多因素相互作用所致,是一个涉及多基因多阶段的复杂过程。首先,正常结直肠细胞中 *APC*(adenomatosis polyposis coli)[OMIM ∗ 611731]基因发生突变,导致非典型上皮增生,并发展为早期腺瘤,此时 *K-ras* 突变导致发展为中期腺瘤,然后在 *DCC*(deleted in colon cancer)[OMIM ∗ 120470]基因突变作用下进展为晚期腺瘤,在 *p53* 突变作用下,演变为结直肠癌,而后其他相关基因突变导致具有侵袭和转移特性的恶性结直肠癌(图 13-9)。

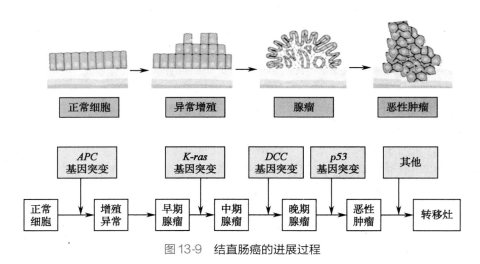

图 13-9 结直肠癌的进展过程

二、表观遗传改变学说

表观遗传修饰是指细胞核 DNA 序列不发生改变,基因功能发生可逆的和可遗传的改变,包括 DNA 的修饰(如甲基化修饰)和组蛋白的各种修饰等。随着表观遗传领域的深入研究,发现绝大部分肿瘤具有表观遗传修饰异常改变现象。表观遗传改变可导致印记丢失、染色质重塑、非必需重复序列转录、原癌基因异常活化以及抑制基因异常沉默等,在肿瘤发生发展过程中发挥重要作用。

1. **遗传印记丢失** 遗传印记是指来自父母双方的等位基因在通过精子和卵子传递给子代时发生了修饰,即机体特异性地对源于父亲或母亲的等位基因做一个印记,使带有亲代印记的等位基因具有不同的表达特性。正常的基因印记受 DNA 甲基化和组蛋白乙酰化等修饰的调控,一对等位基因中一个发生转录而另外一个受到抑制。肿瘤中一些基因丢失其遗传印记后会导致两个等位基因在肿瘤细胞中共表达。在成人肿瘤中研究最清楚的是类胰岛素生长因子 2(IGF2)[OMIM ∗ 147470],当 *IGF2* 等位基因发生共表达后,IGF2 异常增多,过度激活下游相关通路,导致细胞过度增殖或分化异常进而引发肿瘤,在结直肠癌和肾母细胞瘤(Wilm 瘤)患者中常发现 *IGF2* 基因遗传印记的改变。

2. **DNA 甲基化改变** DNA 甲基化模式改变在肿瘤细胞中非常普遍,包括整体基因组的低甲基化和一些基因启动子区域 CpG 岛甲基化水平的升高。基因的异常甲基化在肿瘤发生的早期就可出现,并且在肿瘤逐步发展过程中,基因异常甲基化的程度增加。通过 DNA 甲基化,可以直接影响 DNA 特异顺序与转录因子的结合,也可以招募 MeCP(methyl CG-binding protein)间接阻碍转录因子与基因形成转录复合物,进而抑制转录。通过 DNA 去甲基化,可为基因表达创造合适的染色质环境,促进基因转录,如 DNA 去甲基化常与基因表达活化区(DNase I 高敏感区)同时出现。

肿瘤细胞中,DNA 甲基化改变体现在多方面:①抑癌基因高甲基化,如 *RB*、*p16* 和 *p53* 等抑癌基因启动子区域的 CpG 岛处于高甲基化状态,抑癌基因功能缺失,细胞增殖失控;②DNA 修复基因高甲基化,如 MMR(mismatch repair)[OMIM#276300]基因启动子甲基化引起错配修复基因失活,是结直肠癌、胃癌和乳腺癌等肿瘤发生的重要因素;③原癌基因低甲基化,肿瘤细胞中原癌基因的低甲基化状态与其蛋白表达升高密切相关,参与维持肿瘤细胞的不断增殖过程;④诱导染色体不稳定性,肿瘤细胞中基因组总体甲基化水平的降低,导致高频率的染色体重组或杂合性丢失,使得基因组不稳定性增加,也是导致肿瘤发生的重要原因;⑤DNA甲基化导致基因突变,肿瘤细胞中由于DNA甲基化的位点多在CpG岛5′胞嘧啶,甲基化的5-mCpG二核苷酸中的5-mC能以较高的速率脱氨基转换成T,基因突变(C→T)发生的频率大大提高;⑥miRNA的超甲基化,如miR-148a和miR-9等miRNA启动子区域高甲基化,抑制肿瘤细胞生长和迁移的功能出现障碍。

3. **组蛋白修饰**　核小体核心由组蛋白八聚体(H2A、H2B、H3、H4)构成,组蛋白任何微小变化都会对核小体结构、染色质构象和基因表达模式产生巨大影响。组蛋白尾部可以发生乙酰化、甲基化、磷酸化、ADP核糖基化、泛素化和SUMO化等多种共价修饰,与多种肿瘤发生、发展关系紧密。一方面,组蛋白的各种修饰变化,作为一种特殊的识别标志,组成了"组蛋白密码",动态调控转录因子等其他蛋白与DNA的结合,影响整体基因组的结构,调控基因表达。另一方面,特异性的组蛋白修饰直接参与特异性基因表达调控过程。

组蛋白乙酰化受组蛋白乙酰转移酶(HAT)和组蛋白去乙酰化酶(HDAC)调控,处于动态变化中;组蛋白甲基化转移酶(HMT)和组蛋白去甲基化酶(HDM)有效地调控着组蛋白甲基化。在肿瘤的发生、发展过程中出现了组蛋白的异常修饰,导致癌基因的异常激活和抑癌基因的失活,出现染色体不稳定和DNA修复的缺陷。例如,H4K16乙酰化和H4K20me3的丢失成为了癌症的一个普遍特征,如在低甲基化的重复基因组区观察到H4赖氨酸的乙酰化或三甲基化的丢失,以及在高甲基化的抑癌基因启动区出现了H3K27me3,在肿瘤发生发展过程中,组蛋白的异常修饰处于动态的变化之中。抑癌基因通过抑制性组蛋白修饰而失活,如在前列腺癌、乳腺癌和神经胶质瘤中出现了H3K27的高甲基化导致 *p21* 基因等抑癌基因沉默,说明组蛋白的异常修饰会导致靶基因的异常表达,从而促使肿瘤发生。

4. **microRNA(miRNA)**　miRNA是一种小RNA分子,由高等真核生物基因组编码,在物种进化中相当保守,具有组织特异性和时序性。miRNA通常的长度为18~25nt,通过和靶基因mRNA碱基配对引导沉默复合体(RISC)降解mRNA或阻碍其翻译。miRNA在肿瘤细胞中起到类似于抑癌基因和原癌基因的功能,如miR-34可以通过调控Notch、Myc和CD44等蛋白,多种miRNA可以通过靶向调控RAS-MAPK信号转导通路不同位置的蛋白,调控肿瘤细胞的增殖、分化和凋亡过程。

三、肿瘤干细胞学说

肿瘤干细胞也称为肿瘤起始细胞(tumor-initiating cell,TIC),是从肿瘤组织中分离和鉴定的少数细胞,具有自我更新能力、肿瘤形成能力和分化为不同分化程度肿瘤细胞能力,对肿瘤的发生、转移、恶化和复发起决定性作用,是肿瘤产生的种子细胞。近年来,随着干细胞概念被引入肿瘤学的研究,鉴定和分离多种肿瘤组织和癌细胞系中的肿瘤干细胞,"肿瘤干细胞"学说逐渐得到认可。

该学说认为,大部分的肿瘤细胞不能维系肿瘤的生物学特征,也不能在身体其他部位形成转移瘤,在肿瘤组织中只占很小比例的肿瘤干细胞才是肿瘤发生的起源细胞,能够保持肿瘤细胞的恶性表型。肿瘤实际上是由一小群具有无限自我更新能力的干细胞样细胞及其产生的分化程度不均一的细胞团组成。肿瘤干细胞与正常干细胞具有很多相同点:①具有一些共同的表面标志物;②均具有在体内组织器官中迁移的能力;③均具有强大的自我更新能力,无限增值;④存在相似的信号转导途径。因此,肿瘤发生首先是机体中正常干细胞异常分化和增殖成为肿瘤干细胞,肿瘤干细胞再进一步增殖分化形成肿瘤组织,来自于不同干细胞类别的肿瘤,形成的肿瘤类别不同(图13-10)。

TSC学说的发展对临床肿瘤的治疗起到积极作用。①TSC理论可以解释临床上肿瘤对放射治疗与化疗药物治疗不敏感的原因:正常干细胞通常处在暂不增殖状态并且拥有排出化疗药物的分子泵,对放射治疗和化疗药物敏感性低;与分化细胞相比,TSC与正常干细胞更类似,因此TSC具有更强抵御化疗与放射治疗的能力。②TSC理论可以解释肿瘤转移现象:正常干细胞最重要的特征是迁移能力,肿瘤特别是恶性肿瘤一开始就具有转移现象,比如恶性难治的胰腺癌通常在能够发现明显原发肿瘤灶之前就已经转移到其他组织器官。③TSC理论为肿瘤恶性程度诊断与预后判断提供依据:比如恶性程度较高的三阴性乳腺癌,通常具有较高比率的TSC细胞;慢性粒细胞白血病中,肿瘤干细胞比率低的患者预后通常较好。④TSC理论为肿瘤治疗提供依据:机体中只要存在TSC,肿瘤就容易复发,

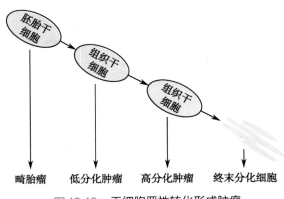

畸胎瘤　　低分化肿瘤　　高分化肿瘤　　终末分化细胞

图 13-10　干细胞恶性转化形成肿瘤

不能完全治愈,肿瘤治疗的焦点是杀伤 TSC;因此,需要应用诱导分化药物,将 TSC 诱导分化,进行肿瘤的有效治疗,如联合应用维甲酸和砷剂,能够彻底清除白血病干细胞,治疗急性早幼粒细胞白血病。

四、肿瘤微环境学说

肿瘤微环境是指肿瘤局部浸润的免疫细胞、间质细胞及所分泌的活性介质等与肿瘤细胞共同构成的局部内环境。肿瘤的发生和发展与肿瘤细胞所处的微环境关系密切:①适宜的微环境可以引起基因组不稳定、提供支架和屏障、产生免疫豁免区域,促进肿瘤发生。②肿瘤形成组织缺氧、pH 降低、营养缺乏和肿瘤血管生成等特点的肿瘤微环境,促进肿瘤发展。肿瘤细胞可以通过自分泌和旁分泌,改变和维持自身生存和发展的条件,促进肿瘤的生长和发展;而全身和局部组织也可通过代谢、分泌、免疫、结构和功能变化等方式,改造肿瘤微环境,限制和影响肿瘤的发生和发展。

正常细胞与其周围的组织环境之间存在动态平衡,两者之间的共同作用可以调控细胞的活性,决定细胞增殖、分化、凋亡以及细胞表面相关因子的分泌和表达。在细胞恶性转化过程中,则需要不断打破正常的动态平衡,形成更有利于肿瘤细胞不断增殖的肿瘤微环境,进而有利于肿瘤发生、进展和恶性转移。在肿瘤微环境中,细胞主要包括成纤维细胞、胶质细胞、上皮细胞、脂肪细胞、炎症细胞、免疫细胞和血管内皮细胞等,胞外因子主要包括各种生长因子、激素、趋化因子和炎症因子等。肿瘤微环境成为影响肿瘤发生、发展的重要因素,以肿瘤微环境为靶点的治疗策略有其自身的优势:①肿瘤间质细胞具有稳定的遗传背景,不易出现突变和耐药发生;②肿瘤微环境的异质性更小,疗效相对稳定;③阻碍肿瘤细胞迁移路径,在控制肿瘤转移方面可以发挥极为重要的作用。

小　结

肿瘤由实质(肿瘤细胞)和间质两部分构成,其中肿瘤细胞起源于机体正常组织,具有组织来源特异性。肿瘤具有永生化特点,同时具有逃避生长抑制、抵抗细胞死亡和诱导血管生成等十大特征。肿瘤的发生、发展过程涉及原癌基因、抑癌基因和关键信号转导通路的改变,其中原癌基因主要有生长因子、生长因子受体、G 蛋白、激酶、转录因子基因等,抑癌基因包括 *RB*、*p53* 和 *PTEN* 等基因,关键信号转导通路与细胞增殖、凋亡和分化信号等生理过程紧密联系。肿瘤发生、发展的生物学机制主要有遗传改变学说、表观遗传改变学说、肿瘤干细胞学说和肿瘤微环境学说等。探索肿瘤发生、发展和转移等过程的机制对于人们认识肿瘤并最终战胜肿瘤具有重要的意义。

思 考 题

1. 肿瘤的基本特征包括哪些?
2. 举例说明原癌基因和抑癌基因参与肿瘤发生、发展过程的机制。
3. 试述信号转导通路异常与肿瘤发生、发展的关系。
4. 如何理解肿瘤干细胞学说?
5. 如何理解表观遗传改变与肿瘤之间的关系?

(张树冰)

第十四章 基因组医学

人类对生命本质的认识经历了一个漫长的过程。1865年孟德尔（Mendel）通过豌豆杂交实验确定了决定生物性状的遗传因子。1909年丹麦生物学家约翰森（Johannsen）将遗传因子表述为"基因"，希腊文"给予生命"之含义。1926年，摩尔根（Morgan）通过果蝇遗传实验证明基因在染色体上，呈直线排列。1944年埃弗里（Avery）证明DNA是遗传的物质基础。1953年沃森（Watson）和克里克（Crick）提出DNA双螺旋结构模型，确定了基因的化学本质，对生命的认识深入到了分子水平。2003年人类基因组计划的完成，揭示了基因组是生命遗传信息的载体，同时人类基因组计划的研究技术和成果应用于医学实践中，阐明了多种疾病的基因变异机理和代谢途径变化。两千多年前，糖尿病被描述为有"种子的传递"和"懒惰的行为和偏爱油腻的食物与甜酒"的疾病，这里的种子指的就是遗传基础。西方的医书中对血友病有大量的记载，如古代希伯来法律描述如果男婴的任何一个兄弟或舅父出现过度流血的现象，那么这个男婴可免除包皮环切，说明血友病的遗传已经引起人们的关注。近年来，不断发展的基因组学技术为临床医学实践带来无限的生机，并产生了基因组医学，实现了对多种疾病的早期诊断、预防和和个体化治疗，使医学进入一个崭新的模式，基因组医学是现代医学最活跃的领域之一。

第一节 人类基因组计划与基因组医学

一、人类基因组

（一）基因组及基因组学概念

1. **基因组** 1920年德国遗传学家H. Winkler提出基因组（genome）一词，由基因（gene）和染色体（chromosome）二词缩写、合并而成。基因组是指单倍体细胞含有的全部DNA，包括细胞核基因组及核外基因组，其大小以基因组中全部DNA总量来衡量，称为C值（C-value）。

2. **基因组学** 1986年美国科学家Thomas Roderick提出基因组学（genomics），指研究生物基因组全部基因的结构、功能及基因之间相互作用的科学。基因组学包括以全基因组测序为目标的结构基因组学和以基因功能鉴定为目标的功能基因组学。基因组学随着人类基因组计划的启动而迅速发展，成为生命科学最活跃的研究领域之一。

（二）细胞核基因组及主要特征

细胞核基因组含24条染色体（22条常染色体和X、Y性染色体），DNA约为$3×10^9$个碱基对。根据基因组中DNA序列出现的频率，将细胞核基因组DNA分为单一序列和重复序列。

1. **单一序列（unique sequence）** 指在基因组中只出现一次或少数几次的DNA序列，或称为单拷贝序列，占基因组60%～70%，包括大多数编码蛋白质和酶的结构基因及非基因序列中的单一序列。

2. **重复序列（repetitive sequence）** 指在基因组中存在多个拷贝的DNA序列，占基因组的30%～40%，分为三类：

（1）基因家族：由某一祖先基因经过重复和变异所产生的一组在结构上相似、功能相关的基因。基因家族成簇分布在某一条染色体上或是分布于不同染色体上，各成员具有不同的表达调控模式。

（2）中度重复序列：指重复次数为$10～10^5$拷贝的DNA序列，通常为非编码序列，如rRNA基因和tRNA基因，平均长度约300bp，分散于基因组中，对基因表达起调控作用。

（3）高度重复序列：指重复次数>10^5拷贝的 DNA 序列，长度从几个 bp 到几百个 bp，高度重复序列集中在某一区域串联排列，参与维持染色体结构，在基因组中所占比例随物种变异很大。

（三）　线粒体基因组及主要特征

人类线粒体基因组由双链闭合环状的 DNA 组成，即线粒体 DNA（mitochondrial DNA，mtDNA），mtDNA 全长 16 569bp，双链有重链（H 链，富含 G）和轻链（L 链，富含 C）之分。mtDNA 无内含子，密码子与核 DNA 密码子不同，突变率高。线粒体基因组含 37 个基因，编码 13 种多肽、22 种 tRNA 和 2 种 rRNA，13 种多肽为线粒体内部氧化磷酸化酶复合物的亚单位。线粒体基因组独立于细胞核基因组之外，通过半自主复制进行繁殖。

二、人类基因组计划

（一）　人类基因组计划的研究历程

1984 年，美国能源部（DOE）首次讨论了对人类基因组 DNA 进行全序列分析的前景。1986 年 3月，诺贝尔奖获得者杜尔贝科（Dulbecco）在 *Science* 杂志上发表名为《癌症研究的转折点——测定人类基因组序列》的短文，首次提出人类基因组计划（Human Genome Project，HGP）的设想，并建议设立国家和国际级的组织进行这方面的研究，这篇短文被誉为人类基因组计划的标书。之后，美国能源部和美国国立卫生研究院（NIH）先后提出实施测定人类基因组全序列的计划。1988 年 4 月，国际人类基因组组织（Human Genome Organization，HUGO）宣告成立，DNA 分子双螺旋模型提出者沃森（Waston）担任第一任主任。国际人类基因组组织代表了全世界从事人类基因组研究的科学家，是专门协调各国协作研究的组织。1989 年，美国成立国家人类基因组研究中心（National Center for Human Genome Research，NCHGR）。1990 年 10 月，美国政府决定出资 30 亿元启动"人类基因组计划"，准备在 15 年内完成对人类基因组全部序列分析，揭开人类全部遗传信息之谜。随后，法国、英国、意大利、德国、日本、中国、俄罗斯、欧共体等国家和组织先后启动了自己的人类基因组计划。1998 年，HGP 调整战略目标，制定了 1998—2003 年的五年计划，包括人类基因组基因图谱构建与序列分析；人类基因的鉴定；基因组研究技术的建立；大肠杆菌、酵母、线虫、小鼠、黑腹果蝇等模式生物基因组测序与比较基因组学研究；人类基因组序列变异体分析；人类基因组研究的社会、法律与伦理问题等方面的内容。2000 年 6 月 26 日，美国总统克林顿（Clinton）和英国首相布莱尔（Blair）共同宣布人类基因组"草图"完成；2001 年 2 月，人类基因组工作框架图完成；2003 年 4 月，中、美、日、德、法、英 6 国科学家宣布人类基因组序列图绘制成功，2004 年 10 月发表人类基因组高精度序列图。人类基因组计划完成后，国际人类基因组组织（HUGO）继续促进和协调全球人类基因组的研究工作，基因组数据对全球开放（http：//www.hugo-international.org）。人类基因组是一部写了几十亿年的"生命之书"或一张绘了几十亿年的"生命蓝图"。（表 14-1）

表 14-1　人类基因组计划研究大事纪

时间	事件
1986 年 3 月	美国能源部宣布实施人类基因组计划草案
1988 年 4 月	国际人类基因组组织（HUGO）成立
1989 年 10 月	美国国会批准成立"国家人类基因组研究中心"，Waston 出任第一任主任
1990 年 10 月	国际人类基因组计划启动，美国、英国、法国、德国、日本等相继加入
1998 年 5 月	Celera Genomics 公司成立，与国际人类基因组计划展开竞争
1999 年 9 月	中国加入 HGP，负责人类基因组 1%（3pter-D3S3610）的测序工作
1999 年 12 月	国际人类基因组计划宣布完成人类第 22 号染色体完整序列测定
2000 年 4 月	Celera Genomics 公司宣布测定一名实验者的完整 DNA 序列
2000 年 6 月	人类基因组"草图"完成
2001 年 2 月	人类基因组工作框架图完成
2003 年 4 月	中、美、日、德、法、英 6 国科学家宣布人类基因组序列图绘制成功
2004 年 10 月	发表人类全基因组高精度序列图

（二）人类基因组计划的研究内容

人类基因组计划的目的是分析人类 22 条常染色体和 X、Y 两条性染色体上大约 30 亿个碱基对的序列,最终解读人类基因组中所有基因的结构和功能。该计划的研究内容主要包括以下几个方面:首先建立遗传图(genetic map),然后构建物理图(physical map),最后经过测序完成序列图(sequence map)和基因图(gene map),见图 14-1。美国国家科学院(NAS)人类基因组制图和测序委员会要求制定并最终完成的基因组序列精度要达到:①错误率低于 1/10 000;②序列必须是连续的,没有缺口;③序列所用的克隆能忠实地代表基因组的结构。在人类基因组计划的实施过程中又提出了工作框架图(working draft)的概念,即在 BAC 克隆水平测序的覆盖率不应少于 3 倍,至少获得基因组 90% 以上的序列,错误率应低于 1% 。

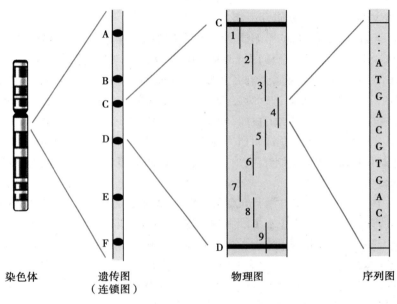

图 14-1　人类基因组计划主要目标图解

1. **遗传图**　遗传图又称为连锁图(linkage map),是为了确定每条染色体上的基因或遗传标记(genetic marker)的相对位置而构建的图谱,利用连锁分析方法进行构建,其中基因之间的相对距离以遗传距离——厘摩(centimorgan,cM)来衡量。遗传图利用遗传标记来确定基因在染色体上的排列位置,所利用的遗传标记主要是各种遗传多态性,如 RFLP、STR、SSR、SNP 等,通过计算遗传标记之间的重组频率,建立遗传图。

2. **物理图**　物理图是以 DNA 片段(探针)或序列标签位点(sequence tagged site,STS)作路标,确定遗传标记之间的物理距离(bp、kb、Mb)的图谱。物理图包含了两方面的内容,一是将分布于整个基因组的 STS 在每条染色体上的排列顺序确定下来;二是在此基础上构建覆盖每条染色体的 YAC 和 BAC 邻接重叠群(contig)。遗传图反映染色体上两个基因座位之间的连锁关系,物理图反映的是两点之间的实际距离。具体方法是通过构建全基因组 YAC、BAC、FOSMID、COSMID 文库,采用 STS 标记手段,根据文库克隆之间的重叠序列,确定片段之间的连接顺序和遗传标记之间的物理距离。

3. **序列图**　序列图是通过对全基因组 DNA 进行序列分析建立的最详尽的物理图,也是人类基因组计划中最明确和最艰巨的任务。人类基因组计划绘制的序列图不同于以往只针对某一个特定区域进行的 DNA 序列分析,它要求的是一种高效率的规模性测序,并将每一个 DNA 片段按其在染色体上的真实位置进行准确的排列,从而得到人类基因组全部碱基排列的原貌。根据物理图谱将基因组分为若干具有标识的区域进行测序分析,在同一区域内需要利用 DNA 片段重叠群使测序工作得以不断延伸完成全基因组测序。2001 年 2 月,国际人类基因组测序协作组发表了覆盖人类基因组 95% 的工作框架图。2003年4月中、美、日、德、法、英6国科学家宣布人类基因组序列图绘制成功。2004年10月发表了包括30亿个碱基、覆盖率大于99%、误差小于十万分之一的人类全基因组高精度序列图,标志着人类基因组计划的最终完成。

4. **基因图** 人类基因组计划的目标不只是为了测序每一个碱基,更重要的是要获得基因信息,在基因组中找出全部基因的位置、结构及表达模式等信息,即绘制基因图。基因的表达有时间和空间的特异性,通过提取特定生长发育时期或特定组织器官中表达的mRNA进行反转录即可得到表达序列标签(expressed sequence tags,EST)的cDNA片段,通过进行大规模的EST测序及整合,然后用EST作为"探针"进行分子杂交,鉴别出与转录有关的基因,就可以绘制基因图,并确定基因在染色体中的位置。基因图是基因组在正常或受控情况下表达的全基因时空图,运用正常基因图谱,可以构建特定条件下cDNA的差异图,作为指导研究和进行基因组医学的蓝图。

(三) 我国的人类基因组计划研究工作

我国1999年9月在英国举行的第五届国际人类基因组战略会议上正式加入国际人类基因组测序协作组,承担人类基因组3号染色体短臂D3S3610至端粒约30Mb碱基对(1%)序列的测定任务,成为加入该组织的唯一发展中国家。并在各民族遗传资源保存和遗传多态性、基因组研究技术、致病基因及相关基因的cDNA克隆方面进行研究。我国人类基因组计划第一阶段从1994年1月至1997年6月,由全国16个单位19个课题组参加,分为3个子课题,即:①中国不同民族基因组的保存及基因组比较研究;②建立和改进人类基因组研究新技术;③中国人群基因组若干位点致病基因或疾病相关基因的研究。其目标是利用我国丰富的人类遗传资源,进行基因组多样性和疾病基因识别以及建立相关技术的平台。

1997年底,"中华民族基因组中若干位点基因结构的研究"重大项目在总体上完成了预期目标,并获得了重要的研究进展:①改进了永生细胞株的建株技术,完成了南、北两个汉族人群和西南、东北16个少数民族群体共733个EB病毒(Epstein-Barr virus,EBV)转化的永生淋巴细胞株的建立,为中华民族基因组的研究保存了珍贵的遗传资源,并以此为基础展开了我国多民族基因组多样性的比较研究;②建立了比较完整的基因组研究技术体系,形成了作图(包括工具酶研制、大片段DNA文库筛选和构建、序列标签位点制作)、测序(包括较大规模cDNA片段和基因组DNA测序)、基因定位(包括FISH和RH)与识别(包括差异显示、cDNA选择和外显子捕捉)、基因组扫描和生物信息学等比较配套的方法学体系,并获得了与神经系统,造血系统发育、分化和基因表达调控相关的一批cDNA;③在致病基因分离和结构、功能研究方面,克隆到遗传性多发性外生骨疣的致病基因(*EXT2*),获得了与白血病和部分实体瘤相关的DNA片段和基因,并开展结构和功能研究。

1998年,国家自然科学基金委员会通过了"中华民族基因组的结构和功能研究"重大项目立项,实现了第二阶段中国人类基因组计划。第二阶段从1998至2003年,下设4个子课题:①中国不同民族基因组的保存及遗传多样性研究;②基因组多样性与多基因疾病基因组定位研究;③建立和发展功能基因组学的新理论、新技术、新方法;④钩端螺旋体全基因组结构和功能研究。其目标是发挥我国人类遗传资源优势和多学科优势,从中华民族人群基因组保存和多样性分析、多基因病相关基因定位与分析的基础理论和实验技术中建立和发展功能基因组学新理论、新技术和新方法,对这三个方面进行综合性大规模研究,同时出于对我国传染病预防控制的前瞻性考虑,进行了与公共卫生有关的病原体基因组学研究的尝试,在国际上首次测定了钩端螺旋体全基因组序列。

中国的人类基因组计划充分体现了中国特色,从研究内容看,除了"百分之一"任务外,还建立中国疾病遗传资源收集网络、鉴定疾病相关基因(包括定位和克隆疾病基因)为核心的疾病基因组研究工作;开展以人类健康为目标的功能基因组研究(包括生物信息学、转录组学、蛋白质组学、结构基因组学的研究乃至模式动物和生物芯片的技术平台建设等);充分利用人类基因组研究的技术优势和资源优势,将基因组测序和研究工作推向水稻以外的其他植物、动物(家蚕、曼氏血吸虫)和微生物,并向全世界公布。

三、人类基因组单体型图计划

国际人类基因组单体型图计划（The International HapMap Project，HapMap）是继人类基因组计划之后基因组研究领域的又一重大研究计划。单体型（haplotype）是指一个染色体区域中所有相关联的SNP集合，通常作为一个单位遗传，在进化上非常保守，在世代的传递中很少发生DNA重组。人类基因组单体型图计划开始于2002年，由日本、英国、加拿大、中国、尼日利亚和美国的科学家们合作完成，中国在该计划中做出10%的贡献，具体内容为构建3号染色体、21号染色体和8号染色体短臂的单体型图。HapMap计划的目标是确定人类基因组中DNA序列变异，通过测定序列变异特征、变异频率及关联方式，绘出人类基因组的单体型图及不同单体型板块的标记SNP。如果说基因组序列图为人类提供了一份生命的"说明书"，那么单体型图就是使人类基因组使用方便的索引目录。

用于构建单体型图计划的DNA样品分别来自尼日利亚伊巴丹区域的约鲁巴（Yoruba）人、日本东京人、北京汉族人以及祖先为北欧和西欧的犹他州居民。HapMap建成的公共数据库（www.ncbi.nlm.nih.gov/SNP）可自由下载。利用这一图谱，可查询SNP位点、SNP检测设计、等位位点及其频率等。在单体型中选择"标签"（tag）来捕获标签相邻区域的遗传多态性，可以对整个基因组的遗传变异进行调查，发现疾病的遗传因素。

2005年10月国际HapMap协作组在 *Nature* 杂志发文宣布"国际人类基因组单体型图计划"第一期工作完成，初步绘制出首张人类单体型图谱。单体型图为人类疾病和遗传关联分析、致病基因和致病因子的确定、药效及副作用、疾病风险分析、人类起源进化及迁徙历史的研究等提供完整的人类基因组信息和有效的研究工具。

四、DNA元件百科全书计划

2003年9月美国国立人类基因组研究中心率先启动耗资3亿美元的DNA元件百科全书（Encyclopedia of DNA Elements，ENCODE）计划，旨在解析人类基因组中的所有功能性元件。如果将人类基因组计划比喻为一张地图，那么ENCODE计划就是在这张地图上标出各个基因的功能信息。在人类基因组计划完成之后，科学家们发现仅占人基因组1.5%的核苷酸编码序列不足以完整地解释高等生物复杂的生命活动。ENCODE计划的主要目标是研究占人类基因组98%以上的非编码区DNA调控元件的分布、功能、与组蛋白修饰和转录因子结合的关系、对染色质空间结构的影响等，编写人类DNA的百科全书。

该计划包含试点培育阶段和规模化实验两个阶段。在第一阶段，选取约1% DNA序列（约30Mb碱基）的人类基因组进行研究，应用最优方案寻找含有功能元件的区域，开发高效查找功能元件的应用软件。第二阶段从2007年9月开始，将前期的研究策略应用到整个基因组，阐释大量尚未明确的功能基因。美国、中国、英国、西班牙、新加坡和日本等国家的32个实验室，442名研究人员参与了ENOCDE计划。ENCODE计划与HapMap计划全基因组关联分析数据进行整合，能够确定疾病表型变化、特定细胞类型以及转录因子间的内在联系。ENCODE计划突出的成果是发现了超过80%的人类基因组都具有生物学活性，参与至少一个RNA或染色体相关活动。曾一度被认为无用的基因并不存在，荒漠DNA也并非是荒漠，这些DNA实际上是一个庞大的"控制面板"，含有基因的开关，可调控数以百万计基因的活性，使基因正常工作。

ENCODE计划是继人类基因组工程之后的又一重大项目，这项计划的主要目标是为科学界和医学界提供关于人类基因组重要功能元件的高质量和全方位的注解，从而全面理解人类基因组的功能。ENCODE计划点亮了人类基因研究的每一个角落，为进一步理解基因变异如何影响人类的遗传缺陷和疾病而创造新的机遇，通过进一步探索基因的调节因子重塑人类关于自身进化的科学认知。

五、其他人类基因组计划

（一）千人基因组计划

2008 年 1 月，中国、英国和美国的科学家组成的"国际协作组"在深圳、伦敦和华盛顿同时宣布国际千人基因组计划（1000 Genomes Project）正式启动，这一计划将测定选自全世界各地至少 1000 个人类个体的全基因组 DNA 序列，绘制详尽的千人基因组。千人基因组计划测序人群包括尼日利亚伊巴丹区域的约鲁巴（Yoruba）人，居住于东京的日本人，居住于北京的中国人，美国犹他州的北欧和西欧人后裔、肯尼亚人、意大利人、印第安人、墨西哥人、非洲人。千人基因组计划绘制最详尽的人类基因多态性图谱，寻找基因与人类疾病之间的关系，建立精细的人类基因组变异数据库，为人类疾病研究提供基础资料。千人基因组计划产生的数据和研究成果通过公共数据库发布，供全球科学家免费共享。

2012 年 10 月 31 日，千人基因组计划的最新研究成果在 *Nature* 杂志上在线发表，对来自非洲、亚洲、欧洲和美洲 14 个民族的 1092 个基因组完成测序，进行了详细的个体 DNA 变异分析，公布了高分辨率的人类基因组遗传变异整合图谱，有助于找到罕见病与常见病的基因根源，为基因组学应用于人类疾病与健康领域及个体化医疗时代的到来奠定坚实基础。

（二）癌症基因组研究计划

2005 年底，美国国立卫生研究院组织美国癌症研究所和人类基因组研究所共同启动、开展了癌症基因组研究计划（The Cancer Genome Atlas，TCGA）。癌症基因组计划是人类基因组计划的延续和扩展，是肿瘤生物学、基因组医学和转化医学发展的基础。该计划采用大规模基因组测序，将人类全部癌症的基因组变异图谱绘制出来，通过系统分析找到所有致癌和抑癌基因的微小变异，了解肿瘤的发生和发展机制，在此基础上取得对肿瘤新的诊断和治疗方法，勾画出整个新型"预防癌症策略"。该计划首先选择了肺鳞状细胞癌、卵巢浆液性腺癌和大脑多形性胶质瘤各 500 例进行癌症基因组图谱的研究。

TCGA 的主要任务是：①建立系统化方法鉴别癌症遗传学改变，应用基因组分析技术对与癌症关系密切的全体候选基因及染色体部位进行定位和鉴别；②对候选基因进行再测序；③应用肿瘤关联基因 mRNA、miRNA 定量表达分析、表观遗传、SNP 分析等方法完成肿瘤的基因组分析，鉴定与肿瘤相关的基因改变；④对肿瘤疗效进行个体化分析，进行药物靶向基因研究；⑤建立公共的免费数据库平台（http：//cancergenome.nih.gov），共享肿瘤研究资源。

国内在癌症基因组研究中，通过外显子测序技术发现急性髓细胞白血病（AML-M5 和 AML-M4）的发生与 *DNMT3A* 基因突变相关，*DNMT3A* 基因突变可以改变肿瘤细胞的甲基化谱和基因表达谱（如 *HOXB* 基因），并在内分泌系统癌症基因组、胰腺神经内分泌瘤、泌尿生殖系统肿瘤基因组的研究中取得进展。

我国先后参与了人类基因组计划，人类基因组单体型图谱计划、DNA 元件百科全书计划、千人基因组计划、加入国际肿瘤基因组协作联盟（International Cancer Genome Consortium，ICGC）进行癌症基因组研究等多项国际重大基因组研究项目，大大推动了我国基因组医学的发展。

六、基因组医学

基因组医学（genome medicine）是人类基因组计划完成后，在 2003 年纪念 DNA 双螺旋结构发现 50 周年时由多名科学家提出的医学研究新名词。基因组医学以人类基因组研究为基础，将生命科学与临床医学整合在一起，将人类基因组的研究成果应用于临床医学实践，开发临床医学应用平台。基因组医学推动生命科学革命到临床医学革命，实现从基因组结构—基因组生物学—疾病生物学—医学的路线图，基于基因结构和序列变化的基因组研究快速转入到医学研究中，对疾病或性状研究模式从以往对少数基因作用的研究转变为对基因组整体和综合作用的研究层次。

基因组医学是后基因组学时代主要的研究方向,从各个"组学"水平上认识疾病,从基因组和环境相互作用的水平上研究疾病,通过疾病基因早期诊断来预防和治疗疾病。全基因组测序、全外显子组测序、转录组测序、DNA 甲基化研究等技术手段正在为临床诊断、预防和治疗服务,实现对疾病的防控,造福人类。

第二节　后基因组学与医学

人类基因组计划完成后,基因组学研究进入以新基因及基因功能鉴定为目标的功能基因组学或后基因组学。后基因组学主要包括疾病基因组学、药物基因组学、环境基因组学、系统生物学、转录组学、蛋白质组学、代谢组学等。在后基因组学时代,对疾病的研究将直接利用人类基因组计划的成果,疾病的发生与发展涉及各个组学及多个不同层次的病理过程。医学与后基因组学的研究有密切的关系,从细胞和分子水平阐明基因和基因组的功能,再回归到机体整体表型的变化。

一、疾病基因组学

疾病基因组学(disease genomics)是后基因组时代的主旋律,其主要任务是鉴定和分离重要疾病的致病基因,确定其致病机制。HGP 启动是要解决包括肿瘤在内的人类疾病的分子遗传学问题,疾病基因的定位、克隆和鉴定是 HGP 的核心部分。人类基因组研究在医学的应用是通过位置克隆寻找未知生物化学功能的疾病基因,揭开疾病的病因。疾病基因组学的主要任务是鉴定和分离重要疾病的致病基因与相关基因,并确定其致病机制。人群的疾病谱广,且不同人群的发病率有一定差异。以肿瘤为例,我国的肝癌、鼻咽癌、食管癌的发生率明显高于西方国家,黑色素瘤等的发生率则低于西方国家,1 型糖尿病的人群发生率也明显低于西方国家。对这些差异的分析表明,除环境因素外,遗传因素也有重要作用。人类基因组计划完成后,公共数据库中的基因组序列使得候选基因的计算机快速识别成为可能。疾病基因组学研究已发现大量与人类疾病、性状关联的遗传变异,为探索疾病与性状的形成提供了重要线索,为基于个体基因组学的疾病诊断、个性化治疗等奠定了基础。

在 HGP 的遗传和物理作图带动下,对单基因遗传病的基因定位应用"定位候选克隆"策略,即应用细胞遗传学和家系连锁分析的方法,首先将疾病基因定位于某一染色体的特定位置,然后根据该区域的基因、EST 和模式生物所对应同源区的已知基因相关信息,直接进行基因突变筛查,最终确定疾病基因,大大提高了发现致病基因的速度。囊性纤维化、Huntington 舞蹈症、遗传性结肠癌等疾病基因就是通过该策略成功定位、分离与克隆,为这些疾病的基因诊断和基因治疗奠定了基础。

多基因遗传病是由多个微效基因与某些环境因素共同作用所致,难以用一般的家系遗传连锁分析法进行分析,需要在人群中选择遗传标记、建立数学模型和统计分析等。分析策略是应用受累同胞配对法、关联分析与连锁不平衡分析法、传递不平衡检测法(TDT)等结合 STR、SNP 多态性标记,对一些家系和人群进行疾病相关基因的定位,然后用定位候选克隆鉴定相关基因。此外,全基因组关联研究也是一种寻找复杂疾病致病基因及其变异的方法,应用此方法已经完成了数百种疾病(如肿瘤、糖尿病、心血管病、肥胖症、精神疾病等)的分析,鉴定出大批疾病易感区域和相关基因,发现了一些与疾病相关的基因突变位点。

疾病关联数据库(http://geneticassociationdb.nih.gov)是收集了多种复杂疾病与相关基因的数据库。研究人员可以从数据库免费获取基因突变信息,为临床大规模 SNP 筛查、基因突变研究等提供了便利。

二、药物基因组学

药物基因组学(pharmacogenomics)是 20 世纪 90 年代末发展起来的基于功能基因组学与分子药理学的一门科学,主要研究机体对药物等化学物质反应的遗传基础,寻找对疾病治疗有效的药物。药物基因组学从基因水平研究基因多态性与药物效应多样性之间的关系,即研究个体基因差异对药物吸收、转运、代谢、清除等过程的影响,提高药物疗效与安全性。通过对药物作用靶点、药物代谢酶谱、药物转运蛋白基因多态性的研究,寻找新的药物和给药方式,指导临床合理用药、避免不良反应、减少药物治疗的费用和风险。现在医学不再只注重预防和治疗,而是更注重药物的安全有效。个体基因组差异使不同个体对药物的敏感性和毒性反应有很大的区别,如药物靶点基因、药物代谢基因的单核苷酸多态性影响了个体对药物作用的程度和药物代谢的差异。SNP 的全基因组扫描可以寻找这些相关的遗传多态性,以便优化药物设计和研发新药。药物基因组学除研究药物遗传多态性所引起的对药物反应的差异外,还包括个体差异导致的治疗效果和药物反应的不同,以及每个个体基因组中存在的与药物作用的不同靶点,利用药物作用的遗传特性与个体差异来满足不同情况下的临床需要,可进行"个体化"药物的研制和"个人健康计划"的制定。

药物基因组学通过大量的临床分析,发现药物作用及个体差异的遗传背景,为临床个体化治疗提供理论基础。克服以往按病症或凭经验给药,一种药物无效后再换另一种药物,容易造成因为药物无效而耽误治疗时机的缺点。通过药物基因组学研究,临床医生可通过对患者进行药物代谢相关基因的检测,进行药物选择和确定剂量,因人施治,使临床治疗效果提高到新的水平。随着药物基因组学的发展、新基因的发现和基因组新药的研发,药物基因组学将更广泛地指导和优化临床用药。

三、环境基因组学

1997 年 10 月,美国国立环境卫生科学研究所(NIEHS)提出了环境基因组学(environmental genomics)计划。环境基因组学是以人类基因组计划为基础发展起来的功能基因组学之一,由基因组学和环境科学交叉融合形成的边缘学科,识别或鉴定参与环境因子作用影响机体表型的相关基因,研究群体与环境因素相关疾病的遗传易感性及易感基因产物对环境暴露反应的分子机理。

人类疾病受到遗传易感性、环境暴露和衰老等诸多因素影响,已经证明一些基因在环境暴露的易感性中起重要的作用,个体遗传背景差异使其对环境暴露的易感性存在差异。选择不同种族、不同性别和不同年龄背景的若干群体,进行基因与环境相互作用的研究,分析和鉴定与环境相关的疾病易感基因。环境基因组学通过分析对特定环境敏感和抵抗的基因,深入探讨环境胁迫—基因、基因—基因的相互作用,其目标是研究环境胁迫影响机体遗传变异的过程和机理,发掘环境应激应答基因与患病风险的关系,为易感基因产物和对环境暴露的分子机制研究提供有用的信息,有助于发现对特定环境因子敏感的风险人群,准确预测环境因素影响人类健康的风险,制定相应的预防措施和环境保护策略。

目前列入环境基因组学研究的基因包括有毒物质代谢和解毒基因、激素代谢基因、受体基因、DNA 修复基因、细胞周期相关基因、介导免疫与感染反应的基因、介导营养因素的基因、细胞内药物敏感基因及新的易感性基因等。环境基因组学研究的兴起和发展将在揭示环境污染毒性识别与检测、致毒性机制、环境疾病的诊断、治疗以及污染生物修复与环境预警等方面发挥重要作用。

四、系统生物学

随着后基因组时代的到来,生命科学已从针对单个基因、单一细胞或个体的研究向整合的系统生物学方向发展。系统生物学(systems biology)是研究生物系统内组成成分之间的相互关系和相互作用的学科。系统生物学是一种新兴的"三维"研究,即把传统分子生物学"水平型"研究和组学的"垂直型"研究结合起来,通过系统地测量相关数据来研究疾病进程中关键基因的网络。

从系统生物学角度解析医学问题,研究疾病的发生、发展等病理过程,为疾病提供更加完整和准确的描述,对疾病的风险预测、早期诊断和临床评估提供更佳方案。

五、转录组学

转录组(transcriptome)是指特定组织或细胞在某一发育阶段或功能状态下转录出来的全部 RNA,

包括编码蛋白质的 mRNA 和非编码 RNA（non-coding RNA，ncRNA），如 rRNA、tRNA 和 microRNA 等。转录组受外源和内源因子调控，反映个体特定器官、组织在特定发育阶段或生理条件下细胞所有基因的表达水平，可用来比较基因表达差异，发现与特定功能相关的基因，推测未知基因。转录组学（tran-scriptomics）是研究特定组织或细胞群在某一特定状态下基因组产生的全部转录产物，包括转录产物的种类、结构和功能，从 RNA 水平研究基因组的表达情况。目前，用于转录组研究的主要方法有全转录组测序（RNA Sequencing，RNA-Seq），这种检测细胞或组织基因转录的高通量测序方法对基因表达有较宽的检测范围，是转录组研究的一个重要手段。

六、蛋白质组学

蛋白质组概念是 1994 年由澳大利亚学者威尔金斯（Wilkins）首次提出来的。蛋白质组（proteome）是指基因组表达的执行生命活动的全部蛋白质及功能模式。蛋白质组是一个动态概念，同一机体的不同组织和细胞在不同发育阶段、不同生理状态、不同外界条件下的蛋白质组都是不同的。

蛋白质组学是以蛋白质组为研究对象，对细胞不同发育时间和空间发挥功能的特定蛋白质群体进行研究，阐明生物体全部蛋白质的表达及功能模式。蛋白质组学研究内容包括鉴定蛋白质表达水平、翻译后的修饰形式，蛋白质相互作用方式等，从整体水平上研究蛋白质的水平和修饰状态、细胞内蛋白质的组成及活动规律，建立蛋白质相互关系的目录。

蛋白质组学分为表达蛋白质组学（建立细胞、组织蛋白质定量表达图谱）、结构蛋白质组学（解析蛋白质线性和空间结构）和功能蛋白质组学（蛋白质功能模式及蛋白质相互作用研究），由此获得蛋白质水平上关于疾病发生、细胞代谢等过程的整体和全面的认识。蛋白质组学的研究不仅能为生命活动规律提供物质基础，也能为众多种疾病机制的阐明提供理论根据和解决途径。

七、代谢组学

代谢组（metabolome）是指一个细胞、组织或器官中所有小分子代谢物的集合。1999 年，Nicholson 提出代谢组学（metabonomics）概念，代谢组学是对某一生物或细胞所有小分子代谢产物进行定性和定量分析，寻找疾病的生物标记物，提供疾病的诊断方法。代谢组学研究对象是相对分子质量小于1000的小分子代谢产物，检测活细胞代谢物的变化。任何疾病的发生和发展都会影响机体代谢，导致体液中代谢产物发生显著变化，对这些代谢产物的变化进行数据采集、分析，将代谢信息与病理生理过程中的生物学事件关联起来，确定发生这些变化的靶器官和作用位点，寻找疾病的生物标记物，有助于临床上对疾病的诊断和分型。

代谢组学研究方法包括代谢物分离、检测及鉴定、数据采集分析等，其研究手段有高分辨率核磁共振（nuclear magnetic resonance，NMR）、光谱和质谱（MS）等。

第三节　基因组医学在临床医学实践中的应用

人类基因组计划解析了基因组序列，实现从基因组学到基因组医学的转型。基因组医学的快速发展使致病基因检测技术和检测效率不断提高，应用基因组学技术在临床实践中进行疾病基因诊断是基因组医学时代的主要特征。基因组二代测序（next-generationsequencing，NGS）、临床基因组和外显子测序（clinical genome and exome sequencing，CGES）、基因表达序列分析（serial analysis of gene expression，SAGE）、cDNA 微阵列（cDNA microarray）和基因芯片（gene chip）等技术已广泛应用于医学实践中。个人基因组测序费用从 2001 年的 1 亿美元降低到如今的 1000 美元以下。2013 年，美国 FDA 批准二代测序作为开放平台并准许囊性纤维化基因检测进入临床，随后美国医学遗传学和基因组学会（ACMG）、欧洲人类遗传学会（ESHG）分别公布了基因组序的临床应用指南，基因组医学应用于临床医学实践中。目前二代测序已经应用于无创 DNA 产前检测诊断胎儿染色体病、单基因遗传病等。

一、无创 DNA 产前检测

孕妇外周血中胎儿细胞游离 DNA（cell free fetal DNA，cffDNA）的发现开辟了无创产前诊断的先河。无创 DNA 产前检测（non-invasive prenatal testing，NIPT）是通过采集孕妇外周血，提取胎儿游离 DNA，通过二代高通量测序，结合生物信息分析，计算胎儿染色体病、单基因遗传病的风险。2008 年首次利用无创 DNA 产前检测精确诊断胎儿染色体非整倍体异常。二代测序以高通量、高准确度的测序特点克服了孕妇血浆中胎儿 DNA 含量低的特点，推动了无创 DNA 产前检测的应用。目前基于二代测序平台建立的检测胎儿染色体 21/18/13 三体综合征的无创 DNA 产前诊断技术已应用于临床（图 14-2），其他如性染色体非整倍体、双胎妊娠染色体非整倍体、胎儿染色体结构异常以及某些单基因遗传病诊断的研究也取得显著的进步和进行应用。

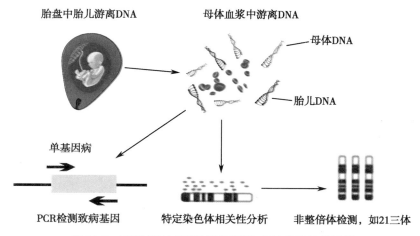

图 14-2　无创 DNA 产前检测诊断染色体非整倍体异常

无创 DNA 产前检测是随着基因组学技术发展出现的新方法，其高准确率、非侵入性、无流产、无感染风险、窗口检测期长、检测周期短等优点，是传统产前诊断技术无法相比的，目前无创 DNA 产前检测将逐步在全球范围内投入临床应用。

二、遗传性耳聋基因诊断

耳聋是导致语言交流障碍的人类常见疾病，在新生儿中发病率约为 1/1000，大约 2/3 的耳聋与遗传有关，1/3 由环境决定。遗传性耳聋（hereditary deafness）属单基因遗传病，具有表型多样性和遗传异质性，父母一方或双方可能是耳聋患者，也可能是听力正常的耳聋致病基因携带者，据估计约有 600 多个致病基因与耳聋有关，目前已经发现超过 200 个与综合征型和非综合征型耳聋相关的基因（http://deafnessvariationdatabase.org）。由于耳聋具有高度的遗传异质性，耳聋基因突变位点和突变形式多样给遗传性耳聋的研究带来极大的挑战，传统的检测方法如 RFLP、DHPLC 等很难做到同时检测不同基因或同一基因的不同突变位点。二代测序技术以其高效的检测特点，与耳聋基因的高度遗传异质性相契合，成为耳聋基因诊断和筛查的最佳选择。2012 年建立了高通量耳聋基因芯片工作平台，在临床上应用于耳聋基因诊断。耳聋临床基因诊断不仅能够早期发现先天性耳聋患者，还能发现迟发性耳聋患者和药物敏感性耳聋基因携带者，进行有效的干预，避免因聋致哑的发生。基因组医学提高了遗传性耳聋的整体诊断水平，将听力损失相关基因研究融合到耳聋疾病诊断中，帮助临床医生做出准确和全面的诊断及预后判断（图 14-3）。

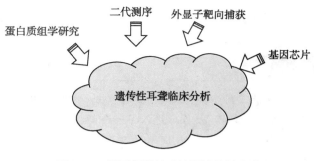

图 14-3 基因组学技术诊断遗传性耳聋

基因组医学技术在寻找耳聋相关基因及在耳聋基因定位克隆中发挥作用。2009年利用全基因组外显子测序确定了十几个新的遗传性耳聋相关基因,二代测序技术的目标区域测序延展了对耳聋致病基因突变谱的认识,提高了对稀有变异的检测。2010年,利用外显子靶向捕获技术结合二代测序对遗传性聋患者进行致病基因定位。目前国内市场已有针对耳聋基因的 NGS Panel,能够检测覆盖到包含非综合征型耳聋及综合征型耳聋相关的 100~200 个基因。

对遗传性耳聋的研究已经深入到蛋白质组学水平。在人和小鼠内耳中,经蛋白质组学技术鉴定的表达蛋白质已经达到数十种,蛋白质组学技术可识别和分析内耳发育指标及其他已知的基因/蛋白表达。通过蛋白质组学技术发现凝血因子 C 同源物基因表达的 cochlin 蛋白是耳蜗神经退化重要的致病因素。

三、华法林药物与个体化用药

基因组医学时代个体化用药是重要内容之一。在临床上对同一种疾病使用同一种药物时,不同个体对药物的敏感性和毒性反应差异是基因决定的,药物靶点基因、药物代谢基因的单核苷酸多态性影响了药物作用的强弱和药物代谢的不同(表 14-2)。

表 14-2 基因多态性与药物反应的效果

突变基因	酶/靶向	药物	临床反应
CYP2D6	细胞色素 P4502D6	可待因	纯合子不能代谢可待因,无止痛效果
CYP2C9	细胞色素 P4502C9	华法林	杂合子使用低剂量华法林
VKORC1	维生素 K 环氧化物还原酶	华法林	杂合子使用低剂量华法林
NAT2	N-乙酰转移酶 2 异烟肼	异烟肼	慢乙酰化纯合子容易受异烟肼毒性影响
TPMT	硫嘌呤甲基转移酶	硫唑嘌呤	硫唑嘌呤基因纯合子使用标准剂量治疗将产生严重毒性反应
ADRB2	β 肾上腺素能受体	硫酸沙丁胺醇	纯合子使用常规剂量治疗会致病情恶化
KCNE2	钾电压阀门通道	克拉霉素	杂合子易导致患者心律失常
SUR1	硫脲类受体	磺酰脲类药物	杂合子使磺酰脲刺激胰岛素分泌减弱
F5	凝血因子 V	口服避孕药	杂合子增加静脉血栓风险

华法林(warfarin)属于抗凝剂类药物,是临床上常用的口服抗凝血药,用于预防和治疗静脉血栓、肺血栓栓塞、心房颤动和心脏瓣膜置换术所致的血栓并发症等。正确的华法林用药剂量因人而异,个体间药物剂量差异大。如果剂量不足导致血栓栓塞,而剂量过大则会增加出血风险,甚至危及生命。华法林药代学和药效学通路上的某些基因遗传变异,是造成个体间华法林剂量差异的主要原因之一。研究显示细胞色素 P450 酶 2C9 基因(cytochrome P450 2C9,*CYP2C9*)、维生素 K 环氧化物还原酶复合体亚单位 1 基因(vitamin K epoxide reductase subunit 1,*VKORC1*)、细胞色素 P450 基因超基因家族成员 CYP4F2(维生素 K 氧化还原酶)多态性是造成个体间华法林剂量差异的主要原因。华法林的剂量可根据 *CYP2C9* 代谢酶的多态性和维生素 K 环氧化物还原酶(*VKORC1*)基因多态性而设计合适的剂量,美国 FDA 建议华法林在用药前应做相关基因型检测。

CYP2C9 基因编码的细胞色素 P450 同工酶 2C19 是华法林的重要代谢酶,VKORC1 基因编码的维生素 K 环氧化物还原酶是华法林的药物作用靶点,CYP4F2 基因编码的维生素 K 氧化还原酶参与维生素 K 代谢循环。

小　结

人类基因组计划完成后,基因组学研究的技术和成果应用于临床医学实践,产生了基因组医学,在医学实践中实现了对多种疾病的早期诊断、预防和个体化治疗,使医学进入了一个新模式。本章首先介绍人类基因组组成及人类基因组计划、人类基因组单体型图计划、DNA 元件百科全书计划和千人基因组计划的内容及成果,阐述后基因组学时代与基因组医学的密切关系。同时,通过无创 DNA 产前检测、遗传性耳聋基因诊断、华法林药物与个体化用药等实例阐述基因组医学在临床医学实践中的应用。

思　考　题

1. 试述人类基因组计划的意义以及我国对人类基因组计划的贡献。
2. 举例说明基因组医学在临床实践中的应用。
3. 什么是后基因组学? 主要研究内容有哪些?

（何永蜀）

第十五章　模式生物学

人类的医学知识除了来自人的医学实践积累的经验,更多地来源于生命科学和医学的实验研究。但是,直接在人体开展实验研究却是基本不可能的。其原因一是伦理学不允许,二是人体太过复杂,三是人类个体之间广泛存在的个体差异。因此,人们会以一些符合人类开展生物医学实验研究的生物体为对象开展实验研究,再将获得的结果类推到人体,或者在人体进行必要和可行的验证性研究。这样的实验动物逐渐成为广大生物医学研究者所通用的实验研究对象,并且逐渐将其种系背景规范化。这些生物体的相关基本研究数据被系统性收集和储存,以备不同研究者互相参照。这样的生物体就被称为模式生物体(model organisms)。研究模式生物的结构、遗传、发育、生理功能等生命基本现象,以及采用模式生物体构建人类疾病模型并进行深入研究的学科,被称为模式生物学。本章将介绍模式生物体的一般背景,生物医学常用的模式生物体的基本特征,以及模式生物体在医学研究中的主要作用。

第一节　模式生物学及其研究内容

最早采用模式生物体进行生物学研究的可能要数古希腊哲学家亚里士多德。据说为了观察鸡蛋孵化成小鸡的过程,亚里士多德从一组孵化中的鸡蛋中每隔几天打开一个进行形态学观察,从而比较准确地描述了鸡蛋孵化的过程。现代的模式生物学已经逐渐走向规范化、系统化和精准化的道路,模式生物体也成为生命科学和医学研究的重要工具。

一、模式生物学的发展历史

早期生命科学研究选用哪些模式生物是由科学家自己决定的。真正有意识地利用模式生物的某些特征进行生物学研究是近代以来的事。如孟德尔为了研究性状遗传的规律而选择豌豆作为研究对象;而摩尔根为了研究染色体行为选用果蝇作为研究对象。豌豆和果蝇在他们的研究中,就是用于揭示生命的遗传规律时使用的模式生物。由于进化的原因,许多生命活动的基本方式在地球上的多种生物物种中是保守的,这是模式生物研究策略能够成功的基础。选择什么样的生物作为模式生物首先依赖于研究者要解决什么科学问题,然后寻找能最有利于解决这个问题的物种。19世纪末20世纪初,人们就发现,如果把关注的焦点集中在相对简单的生物上,则一些复杂的生物学问题如发育就可以得到部分解答,因为这些生物更容易被观察和实验操作。因此,除了在遗传学研究中使用外,模式生物研究策略在发育生物学中获得了非常广泛的应用。20世纪以来,有多种生物物种被纳入生命科学研究的视野并被深入研究,如海胆、蝾螈、鸡、斑马鱼等。20世纪60年代开始,线虫的生物学特征被深入发掘,极大地推动了发育生物学研究。21世纪初,随着基因测序技术的突飞猛进、人类基因组计划的完成和后基因组研究时代的到来,模式生物研究也进入了基因组时代。多种模式生物的基因组已经被测序。生物是从共同祖先演化而来的,所以对生命活动有重要功能的基因在进化上是保守的。要认识人体基因的功能,了解人类生理和病理的过程,可以先在其他合适的生物体中去研究。生物信息学对模式生物基因组研究发挥了巨大作用。当人们发现了一个功能未知的人类新基因时,可以迅速地在模式生物基因组数据库中,检索得到与之同源且功能已知的模式生物基因,并获得其功能方面的相关信息,从而加快对人类该基因的功能研究。近来,基因组编辑、合成生物学等前沿理念和技术的提出和创新,也都是首先在模式生物上获得成功。

目前,在人类健康与疾病研究领域,被广泛应用的模式生物包括:秀丽线虫、果蝇、斑马鱼、小鼠,等等。随着生命科学研究的深入,模式生物必将为人类探索生命规律的调控机制做出更大贡献,同时,还会有新的物种被人们用来作为模式生物。

二、模式生物的共同特点

在所有的模式生物中,虽然在分类上差别很大,但都有着一些共同的特点。它们的一个重要特征就是能够代表某一生物种属的一些共同特征,有利于回答研究者关注的问题。研究同一种生物种属的研究者之间可以通过共享观点、实验方法、实验工具和生物品系,促进研究的快速发展。例如,研究分子生物学的基本问题,用简单的单细胞生物或者病毒通常更方便些;而研究线虫和果蝇的遗传和发育机制,可以回答发育和行为等在较高等生物中难以回答的问题。模式生物的共同特点还包括:都有着较强的适应性,饲养简易,繁殖力较强,并且对环境和人体健康都没有较大的危害,不至于在实验中对实验人员和生态环境造成破坏;世代短、子代多、遗传背景清楚;容易进行实验操作,特别是具有遗传操作的手段和表型分析的方法等。不同的模式生物由于其各自的遗传生长特点及其在进化过程中的地位,而又具有各自独特的特点,将在本章内详细介绍。

三、模式生物学的研究内容

(一) 模式生物学的遗传与发育

性状的遗传机制和发育的机制都是生命科学最基本的科学问题,与人类的健康和疾病密切相关,但长期以来都难以被回答。近代以来,人们首先通过模式生物的研究找到了遗传和发育的基本规律。例如,1901 年,摩尔根实验室发现了一个自发突变的雄果蝇,它的眼睛是白色的而不是正常品系的红色。由这只果蝇开启的一系列深入的遗传学研究,产生了两项重要发现:一是基因位于染色体上,呈线性排列;二是每个基因的两个等位基因在减数分裂过程中独立分配,但可以发生互换(重组)。随后,该实验室的研究人员设计了一个简单的数学运算方法,可以根据重组频率绘制连锁基因之间的距离。这个简单有效的方法从根本上改变了遗传学,第一次物理地定位了基因,并能在染色体上对基因的相对位置进行排序,即获得基因的遗传图谱。到了 20 世纪 30 年代,绘制在遗传图谱上的基因已经非常密集,包含了控制果蝇成虫的多种性状的不同基因的相对位置,如翅膀大小和形状,眼睛的颜色,等等。

(二) 在模式生物建立人类疾病模型

探索人类疾病的治疗方法是生命科学和医学研究的重要目标,而发现和阐明疾病发生原因和发生机制是认识疾病的两个基本要素,也是科学研究的主要内容。随着医学科学研究的不断发展,许多疾病的病因研究取得了很大的进展,特别是遗传性疾病的研究,已有逾 3400 种孟德尔遗传性疾病的基因得到鉴定。但是关于疾病的发病机制研究,由于其高度复杂性等原因,研究进展要缓慢得多。认识疾病需要从多个不同层面开展研究:从基因水平探索疾病背后的遗传性改变,从蛋白质水平研究分子间相互关系,反映细胞水平细胞行为的变化;从个体水平则是为了从整体的高度全面了解疾病。多细胞动物所表现出的生理现象(包括非正常生理现象,如疾病)是通过动态和协同的发育过程所建立的,其生理生化稳态的维持更是多器官、多组织相互作用的结果。因此,在个体水平层面所表现出的疾病性状远比分子和细胞水平所表现出的变化更为复杂。疾病表型是致病基因与环境间相互作用后导致的发育过程及代谢稳态调控异常的综合表现。由于生物在进化上所表现出的保守性以及人类伦理的约束,科学家们很自然地选择了模式动物来进行疾病的相关研究。在模式动物上建立真实模拟人类疾病的疾病模型,成为了解人类疾病最好的、甚至可能是唯一的途径。疾病的动物模型在医学研究中具有广泛的应用。首先可以通过对某一个或几个基因的功能研究去揭示疾病发生的机制,认识生命现象背后的机制,因而具有重要的理论意义。在此基础上还可以发现新的药靶,找到治疗或诊断疾病的方法,因而又具有重要的潜在的应用前景;其次还可以帮助开展药物筛选和药效评价、疾病诊断技术和治疗手段的发展等。疾病动物模型既具有重要的临床意义,其本身又具有很好的商业价值。

第二节 典型模式动物的特征

一、无脊椎动物

(一) 秀丽线虫

秀丽线虫(*Caenorhabditis elegans*)长约 1mm,生活于土壤中,以细菌为食。1965 年,分子遗传学家 Syndey Brenner 首先发现秀丽线虫作为模式生物的优点,并用它作为模型研究鉴定参与发育的基因及追踪每一个单细胞的谱系,从而将小线虫引入了发育生物学研究的大舞台。

在实验室培养时,首先让琼脂培养皿长满细菌,再接种秀丽线虫。线虫在一定的温度范围内生长,在 25℃比在 15℃生长速度快一倍。在 25℃时,受精的胚胎在 12 小时内完成胚胎发育,成为独立生活、具有复杂行为能力的个体。第一个幼虫期分成 4 个发育时期,在 40 小时内成为性成熟的雌雄同体的个体。成虫大约 4 天内就可以产生多达 300 个自身后代,或者与罕见的雄性线虫交配,产生多达 1000 个杂交后代。成虫大约可存活 15 天。

秀丽线虫体细胞数量少,易于追踪细胞分裂谱系。秀丽线虫身体构造简单,雌雄同体成虫的重要器官是性腺,其中含有处于增殖和分化状态的生殖细胞(精子和卵子)。精卵在体内受精,胚胎在生殖腺管内发育,幼虫由阴门产出。产出的幼虫含有 556 个体细胞和 2 个原始生殖细胞。雌雄同体的成虫含有 959 个体细胞和大约 2000 个生殖细胞;罕见雄性个体的成虫含有 1031 个体细胞和约 1000 个生殖细胞。由于透明可见,秀丽线虫非常易于追踪细胞分裂谱系。例如,阴门由 22 个表皮细胞组成,突变破坏阴门的形成,虽不影响胚胎的产生,但却使排卵受阻。结果,胚胎在子宫内发育并孵化。孵化的线虫随后吞食母体,并被封闭在其皮肤(角质层)里。这很容易识别和分离没有阴门的突变体,从中发现了许多控制阴门细胞产生、特化和分化的基因。结果表明这种简单的器官需要 10 ~ 100 个基因构建,其中包括高度保守的受体酪氨酸激酶信号途径,该途径控制细胞的增殖。

线虫的特征使之在鉴定发育调控关键基因中发挥重要作用。细胞凋亡通路主要是在秀丽线虫中发现的。尽管细胞凋亡现象如蝌蚪尾巴的消失,已经在很多发育过程中被确定,但细胞凋亡是一个"程序化"的、遗传调控的过程的论断得益于在线虫遗传和实验上的研究。细胞谱系的早期分析发现,在每一个动物中成组细胞的死亡都是相同的,提示细胞死亡是受遗传控制的。第一个分离到的细胞死亡缺陷型(ced)突变体是那些在相邻细胞吞噬死亡细胞残体方面有缺陷的突变体。因而,在突变体内,死亡细胞残体会存留多个小时。利用这些 ced 突变体,Robert H. Horvitz 和他的同事分离了更多的不能产生保留细胞残体的 ced 突变体。这些突变体被证明是在启动细胞死亡程序方面存在缺陷。ced 突变体的分析表明,所有发育中的程序化细胞死亡是自主的,也可以说是细胞自杀。*ced* 基因的鉴定为哺乳动物同类分子的确认提供了方法。事实上,在秀丽线虫里表达人类的 *ced* 同源基因可以替代突变的线虫 *ced* 基因。细胞凋亡在发育和疾病过程中十分重要,是许多控制癌症或是神经退行性疾病治疗方法的靶点。

秀丽线虫也易于进行基因表达干预。此类研究导致在秀丽线虫中发现 RNA 干扰(RNAi)现象。1995 年,康乃尔大学的研究人员在试图阻断秀丽线虫的 *par-1* 基因时,发现了一个意想不到的现象:他们本想利用反义 RNA 技术特异性地阻断上述基因的表达,而同时在对照实验中给线虫注射正义 RNA(sense RNA)以期观察到基因表达的增强,但得到的结果是二者都同样地阻断了 *par-1* 基因的表达途径。这与传统上对反义 RNA 技术的解释正好相悖,该研究小组一直没能给这个意外以合理解释。1998 年,华盛顿卡耐基研究院的 Fire 和麻省大学医学院的 Mello 首次在秀丽线虫中证明上述现象属于转录后水平的基因沉默机制。他们发现以前遇到的正义 RNA 抑制基因表达的现象,以及过去的反义 RNA 技术对基因表达的阻断,都是由于体外转录所得 RNA 中污染了微量双链 RNA 而引起。

当他们将体外转录得到的单链 RNA 纯化后注射线虫时发现，基因抑制效应变得十分微弱，而经过纯化的双链 RNA 却正好相反，能够高效特异性阻断相应基因的表达。该小组将这一现象称为 RNA 干扰（RNA interference，RNAi）。在 1999 年短短的一年间，发现 RNA 干扰现象广泛存在于从植物、真菌、线虫、昆虫、蛙类、鸟类、大鼠、小鼠、猴一直到人类几乎所有真核生物的多种细胞中。2000 年，又先后发现小鼠早期胚胎中和大肠杆菌中也存在 RNA 干扰现象。新近研究表明，人类基因组可能含有大约数千个小 RNA 基因。

（二）果蝇

果蝇的学名全称为黑腹果蝇（*Drosophila melanogaster*），现一般简称为果蝇。在自然界，一般以腐烂的果实为食。果蝇作为模式生物用于遗传和发育生物学研究已经有百年的历史了，其作为模式生物研究的优势主要包括：①个体小，成虫的长度仅为 2mm，在实验室易于饲养；②生命周期短，在实验室条件下，一般 12 天就可完成一次世代交替；③胚胎发育速度快，果蝇胚胎发育早期的核分裂是所有动物中最快的；④具有比较简单的染色体组成，只有 4 对染色体，且唾腺细胞中含有巨大的多线染色体；⑤具有几十个易于诱变分析的遗传特征，并保有大量的突变体。2000 年，果蝇的全基因组测序基本完成，全基因组约 180Mb，有 13 601 个基因。

在近代发育生物学研究领域中，果蝇的发育遗传学独领风骚。果蝇相关研究曾三度获得诺贝尔奖。摩尔根 1933 年因发现了果蝇白眼突变的性连锁遗传，提出了基因在染色体上直线排列以及连锁与交换定律被授予诺贝尔奖；1946 年缪勒证明 X 射线能使果蝇的突变率提高 150 倍，因而成为诺贝尔奖获得者；1995 年，诺贝尔奖再次授予三位在果蝇研究中辛勤耕耘的科学家，他们在研究中发现了控制果蝇早期胚胎发育的一组关键基因。随后的研究表明这些基因具有高度的保守性，控制着各种动物胚胎发育的躯体结构设计。

果蝇被广泛应用于复杂生物性状研究，如基因-神经-行为之间的关系。2013 年美国批准的脑计划投资逾 45 亿美元，计划历时数十年。尽管其终极目标是人脑，但仍以 10 年之内完成果蝇的整个大脑图谱的绘制作为其首个目标。为什么美国"脑计划"这么重视果蝇脑，以至于把对它的研究作为标志性的节点？因为果蝇在揭示基因、神经环路与行为的关系上有不可比拟的优势。一方面，果蝇基因组相对较小，神经元数量少，神经系统相对简单，便于研究；另一方面，果蝇表现出复杂多样的行为，如学习记忆、昼夜节律、社会交往，等等。

以果蝇在饮水行为的研究中的应用为例。早在 1996 年，Benzer 等首次提出了果蝇水感知的概念，阐述了水感知的遗传和神经基础，并证明了正常果蝇对湿度有强烈的反应。摘除单侧和双侧触毛（aristae）的实验表明湿度感受受体位于触毛。分子水平的研究发现 *nan*、*wtrw* 基因与气态水感知有关，*ppk28* 基因与液态水感知相关。以上实验都是在果蝇不渴状态时对水的行为反应：不渴的果蝇利用触毛来回避潮湿的环境，而干渴的果蝇表现出趋水行为。通过失活或激活特定的神经元，中国科学院刘力课题组和朱岩课题组发现在干渴的情况下，触角第三节对干渴果蝇的趋水行为起必要的作用。

二、脊椎动物

（一）斑马鱼

斑马鱼（*Danio rerio*）是小型热带鱼类，养殖花费少，能够大规模繁育，且维护简单。斑马鱼成体长约 3～4cm，孵出后约 3 个月可达性成熟。成熟鱼可以每天早上产卵，一条雌鱼一般可产 200 个卵。斑马鱼的卵直径约 0.6mm，胚胎发育同步且速度快，在 25～31℃ 之间发育，正常可在 2～4 天内完成。另外，在斑马鱼的胚胎中很容易人工干预基因表达，而且它们通体透明易于直观观察其发育过程。重要的是，斑马鱼与包括人类在内的高等脊椎动物相比，具有高度保守的遗传性状。斑马鱼的基因组含有 25 条染色体和 15 亿对碱基，大约是人类基因组的一半。大约 70% 的人类基因和 80% 的已知人类疾病的相关基因都可以在斑马鱼内找到至少一个同源基因。

以利用斑马鱼进行的黑色素瘤研究为例。黑色素瘤是皮肤癌中危害性最大的一种。2005 年，

Keith Cheng 和他的同事克隆了基因 *slc24a5*。该基因负责金色斑马鱼突变体内不正常的色素沉着。Cheng 受这种金色表型的启发,继而发现这个特殊的基因是斑马鱼和人类皮肤细胞内黑色素合成所必需的,其对蛋白质的修饰与人类皮肤颜色的变化紧密相关。黑色素瘤经常伴有丝氨酸/苏氨酸激酶 BRAF 的突变。为了研究 BRAF 在黑色素瘤发生过程中的作用,Patton 等构建了由黑色素细胞特异性的 mitfa 启动子驱动激活型 BRAF(V600E)的转基因斑马鱼品系(mitfa-BRAFV600E)。在成年的 mitfa-BRAFV600E 斑马鱼中,可以看到大量的黑色素细胞聚集形成的黑色斑块。在 *TP53* 缺陷的遗传背景下,激活 BRAF(V600E)诱导黑色素瘤形成,形成的黑色素瘤可以在斑马鱼之间移植。用基因集合富集度分析(gene set enrichment analysis,GSEA)方法比较 *TP53−/−*;mitfa-BRAFV600E 胚胎与这种成体黑色素瘤的基因表达谱,发现两者的共同特征是多能神经嵴细胞标记基因的表达增多。由此推论,那些抑制神经嵴发育的化合物很可能也可以治疗黑素瘤。沿着这条思路,2011 年,Zon 课题组用斑马鱼胚胎进行了药物筛选,发现包括来氟米特在内的一类药物,可以减缓黑色素瘤细胞的生长。在哺乳动物模型的实验表明,其可以有效地抑制黑色素瘤在体外和体内的增殖。目前,来氟米特已被批准进入临床实验。

(二)鸡

鸡(家鸡)属于脊椎动物的羊膜类进化分支,其特点是含有支持胚胎发育的胚外膜。蛋内有膜系统的进化使得祖先羊膜动物几百万年前能栖息在陆地环境。野生的鸡是杂食动物。交配后 25 小时后产蛋,蛋内包含一个多细胞的胚胎。经过 21 天的孵化产出小鸡。大多数鸡生长 31 周达到性成熟,从而完成一个生命周期。鸡的胚胎极具发育生物学的研究价值,部分原因是其大部分发育阶段发生在鸡蛋内,并在母体以外孵育的。因此,早期的发育阶段可以通过在蛋壳上简单地开个小孔观察和操控。鸡在世界范围内被大量繁育,科学家们全年都可很容易并低价获得大量的受精蛋。2004 年鸡全基因组测序完成,发现鸡和人类的基因组高度保守。鸡的基因组是人的三分之一大小,20 000 多个基因分布在 39 对、78 条染色体上。在这些基因中有 60% 与人的基因同源,并且和人的对应基因有平均 75% 的一致性。在遗传学的研究历史上,一些重要概念,如遗传连锁、上位作用等,都是通过对鸡的遗传学研究而被确立。鸡的研究可以追溯到古希腊时期,亚里士多德认为,他在发育中的鸡蛋中观察到的胚外膜,以及人类的胎盘和脐带,都是给胎儿提供重要营养物质的器官。多年后,1672 年 Marcello Malpighi 第一次在发育的鸡胚上描述了基本的脊椎动物结构,例如形成神经系统的神经管和体节等。1817 年,Heinz Christian Pander 研究早期鸡胚,发现被称为胚层的三个原始细胞层。这些胚层,即外胚层、中胚层和内胚层的细胞,形成组成生物体的所有组织。由于这项工作,Pander 获得了胚胎学创始人的称号。1951 年,Viktor Hamburger 和 Howard L. Hamilton 发表了根据解剖结构将胚胎从新产的蛋到孵化的整个过程划分为 46 个阶段的分期法,为研究鸡的生物学家提供了一种标准化的胚胎分期方法,减少了由于不同的孵化温度引入的变量因素。20 世纪 50 年代,Rita Levi-Montalcini 发现一种因子,可以使得小鸡神经元在接触植入的小鼠肿瘤后得到生长。Stanley Cohen 帮助鉴定该未知化合物为神经生长因子(neural growth factor,NGF)。由于这项工作,他们获得了 1986 年的诺贝尔奖。

目前,鸡胚常被用于发育过程中体内示踪早期细胞的运动;从胚胎获取的神经组织也可以用于研究轴突追踪,神经环路甚至神经细胞的活动;绒毛尿囊膜,又被称为 CAM,是高度血管化的膜,也被经常用于肿瘤发生发展中血管生成过程的研究。

三、哺乳类动物

(一)小鼠

小鼠(*Musmusculus*)是啮齿目、鼠科的一种哺乳动物。与秀丽线虫或者果蝇相比,小鼠的生活周期缓慢并且操作困难:从交配受精开始,一般需要 21 天的发育产出胎儿;新生小鼠需经 4~6 周达到性成熟;成年雌鼠约 4 天排卵一次,每次可排出 8~12 个已排出第一极体、完成第一次减数分裂的成熟卵子。但是,小鼠也具有线虫和果蝇无法比拟的优势,那就是它在进化树上的位置,与同是胎生、哺乳动物的人类更加接近。小鼠的染色体组与人类相似,有19条(人类有22条)常染色体,以及X和Y性染色体。小鼠与人类的基因组有几乎相同的基因组成,二者都含有约25 000个基因,其中85%以上的基因是一一对应的。因此,小鼠的研究就成为一座桥梁,连接低等生物如线虫、果蝇研究中发现的基本原理与人类疾病。由于小鼠基因组操作技术的建立,近年来小鼠在人类疾病模型研究中占据了越来越重要的地位。

1. 通过显微注射将外源DNA引入小鼠胚胎　通过显微注射法可以在转基因小鼠的组织细胞中有效地表达重组DNA产物。从刚刚完成交配的雌鼠中取出受精卵(单细胞胚胎),将重组的DNA注射到细胞核(通常是雄性前核)。然后,将胚胎移植到一个假孕雌鼠的输卵管中。几天后,胚胎着床,并最终发育为基因组中含有重组DNA的整合拷贝的胎鼠。注射的DNA随机整合到基因组中,整合通常高效地发生在发育的早期,即在单细胞胚胎期。结果使注射入的基因整合入全部胚胎细胞或者绝大多数细胞,包括成年小鼠的所有体细胞和生殖系细胞。用这种简单的显微注射方法产生的转基因小鼠约50%表现出生殖系转化,即这些小鼠的子代也含有外源重组DNA。例如,将特定调控元件与*LacZ*报告基因一起构建成融合基因,制作转基因小鼠,然后对特定时期的转基因胚胎进行LacZ染色,便可对受调节元件控制的*LacZ*转基因表达模式进行检测。

2. 利用同源重组在小鼠基因组中去除特定基因　小鼠基因修饰的另一个强有力的方法是"敲除"染色体上单个遗传位点的能力。据此可以制备多种人类疾病研究的小鼠模型。例如,抑癌基因*p53*功能丧失时,由于DNA的突变累积无法修复,而导致肿瘤细胞形成及具有更高侵袭性。建立*p53*基因敲除小鼠,使得小鼠非常容易罹患多种肿瘤。这样的模型可用于肿瘤发生机制的研究,并有望用于检测能用于临床的潜在药物。

基因敲除实验是用胚胎干细胞(embryonic stem cells, ES cells)来完成的。通过载体设计,可以筛选获得在特定染色体位点发生同源重组的ES细胞。在该ES细胞中,在目标基因内发生的同源重组导致筛选抗性基因的插入,并破坏目标基因。将发生同源重组的ES细胞通过显微注射,注射入囊胚期(受精后4~5天的小鼠胚胎)受体胚胎的囊胚腔。注射入的ES细胞可以与受体囊胚的内细胞团细胞混合发育,形成嵌合体胚胎。在嵌合体胚胎中,一部分生殖细胞(单倍体)将来源于注射入的ES细胞(二倍体),从而可以通过小鼠交配将ES细胞的基因突变引入小鼠胚系。

(二) 猴

非人灵长类动物在生物学、遗传学和行为学上与人类最为相似,是研究人类疾病和开发治疗策略的重要模型。许多候选药物在进入临床之前都需要经过灵长类动物,特别是猴子的测试。恒河猴(*Macaca mulatta*),也叫普通猕猴,体长47~64cm,体重5.4~7.7kg,是猴科动物中最为常见的一种。猕猴原产于印度北部、孟加拉、巴基斯坦、尼泊尔、缅甸、泰国、阿富汗、越南和中国南部。是世界各国用于科学研究的重要模式动物。其孕期大约165天,通常每胎产1仔,偶有产2仔的情况。新生幼仔重约464g,1岁断乳。雌性2.5~4岁性成熟,雄性4.5~7岁性成熟。雌性25岁以后将不能再繁殖。野生普通猕猴平均寿命30岁,人工饲养的寿命最高可达36岁。恒河猴对环境的适应能力很强,擅长攀爬,游泳。群居,日间活动觅食。属杂食性,主食水果。它们可以通过面部表情、发声、身体姿势和手势,进行沟通。

数十年来,科学家们依靠猴子揭示大脑功能和研究大脑疾病。神经科学领域的蓬勃发展大力推动了人们对灵长动物研究的需求。虽然过去灵长动物研究受到研究成本、研究周期以及动物伦理学等方面的限制,但最新的辅助生殖技术和基因工程、基因编辑技术如Crispr-Cas9技术,正在使得灵长动物成为更高效的实验工具。我国有着丰富的猕猴资源,养殖猕猴的数量正在不断增长,大多数机构已经获得国际实验动物评估和认可委员会AAALAC的认证。2015年,李晓江研究组与季维智研究组合作,利用Crispr-Cas9对猕猴进行基因组编辑,破坏了肌营养不良蛋白的编码基因,以模拟Duchenne型肌营养不良症。李晓江研究组还成功构建了帕金森病的转基因猕猴模型,这些表达突变的α-Syn(A53T)的猕猴能够表现出相应的症状,为帕金森病的早期治疗提供了良好模型。2016年,中科院仇子龙研究组与孙强团队在 *Nature* 杂志发表论文,报道了他们全球首次成功构建携带人类自闭症基因 *MeCP2* 突变的转基因猴,为深入研究自闭症的病理与探索可能的治疗干预方法提供了重要基础。

第三节　典型模式动物的医学应用

一、利用模式动物进行科研活动的伦理学要求

在利用模式动物进行科研活动中,出于人道主义关怀,应以生命伦理准则来规范动物实验,减少动物实验对动物所造成的伤害。

3R 原则是指在动物实验中,应遵循减少(reduction)、替代(replacement)和优化(refinement)的原则来解决实验动物的伦理问题。减少原则是指在动物实验过程中,减少对动物的使用量或利用一定量的动物获得多组数据或多个新知识的原则。替代原则是指在动物实验中使用低等生物来替代高等生物,甚至不使用动物来做实验从而达到相同目的的原则。优化原则是指在动物实验中,通过对手术手法的优化来减轻动物的痛苦和疼痛或者优化实验技术使动物能循环利用,加强实验科学性的原则。在动物实验准备阶段,主要遵循减少和替代原则。准备中应该注重实验计划、岗前培训、麻醉准备以及伦理审查的质量,尤其是要做好预实验的工作。在预备工作中,尽量使用无脊椎动物替代高等生物,甚至使用高分子材料来代替动物。在实验过程和实验结束后,主要遵循优化原则。

我国相继在 1988、2006 和 2007 年制订了《实验动物管理条例》《关于善待实验动物的指导性意见》和《涉及人的生物医学研究伦理审查办法(试行)》。特别是《涉及人的生物医学研究伦理审查办法(试行)》中第二章第五条规定了必须设立伦理委员会来审查伦理审查申请表以监督该动物实验研究者的资格、科学伦理性要求和受风险的程度。第三章第十条中提出,若没有通过伦理审查,伦理委员会可提出 3 个要求,要求知情同意书、要求修改方案和要求终止。第四章第二十九条中明确指出,擅自违反伦理审查的可追究法律责任,移至司法机构。这些法规条例表明,伦理审查是有法可依的,任何动物实验都是必须得到法律认可。

二、常用的模式动物研究方法

(一)形态学研究方法

用于人体研究的所有方法都可以用于模式动物的研究,如解剖学方法、组织学方法,等等。免疫组织化学染色是利用抗原与抗体之间高度特异结合的特性,用特异抗体去探测组织中对应的抗原分子。再利用组织化学法对抗原结合的部位进行染色,从而达到对组织中抗原分子定性、定位、定量的研究。常用的 ABC 显色法是指利用生物素(biotin)-亲和素(avidin)系统进行的显色方法,二者之间有很强的亲和力。当用一抗结合抗原后,用生物素标记的二抗结合一抗,再用 ABC 复合物(avidin-biotinylated-HRP complex)与之结合,就使得 HRP(辣根过氧化物酶,horseradish peroxidase)间接指示抗原所在,最后利用显色剂二氨基联苯胺(diaminobenzidine,DAB)在 HRP 的作用下形成棕色反应物颗粒,标记出抗原阳性的组织细胞。

免疫组织荧光染色与免疫组织化学染色相似,也是利用抗原与抗体之间高度特异结合的特性。不同的是,免疫组织荧光染色是利用抗体连接的荧光基团来标识抗原抗体复合物。在荧光显微镜特定波长范围的激发光照射下,在另外一个波长范围发射光子,指示抗原的所在部位。近年来,先进技术不断被应用于免疫荧光染色技术,派生出一系列先进形态学实验方法,如流式细胞分析技术、激光扫描共聚焦显微镜技术、双光子激光共聚焦技术等,使得传统的免疫荧光染色迈向高通量、高倍数、高精度和活体的新阶段。

(二)细胞和分子生物学研究方法

各种生命科学研究的细胞和分子生物学方法都被广泛应用于模式生物,如流式细胞术。利用流式细胞仪对处在液流中的细胞的理化特性进行多参数的快速定量分析和分选。流式细胞术的特点是

检测速度快,分析样本量大,可同时获得单细胞的多种信息(如细胞的大小、表面分子标记等),使得细胞亚群识别、计数(如细胞亚群的百分含量或绝对数)更为精确,也可对某个特定细胞群进行分选。

(三) 模式动物相关数据库的建立和使用

在模式动物上产生的大量数据催生了相关数据库的建立,这些数据库已经成为开展模式动物研究不可或缺的工具。线虫 Wormbase 数据库中收录关于基因信息、蛋白信息,线虫株等线虫研究的必要信息。例如,我们在检索栏中输入基因名称进行检索,就可以看到这个基因的详细描述,此外,还可以在左侧看到该基因的同源基因(homology)、与其他蛋白相互作用(interactions)、基因对应的表型信息(phenotypes)等。

果蝇数据库为 FlyBase 数据库。FlyBase 是一个有关果蝇的遗传数据和分子数据的综合数据库,也是果蝇研究者的一个常用数据库。数据类型包括序列水平的基因分类,基因产物功能的分子分类,突变表型,突变损伤和染色体畸变,基因表达模式,转基因插入及解剖图形。通过 DNA 或蛋白质序列,通过基因或突变名称,或通过来自于一些特定的术语,这些术语被用于描述功能的、表型的和解剖的数据,从而可以在 FlyBase 进行查询。

斑马鱼的数据库包括我国的国家斑马鱼资源中心数据库(www. zfish. cn)。在我国,现有 250 个以上的实验室利用斑马鱼开展有关科研工作。2012 年 10 月,国家重大科学研究计划斑马鱼资源中心[即国家斑马鱼资源中心(China Zebrafish Resource Center,CZRC)]在中国科学院水生生物研究所正式挂牌成立,旨在收集、创制、整理、保藏和分享斑马鱼研究资源。

小鼠的数据库包括小鼠基因组数据库(mouse genome informatics,MGI)。在主页检索栏中输入小鼠基因名称,就可以看到小鼠基因名称全称、别名、染色体定位、该基因与人类同源基因名称,以及可能参与的人类疾病。MGI 数据库还介绍了小鼠基因突变模型以及在各个系统引起的表型。MGI 数据库还提供小鼠基因在不同系统中的表达情况,同时包含了芯片数据、组织表达、cDNA 数据、文献总结。点击系统进入后,可以查看基因表达的实验结果以及相关文献出处。此外,美国杰克逊实验室(The Jackson Laboratory)拥有独立的小鼠资源数据库。该实验室建立于 1929 年,是一个非盈利性独立研究机构,一直致力于小鼠的生物医学研究,是全球品系最丰富的小鼠资源库。至 2009 年,杰克逊实验室已拥有 4000 多个品系的实验小鼠,其中绝大部分由杰克逊实验室保种,并向全世界科研机构提供。此外,杰克逊实验室每年都新增来自世界各地的研究者建立的上百种关于肿瘤、糖尿病、心血管疾病等研究用途的新小鼠品系。近年来,我国也建设有国家遗传工程小鼠资源库(www. nrcmm. cn)。2001 年,在国家"十五"科技攻关重点项目的支持下,南京大学启动建设"国家遗传工程小鼠资源库(NRC-MM)",NRCMM 目前拥有 1406 个小鼠品系,提供遗传工程小鼠的制作、小鼠资源保存等服务。

三、利用模式动物建立人类疾病的动物模型

利用模式动物建立人类疾病的动物模型是现代医学和科学研究中必不可少的重要研究方法和手段。它能帮助我们深刻认识人类疾病的发生机制,找到预防、诊断、治疗疾病的正确途径。动物模型有多种分类方法,主要模型如下:

1. **自发性动物模型** 实验动物未经任何人工处理,在自然条件下发生,或由于基因突变的异常表现,通过遗传育种保留下来。

2. **诱发性动物模型** 研究者使用物理、化学、生物或复合的致病因素作用于动物,造成动物组织、器官或全身损害,从而出现类似人类疾病功能、代谢或形态结构的病变。

3. **基因工程动物模型** 通过转基因、基因敲除、基因替换、基因克隆等生物工程技术,人为改变动物的遗传性状,如基因工程小鼠等。

4. **同种或异种移植动物模型** 常见于肿瘤动物模型,同种移植是将可移植的肿瘤移植于同系或同种受体动物;异种移植是指将人类肿瘤移植在受体动物身上,使其生长成为肿瘤。

下面介绍一下小鼠疾病模型构建与验证示例:

在前一节中,我们已经介绍了基因修饰小鼠模型的构建方法,利用这一方法,可以构建包括基因突变在内的多种疾病模型,现在,我们介绍在我国发病率较高的几种疾病的非基因修饰小鼠模型:

(1)小鼠荷瘤模型:这是在肿瘤研究中最常见的模型。通过将特定肿瘤细胞接种裸鼠、NOD/SCID或其他免疫缺陷小鼠,从而制作小鼠荷瘤模型。如用路易斯肺癌细胞系构建肺癌模型。在接种一定周期后,通过肿瘤生长曲线、病理检测、体重曲线、mRNA和蛋白水平检测以及生化指标进行模型构建成功与否的评估。

(2)2型糖尿病小鼠模型:通过对成年小鼠长期喂饲高脂肪饲料,引起小鼠肥胖、空腹血糖上升并伴有体内脂肪堆积及胰岛素抵抗来模拟人类的2型糖尿病。一般需要连续饲喂10~12周后,通过测量小鼠空腹血糖、体重、GTT、ITT等进行评估。

(3)肝纤维化小鼠模型:急性肝纤维化小鼠模型:通过结扎雄性成年小鼠胆总管模拟胆道阻塞引起的肝纤维化;慢性肝纤维化小鼠模型:四氯化碳可以对肝脏产生损伤,因此,通过对雄性成年小鼠连续给药3、6、9、12周(根据给药不同周期,肝纤维化程度不同)而诱导肝纤维化。检测方法如下:①血清检测:生化(ALT、AST、HA、ALB)、ELISA(ASPH);②病理检测:HE、MASSON染色;③mRNA水平检测:real-time PCR;④蛋白水平检测:Western blot、FACS进行肝纤维化程度检测。

尽管小鼠模型很重要也很普遍,但并不是所有的疾病都可建成小鼠模型,根据研究目的的不同,采用不同类型模式动物和构建方法建立疾病模型,才能有效地达到研究目标。线虫的细胞分化谱系明确,为研究细胞间相互作用和特定细胞功能提供了很好的模型。如前述,在细胞凋亡、RNAi机制探索等方面,科学家利用线虫取得了具有里程碑式的重要成果。科学家们还发现线虫也是研究人类衰老与寿命、学习记忆、神经退行性疾病、药物筛选等方面的理想研究模型。果蝇是研究历史最长的模式动物,已经成为当今生物医学研究中的经典。果蝇的遗传背景清楚,基因定位与表型效应的关系明确,各种遗传分析方法也较成熟。因此可以用来研究的人类疾病包括神经退行性疾病、肿瘤、心血管疾病、线粒体病等。除此之外,利用果蝇研究动物行为如求偶、学习记忆等方面具有优势。斑马鱼通体透明,是研究器官发生的最佳材料,而且斑马鱼饲养方便、繁殖量大,容易进行遗传操作,早期发育阶段透明的斑马鱼便于对许多内部器官或组织的性状进行观察,所以斑马鱼在研究造血障碍、心血管疾病、眼部疾病和人类某些神经系统疾病等方面均具有独特优势。科学家们相继报道了利用斑马鱼的疾病模型成功发现中枢神经系统疾病,如阿尔茨海默病、帕金森病、亨廷顿舞蹈症等的发病机制和相关调控机理。斑马鱼也是研究肿瘤、免疫系统疾病的理想动物模型,斑马鱼的疾病模型用于药物筛选方面也具有非常好的优势。此外,斑马鱼的胚胎还被用于最前沿的神经科学技术——光遗传学。研究者们设计了一种胚胎,可以表达来自分离的神经元的蛋白质。这样可以使得他们能够光激活这些细胞从而在神经通路中确定它特定的功能。

不同种类疾病均具有各自的特点和规律,根据研究需求,综合利用不同种类的动物模型是认识疾病的一种有效途径。在基础研究阶段,小型的便于实验操作的模式动物可能更利于机制的研究,而在诸如药物学、转化医学等研究阶段,进化地位高的动物或大型动物的疾病模型则是必不可少的。

小 结

模式生物体是由研究者专门选定来进行深入研究、并以此揭示生命科学的共同规律和普遍原理的生物体。模式生物体可以是动物,也可以是植物。但动物,尤其是哺乳类动物如小鼠、大鼠、非人灵长类动物等被更多地应用于医学研究,并且已经建立起庞大的种系资源库和基因组序列等数据库。研究者可以通过模式动物体的研究了解遗传、发育和生理稳态的基本机制,还可以在模式生物体上建立人类疾病模型,进行发病机制、治疗策略的研究和药物的研发。随着各种基因组修饰、基因编辑技术的广泛应用,可建立各种基因修饰的模式动物体,用于生理性、病理学和治疗学研究。但是,所有采用模式动物进行的研究,都必须遵循相关的伦理学法规,给予实验动物以人道待遇。

思 考 题

1. 利用模式动物进行科研活动时,需要遵循的伦理学要求是什么?

2. 如需要进行肿瘤血管生成机制研究,应如何选择适合的模式生物?

3. 某科学家在青藏高原发现了一种耐高原缺氧的小鼠,如拟将这一小鼠品系培育成一种模式动物,应该做哪些工作?

(韩　骅)

第十六章　生物信息学

生物信息学是结合计算机科学、统计学、数学、工程学等多学科知识,整合分析生物学大数据,从而解决生物医学问题的交叉学科。随着各种高通量测序技术的产生和针对海量数据的算法开发,生物信息学已经在生物学多个领域发挥重要作用。在遗传学和基因组学领域,生物信息学技术有助于测序数据分析、基因组注释和突变检测。通过对生物学文献的文本挖掘和对基因本体的开发,生物信息学能够更好地组织和查询生物学数据。利用生物信息学工具比较遗传和基因组数据有助于理解分子生物学的进化。从整体层面而言,利用生物信息学工具对生物学通路和网络的分析可以更好地探索系统生物学机制。伴随着后基因组时代高通量组学技术和数据的产生,精准医疗已经成为医疗领域的新风向,致力于精确寻找疾病原因和治疗靶点,对同一表型的疾病样本不断进行精确分类,最终实现精准治疗的目的,而生物信息学技术的发展是实现精准医疗的重要前提。

第一节　生物信息学概述

一、生物信息学的定义

随着高通量测序技术的发展,生物医学数据呈现爆炸式的增长,使得对数据的处理、归纳成为必须解决的问题,生物信息学便应运而生。那么什么是生物信息学呢? 1995 年,人类基因组计划的第一个 5 年总结报告中,给出了一个较为完整的生物信息学定义:生物信息学是利用计算机技术和信息论方法对蛋白质及其核酸系列等多种生物信息采集、加工、储存、传递、检索、分析和解读的一门学科,是现代生命科学与信息科学、计算机科学、数学、统计学、物理学、化学等学科相互渗透而形成的交叉学科。生物信息学的出现极大地推动了分子生物学的发展。

二、生物信息学的研究内容

生物信息学主要包括涉及基因组学(genomics)和蛋白质组学(proteomics)两个分子层面的相关研究,本质上就是分析和解读核酸和蛋白质序列中所表达的结构和功能,以及与他们相互联系的其他分子的结构和功能。一种生物的全部遗传的构成被称为该生物的基因组,所有有关基因组的研究就是基因组学,主要包含对基因组信息的获取、处理、存储和解释。基因组学包含了序列基因组学、结构基因组学、功能基因组学、比较基因组学等方面。在一定条件下某一基因组蛋白质表达的数量、类型称为蛋白质组,代表这一有机体全部蛋白质组成及其作用方式,有关蛋白质组的研究称为蛋白质组学。对不同条件下蛋白质组变化的比较分析是蛋白质组学的主要研究内容。

生物信息学最先要解决的问题就是生物分子数据的获取。大量的在线数据库为生物信息学研究提供了海量的生物分子数据,例如,EMBL、GenBank、DDBJ 提供了基因组学数据;SWISS-PROT、PIR、PDB 等数据库存储了蛋白质组学信息,还有大量多重组学数据库;比如 NCBI、TCGA 等。

三、生物信息学的研究方法

生物信息学研究中常常用到统计学(*t* 检验、方差分析、Fisher 精确检验等)和模式识别(支持向量机、聚类分析、随机森林模型等)的方法。这些方法应用到不同数据、不同的研究方向,被开发出多种应用方法或工具。对于基因或蛋白质的序列信息可以使用序列比对与分析,基因表达的数据需要差异表达分析,功能的分析可采用富集分析等处理方法。蛋白质组学中可以利用生物信息学方法来对结构进行分析和预测。我们还可以利用网络分析,验证、发现基因与基因、基因与蛋白质、蛋白质与蛋白质的关系。由此也衍生出针对其他分子层面(LncRNA、miRNA、DNA methylation、SNP 等)的数据分析方法。

1. **统计学方法**　在生物信息学的数据分析中,统计学方法起着不可替代的作用。比如 t 检验、方差分析等方法被经常用于常规的差异分析。它们都适用于多个样本集之间均数差异的显著性检验,可以表征和理解生物学,找出生物学中显著的差异,比如患者与对照样本之间的差异表达基因,评价不同治疗方案对治疗效果的差异等。此外,卡方检验作为一种在分类资料统计推断中用途广泛的一种假设检验方法,也被经常用于临床分类属性的差异分析。

2. **模式识别方法**　模式识别,就是通过计算机用数学技术方法来研究模式的自动处理和判读的机器学习方法。由于其对高维数据具有降维、分类和识别等特点,所以被广泛应用于生物信息学研究。目前有很多模式识别的方法包括支持向量机、聚类分析和随机森林模型等被应用于生物信息学的多个研究方向,基于这些方法开发的大量生物信息学工具也被广泛应用于生物信息学分析中。比如,聚类分析是一个将数据集中的所有数据,按照相似性划分为多个类别的过程。在生物医学数据的分析中,同一种疾病例如癌症,也存在着很大的异质性,其特征和预后效果均有显著差异。疾病的分型在研究中是一个很大的挑战。聚类分析正是解决这一问题的方法之一。

四、生物信息学的应用

生物信息学通过各方面的生物数据库和生物信息学软件可以将实验室中得到的大量生物数据转化为计算机能够处理的信息,验证或预测生物功能。通过数据库,如蛋白质序列数据库(如 SWISS PROT)、核酸序列数据库(如 GENBANK)、结构域数据库(如 PROSITE)、三维结构数据库(如 PDB)、基因组数据库(如 OMIM)以及代谢数据库等,来实现对大规模基因功能表达谱的分析,无论是生物芯片、蛋白质组学、药物研发都会依赖于生物信息学的技术。

高等生物的基因组中编码基因只占很小的一部分,对于非编码区功能的研究已经成为生物研究的重中之重,越来越多的研究表明,基因非编码区具有重要的生物学功能。这一部分的研究首要的是将搜集和筛选同一功能的序列,这可以利用序列比对来实现。

生物信息学的发展对于分子生物学、药物设计、医疗等领域产生了巨大的影响,它不仅是一门学科,更是一种重要的研究开发工具。选择正确的生物信息学分析方法和手段才能正确的处理所得到的生物数据,得到正确、有意义的信息,以了解生物的本质。

第二节　生物医学大数据

一、基因组学

1. **基因组数据获取**　基因组(genome)是指有机体的一组完整的基因,它由 DNA 的全序列决定。目前国际上有 3 个主要的存储 DNA 序列的公共数据库,包括欧洲分子生物学实验室(The European Molecular Biology Laboratory,EMBL),美国国家生物技术信息中心(National Center for Biotechnology Information,NCBI)和日本 DNA 数据库(DNA Data Bank of Japan,DDBJ)。其中 NCBI 的任务是发展新的信息学技术来帮助对控制疾病和健康的基本分子和遗传过程的理解(图 16-1)。还有一些基因组数据来自各种基因组计划,这些计划的大部分信息可在 EMBL 中找到。

2. **基因组数据**　基因组数据分析是目前研究生物基因组最重要的策略之一,它是对全基因组的核苷酸序列的整体比较和分析。相似性(similarity)、同源性(homology)、直系同源(orthology)以及旁系同源(paralogy)是基因组学分析中经常涉及的四个最基本的概念。

相似性(similarity)是指通过简单比较得出的两者之间的相同程度。同源性(homology)是指在进

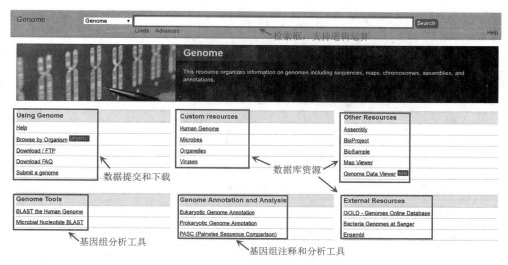

图 16-1　NCBI 数据库主页分布

化上起源同一。相似性与同源性是两个不同的概念,相互之间并没有直接的等同关系,相似的不一定同源。直系同源(orthology)是指分布于两种或两种以上物种的基因组在进化上起源于一个始祖基因并垂直传递的同源基因,功能高度保守,结构相似。旁系同源(paralogy)基因是指同一基因组(或同系物种的基因组)中,由于始祖基因的加倍而横向产生的几个同源基因。

二、转录组学

1. **转录组数据**　转录组(transcriptome)是在特定条件下表达的一组完整的基因,它是根据细胞中存在的一组 RNA 分子决定的。转录组包括编码的 mRNA 和非编码的 RNA。RNA-seq 技术是目前检测细胞和组织中全转录组数据的一种强有效的高通量测序方法(图 16-2)。这种技术不局限于已知的基因组序列信息,适用于未知基因组序列的物种;相比芯片检测技术,对基因表达有较宽的检测范围,定量准确度高,可重复性强;操作简单,可在单细胞水平上进行表达谱分析。转录组数据可用于新基因和新转录本的预测,非编码 RNA 注释,基因的差异表达分析,SNP(单核苷酸多态)/INDEL(插入缺失)检测以及可变剪切事件检测等。

2. **转录组数据分析**　对于 RNA-seq 数据的分析,一个简单的流程(图 16-3)就是首先进行数据的比对,将测序产生的 reads 进行过滤后比对到参考基因组或者转录组。目前已有很多比对分析软件,例如,Bowtie(http://bowtie-bio. sourceforge. net/index. shtml)、TopHat(http://ccb. jhu. edu/software/tophat/index. shtml)和 BWA(http://bio-bwa. sourceforge. net/)等。接下来进行转录组的重建,方法上主要分为两类:基因组引导法和基因组独立法。软件包括基于基因组引导法的 Cufflinks(http://cole-trapnell-lab. github. io/cufflinks/)和基于基因组独立法的 Trinity(https://github. com/trinityrnaseq/trinityrnaseq/wiki)等。然后对转录本的表达水平定量,常用的测度是 RPKM(reads per kilo bases of transcript for per million mapped reads),它的计算公式如式 16-1 所示:

$$RPKM = \frac{外显子上的\ reads\ 个数 \times 10^9}{reads\ 总数 \times 外显子长度}$$　　　　式 16-1

其中,"外显子上的 reads 个数"表示比对到该转录本所有外显子上的 reads 个数;"reads 总数"表示该样本中比对到基因组上的 reads 总数;"外显子长度"表示该转录本上所有外显子的总长度。

最后进行基因的差异表达分析,目前常用的软件包括 DESeq(http://bioconductor. org/packages/release/bioc/html/DESeq. html)、Cuffdiff(http://cole-trapnell-lab. github. io/cufflinks/cuffdiff/)和 edgeR(http://www. bioconductor. org/packages/release/bioc/html/edgeR. html)等。这几个软件都是基于负二

项分布的统计学模型,Cuffdiff 是基于 t 检验方法,其他两个是基于 *Fisher* 精确检验方法来进行差异表达检验。

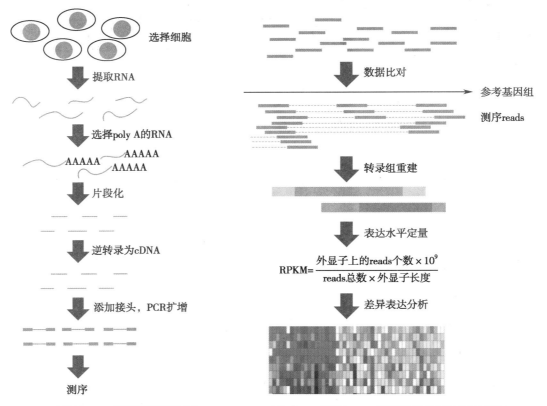

图 16-2　RNA-seq 测序流程示意图　　　　图 16-3　RNA-seq 测序数据分析流程示意图

三、蛋白质组学

1. 蛋白质组　蛋白质组(proteome)是指由全部基因组编码的一组蛋白质,或者在一个细胞、组织中产生的全部蛋白质的总和。

根据研究目的及方法的不同,蛋白质组学可以分为表达蛋白质组学、结构蛋白质组学和功能蛋白质组学。表达蛋白质组学是指主要采用双向凝胶电泳和图像分析等经典蛋白质组学技术对细胞内蛋白质表达进行定量研究;结构蛋白质组学包括对氨基酸序列的分析以及蛋白质空间结构的解析,主要用于建立细胞内信号转导网络图谱并解释某些特定蛋白表达对细胞产生的特定作用;功能蛋白质组学主要是对蛋白质功能模式的研究,包括蛋白质的相互作用研究以及蛋白质的功能分析。

2. 蛋白质组数据获取及处理　蛋白质组数据包含已经被鉴定的蛋白质组信息,如蛋白质的氨基酸序列或核苷酸序列、3-D 结构、翻译后修饰等。蛋白质组数据的获取和分析可采用二维凝胶电泳技术、蛋白质芯片分析技术、酵母双杂交技术等方法。

蛋白质芯片技术是目前应用较广、高通量、高特异性、高敏感性的生物检测技术。它通过扫描装置检测生物分子与芯片上探针反应的信号强度,量化分析芯片上的杂交结果,检测蛋白质。可用于特异性基因表达产物的筛选、特异性的抗体抗原检测、蛋白质组学的研究以及蛋白质之间相互作用的研究。

四、表观基因组学

1. DNA 甲基化数据　DNA 甲基化数据的获取主要包括两类方法,一类是特异性甲基化位点的检测,另一类是全基因组甲基化的分析也称为甲基化图谱分析。在功能基因组时代,从全基因组范围检测和分析 DNA 甲基化图谱是理解生命不同状态的功能和机制的重要手段。

　　DNA 甲基化图谱的检测方法主要包括限制性内切酶法,亲和纯化和重亚硫酸盐法,结合芯片和测序技术。由于 CpG 岛在正常细胞中通常是非甲基化的。在癌症细胞中,CpG 岛的异常高甲基化使得肿瘤抑制基因的转录受到抑制,从而促进癌症的发生(图 16-4),有一些 DNA 甲基化的数据分析集中在 CpG 岛上或者 CpG 岛密集的启动子区域。目前不同高通量的检测技术获得的 DNA 甲基化数据在各大生物信息学数据库中都有所涉及,包括癌症基因组图集(The Cancer Genome Atlas,TCGA)、基因表达谱文集(Gene Expression Omnibus,GEO)等。

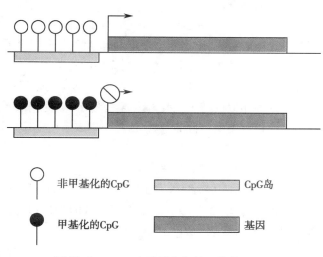

　　非甲基化的CpG　　　CpG岛

　　甲基化的CpG　　　基因

图 16-4　CpG 岛甲基化与转录的关系

　　2. 组蛋白修饰数据　组蛋白修饰是重要的表观遗传修饰之一。从全基因组范围获得的组蛋白修饰数据对于深入分析表观遗传调控机制有着重要意义。目前,组蛋白修饰的检测方法主要包括染色质免疫共沉淀与微阵列的结合(ChIP-chip)和染色质免疫共沉淀与高通量测序的结合(ChIP-seq)。ChIP-seq 方法较 ChIP-chip 来说,可测定的基因组区域更广。随着全基因组水平的组蛋白修饰数据的大量产生,用于分析这些数据的工具也应运而生。CisGenome(http://www.biostat.jhsph.edu/~hji/cisgenome/)是目前分析 ChIP-Seq 数据最实用的工具之一,它也支持 ChIP-chip 数据的分析。CisGenome 是一个全面的整合分析平台,支持峰值探测、基因注释、从头 motif 发现、保守性分析以及基因组可视化。

五、代谢组学

　　1. 代谢组学　代谢组学定义为生物系统对病理生理刺激或遗传修饰的动态代谢反应的定量测量。具体来说,代谢组学是特异性细胞过程遗留下来的独特化学过程的系统研究。代谢组学代表生物细胞、组织、器官或生物体中所有代谢物的集合,它们是细胞过程的最终产物。代谢组学在生物燃料开发、生物处理、药物作用机理和细胞间的相互作用研究中有着重要的应用。

　　2. 代谢组学数据获取及分析　高分辨率的 NMR 光谱和质谱(MS)技术的发展为代谢组学数据的获取提供了机会。此外,电子数据库如人类代谢组数据库(Human Metabolome Database,HMDB)的发布也为研究者提供了全面广泛的人类代谢组学数据。代谢功能障碍会导致各种各样的疾病,如肥胖、非酒精性脂肪性肝病、糖尿病、先天性代谢和癌症。代谢组学研究的中心目标是发现与疾病相关的特定代谢特征或对特定治疗的反应,从而发现疾病的诊断和预后标记。

第三节　生物医学大数据分析技术

一、序列比对分析

　　在生物学中序列决定结构,结构决定功能,无论是核酸序列还是蛋白质的一级结构上的序列都可以看做是一段字符串。对于基因或蛋白质一段或多段给定序列,如何得到它所包含的数据,如何判断它们之间的关系,在生物信息学分析中我们一般利用序列比对分析技术来解决这一问题。序列比对基于进化学说,如果两个序列之间相似性极高,那么两者就有很大的可能性有同一进化祖先,是经历了一系列遗传变异分别演化而来的。

（一）序列比对与同源性、相似性

序列比对（sequence alignment）即运用某种特定的数学模型或算法,找出两个或多个序列之间的最大匹配碱基或氨基酸残基数。序列比对可以用来预测两条序列,包括基因序列和蛋白质序列,是否具有相似的结构或功能。

在学习有效的序列比对方法前,需要明确两个概念:同源性与相似性。如果两个序列具有一个共同的进化上的祖先,则这两个序列具有同源性。与同源类似但可以有量化的指标是相似性。

相似性指的是核苷酸或蛋白质序列的相关程度,可以定量的定义两个序列的相似程度,有两种表达方式:编辑距离和相似性得分。相似性得分取决于两个序列对应位置上相同字符的个数,个数越多两个序列的相似性越大。编辑距离一般用海明距离表示,对于两条长度相等的序列,它们的海明距离等于对应位置不同字符的个数,值越小则表示两个序列越相似。

（二）序列打分矩阵

核酸打分矩阵包括 3 种:

1. 等价矩阵（unitary matrix）　最简单的一种替换记分矩阵,其中核苷酸相匹配的得分为 1,不匹配的得分为 0。但由于其中不含有碱基的任何理化信息以及不区别对待不同的替换,在实际的分析中较少使用。（表 16-1）

表 16-1　等价矩阵

	A	T	C	G
A	1	0	0	0
T	0	1	0	0
C	0	0	1	0
G	0	0	0	1

2. BLAST 矩阵　在实际的大量对比中发现,如果两个核苷酸相同令得分为+5,反之为−4,效果是最好的。这个矩阵被广泛应用于 DNA 序列比对,BLAST 是目前运用最广泛的核酸序列数据库搜索程序。（表 16-2）

表 16-2　BLAST 矩阵

	A	T	C	G
A	5	−4	−4	−4
T	−4	5	−4	−4
C	−4	−4	5	−4
G	−4	−4	−4	5

3. 转换-颠换矩阵（transition-transversion matrix）　核酸的碱基分为嘌呤（A/G）和嘧啶（C/T）,两者在结构上环数不同,如果碱基的替换保持环数不变称为转换;如果碱基的替换导致环数发生变化则称为颠换。打分矩阵中转换得分为−1,颠换得分为−5。（表 16-3）

表 16-3　转换-颠换矩阵

	A	T	C	G
A	1	−5	−5	−1
T	−5	1	−1	−5
C	−5	−1	1	−5
G	−1	−5	−5	1

在比较蛋白质序列时,简单的替换记分方法是不够的,由于氨基酸具有不同的生化特性它的打分矩阵也包括很多种,例如,等价矩阵、遗传密码矩阵(GCM)、疏水性矩阵、PAM 矩阵 BLOSUM 矩阵。

(三) BLAST——目前最常用的序列比对工具

BLAST(Basic Local Alignment Search Tool)是目前最常用的一款在蛋白质数据库和基因数据库中进行相似性比较的分析工具。

1. BLAST 算法　BLAST 先找出一些 words,即探测序列和数据库序列间非常短的匹配的片段对,它们的比对得分至少是 T,然后向两端不带空格地扩展这些种子,并使用替换记分矩阵计算得分,直到达到最大可能得分。

2. 使用 BLAST 搜索的步骤

(1)选择需要分析的序列,可以是 fasta 格式的序列,也可以是复制粘贴的 DNA 或蛋白质序列,还可以是索引号码,如 RefSeq 或 GenBank 的序号。

(2)选择要搜索的数据库,BLAST 共提供 5 种探索序列和数据库类型。

(3)调整可选参数。

(4)输出结果(图 16-5)。

输出结果分为 3 部分:①BLAST 搜索的类型、数据库类型等基本描述;②数据库中与所查询序列相匹配的序列列表,分为图像和列表两种描述方式。点击感兴趣的序列,可以跳到该序列的详情页面;③统计分析结果。

二、差异分析

转录组分析是表征和理解生物学,包括疾病中表型变异的分子基础的重要工具。转录组图谱最常见的用途是寻找差异表达基因,利用差异分析找到与期望预测的结果相关的基因。差异分析有多种不同的算法,每个方法都有各自的优缺点。

差异分析的几种算法如下:

1. 倍数法　倍数法是比较常用的一种差异分析方法,具有简单、直接的优点。针对需要进行差异分析的基因两两计算倍数差异值 f。

$$f_{gene_i} = \frac{x_I}{x_c} \qquad\qquad 式\ 16\text{-}2$$

当 f 约等于 1 时,表示基因 i 在两种不同的条件下表达不存在差异。

当 f 明显大于或小于 1 时,表示基因 i 在两条件下有显著的上调或下调。

虽然倍数法在实行上简单易行,但阈值的确定却有很强的主观性,具有较大的假阳性率,一般可以用于数据的初步筛选。

2. t 检验　利用 t 检验推断一个基因在两个不同条件表达的均值是否显著差异,从而确定该基因是否是差异表达基因。

假设:基因的表达值总体呈现正态分布

原假设:H_0:$\mu_1 - \mu_2 = 0$;备择假设:H_1:$\mu_1 - \mu_2 \neq 0$

(即假设在两个条件下基因表达水平相等)

$$t = \frac{(\bar{x}_1 - \bar{x}_2) - (\mu_1 - \mu_2)}{S_\omega \sqrt{\dfrac{1}{n_1} + \dfrac{1}{n_2}}} \sim t(n_1 + n_2 - 2) \qquad\qquad 式\ 16\text{-}3$$

其中,

$$S_\omega = \sqrt{\frac{(n_1 - 1)S_1^2 + (n_2 - 1)S_2^2}{n_1 + n_2 - 2}} \qquad\qquad 式\ 16\text{-}4$$

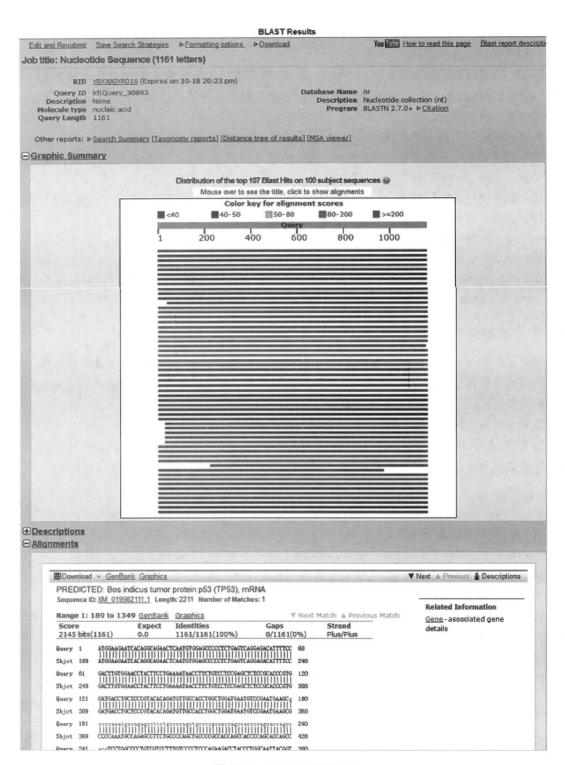

图16-5　BLAST 分析结果

根据 t 检验的 P 值,设定假设检验水准 α,若 $P<\alpha$,则拒绝零假设,认为该基因在这两个不同的条件下表达具有显著差异;反之,则接受零假设,即该基因不具有显著差异。

当基因在不同状态下的表达相差很小时会导致假阳性率较高。

3. SAM　SAM(significance analysis of microarrays)基因芯片的显著性分析,与倍数法、t 检验不同,SAM 是专门针对芯片数据的特点设计的。SAM 以 t 检验为基础通过控制 FDR(false discovery rate)值纠正多重检验中的假阳性率,计算相对差异。

$$d=\frac{\overline{x_1}-\overline{x_2}}{s+s_0} \qquad\qquad 式16\text{-}5$$

利用 SAM 法进行分析的前提是需要至少 3 次实验以上的重复,在筛选较多特征基因的同时,错误发现率 FDR 还能保持较低的水平。

三、聚类分析

1. 聚类分析概述　在生物医学数据的分析中,同一种疾病例如癌症,也存在着很大的异质性,其特征和预后效果均有显著差异。疾病的分型在研究中是一个很大的挑战。聚类分析正是解决这一问题的方法之一。

聚类分析是一个将数据集中的所有数据,按照相似性划分为多个类别的过程,是一种无监督的分类方法,即数据集中的数据没有预定义的类别标号。常见的聚类分析方法有两种:划分法和层次法。

2. 聚类算法——划分法

(1) k 均值(k-means)聚类:k 均值聚类是根据均值进行聚类的划分法,具体实现步骤如下:

第一步:初始化,随机选定 k 个对象作为聚类的中心。

第二步:计算每个对象与这些中心的距离,并根据最小距离重新进行划分。

第三步:重新计算各类样本的均值作为新的中心。

最后,重复第二、第三步直到每个类都不发生变化。

k-means 聚类具有可扩展性好的优点,但需要实现确定类别数 k,且初始中心的选择对结果有很大影响。

(2) k-medoids 聚类:k 中心聚类选取最靠近中心点的样本代表整个类别,这样可以降低聚类算法对离群点的敏感度。与 k 均值聚类相比,k 中心聚类更加鲁棒(即稳定)。

3. 聚类算法——层次法　在无法确定聚类的分类数时,可以考虑使用层次聚类算法。根据层次的形成方式可以分成两种:

(1) 自底向上方法——AGNES 算法:

输入:包含 n 个样本的数据集,终止条件簇数目 k。

初始:将每个样本当做一个簇。

循环:根据不同簇中最近样本间的距离找到最近的两个簇,合并。

输出:k 个簇。

AGNES 算法简单易行,但一旦不同的簇被合并就无法撤销,且不适合样本数很大的数据集。

(2) 自顶向下方法——DIANA 算法:开始时,将所有样本置于一个簇中;然后执行迭代,在迭代的每一步中,一个簇被分裂为多个更小的簇,直到每个样本分别在一个单独的簇中或者达到终止条件。

聚类分析方法在生物信息学研究中具有重要意义,为复杂疾病的分型及分子标记的识别提供重要的佐证。不同方法的选择对结果有很大影响,在实际的研究学习中,应根据所处理数据集的特性选择相应的方法。

四、功能富集分析

功能注释可以帮助研究人员了解感兴趣基因参与的生物学过程、所处的细胞位置、发挥的分子功能以及生物大分子在体内的代谢过程和相互作用。但直接注释的结果可能存在概念上的重叠和冗余,因此需要功能富集分析对注释结果进行过滤和筛选,从而获得更精细且有意义的信息。

1. 基因注释数据库　基因本体数据库(Gene Ontology,GO)和京都基因与基因组百科全书(Kyoto Encyclopedia of Genes and Genomes,KEGG)是最常用的 2 个基因注释数据库。GO 是一个生物学模型框架,用于描述基因功能的概念以及这些概念之间的关系。GO 数据库包括三大类别,分别是细胞组分(cellular component,CC):细胞或细胞外环境;分子功能(molecular function,MF):基因产物在分子水平上的活性;生物学过程(biological process,BP):一系列分子事件的集合。GO 是一个有向无环图结构,每个条目与其他条目间存在特定的联系,目前涵盖了包含人、小鼠、大鼠等 14 个物种的注释数据。

KEGG 是一个利用分子信息,特别是基因组测序及其他高通量实验技术产生的大规模分子数据解释生物系统高级功能和应用的数据库资源。KEGG 整合了 16 个数据库的资源,可以归纳为 4 大类:系统信息、基因组信息、化学信息和健康信息,其中 KEGG 通路数据库是最常用的生物信息学分析资源之一,可用于感兴趣基因的功能注释。

2. 富集分析　功能富集分析是通过判断一组感兴趣基因在某个功能节点上是否过出现,从而揭示这些基因可能参与的生物学过程和分子功能的方法。常用的富集分析统计方法有累积超几何检验和 Fisher 精确检验等。

以差异表达基因的 KEGG 通路富集分析为例,累积超几何检验的公式 16-6 如下:

$$P(X > k) = 1 - \sum_{x=1}^{k} \frac{\binom{n}{x}\binom{N-n}{M-x}}{\binom{N}{M}}$$

式 16-6

其中 N 为注释系统中基因总数,n 为待分析的通路的基因总数,M 为差异表达基因数,x 为差异基因与通路基因的交集个数。Fisher 精确检验的公式 16-7 如下:

$$P = \frac{\binom{a+b}{a}\binom{c+d}{c}}{\binom{n}{a+c}}$$

式 16-7

其中 n 为注释系统中基因总数,a 为差异表达基因与通路基因中的交集数目,b 为差异表达基因未注释到通路中的数目,c 为背景基因集去除差异表达基因后与通路基因的交集数,d 为背景基因集去除差异表达基因后未注释到通路中的基因数。

DAVID 是目前最常用的在线功能富集分析工具,在 DAVID 功能注释界面输入基因列表,指定标识符和列表类型,提交后可对感兴趣基因集进行分析。功能注释工具提供包含基因本体、KEGG 通路、疾病、蛋白质结构域在内的多种注释结果,以表格方式展示,涵盖类别、条目、注释到的基因、显著性 P 值和校正后的 P 值,同时 DAVID 可以对富集结果进行聚类,解释被注释到的条目之间功能相关性。除功能注释外,DAVID 还提供了基因功能分类工具和基因标识符转换工具。

第四节　生物医学大数据资源

一、美国国家生物技术信息中心

1. NCBI 简介　美国国家生物技术信息中心(The National Center for Biotechnology Information,NCBI)旨在通过提供生物医学和基因组信息的访问来推进科学研究和健康事业。于 1988 年 11 月 4 日提案建立,将其作为国立卫生研究院(National Institutes of Health,NIH)中国家医学图书馆(National Library of Medicine,NLM)的一个部门,构成了世界上最大的生物医学研究机构。发展到现在已包含了 68 个数据库项目、35 个资源下载服务、17 个数据交互提交接口和 60 个生物数据分析工具。

存储在 NCBI 中的资源不断进行着更新、扩展,除 DNA、RNA 和蛋白质的序列信息外,还为医学和生命科学的研究提供了多种数据信息支持(图 16-6),常用的包括公共功能基因组数据存储库

（GEO）、人类基因和遗传表型信息库（OMIM）、文献公共检索与分析平台（PubMed）等。NCBI 采用 Entrez 搜索和信息检索系统，实现资源的整合分类查询，并构建了 FTP、Aspera（高速）数据下载平台，为用户提供了友好的、便捷的、快速的信息检索和批量获取方式。此外，还提供了序列比对（BLAST）、序列可视化（Sequence Viewer）、保守结构域搜索（CD Search）、可读框识别（ORFFinder）等工具，为功能基因组的研究创造了便利。

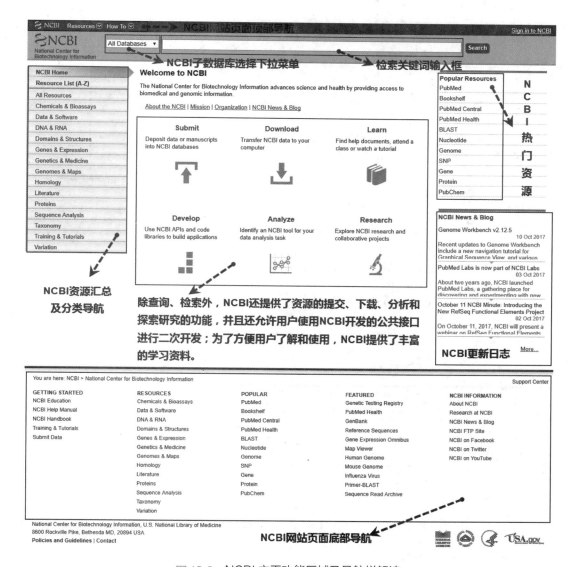

图 16-6　NCBI 主页功能区域及导航栏解读

2. 基因表达谱文集　基因表达谱文集（Gene Expression Omnibus，GEO）收录和管理了由不同研究机构提交的芯片和测序平台产生的生理、病理及实验处理条件下的组织和细胞系的表达数据和转录调控信息（包括基因、miRNA、LncRNA 表达谱，DNA 甲基化、组蛋白修饰等表观遗传修饰图谱，转录因子结合信息等数据）（图 16-7）。GEO 中的数据类型包括：GPL（Platforms）实验平台信息；GSE（Series）实验系列信息；GSM（Samples）实验样本信息；GDS（DataSets）实验数据归类集合；GEOProfiles 为 GDS 衍生出的针对特定研究内容的信息图谱。

3. 人类孟德尔遗传在线　人类孟德尔遗传在线（Online Mendelian Inheritance in Man，OMIM）是一个全面的、权威的人类基因和遗传表型数据库，提供了表型和基因之间的关联关系，对临床医生和科研人员都是一种重要的生物医学资源（图 16-8）。

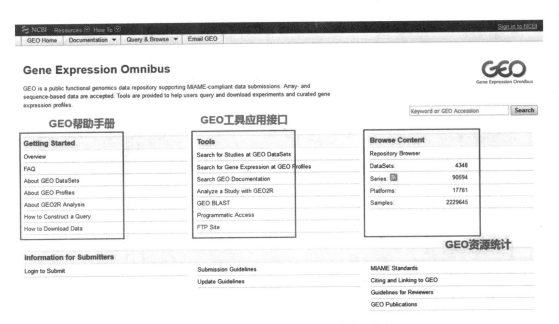

图 16-7　基因表达谱文集（GEO）主页解读

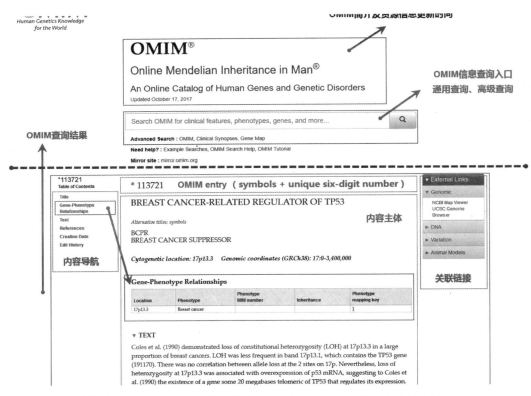

图 16-8　人类孟德尔遗传在线（OMIM）主页及查询结果中的信息解读

在 OMIM 数据库中,每一条记录都被分配了唯一的 6 位数编码,这种编码形式可以标识记录为常染色体等位基因座或表型、性染色体连锁位点或表型及线粒体位点或表型等信息。并且一部分 MIM 编号前添加了标记符号,用以区分其所属类型(基因、表型等),详见表 16-4。

表 16-4　OMIM 中记录编号代表的意义

MIM 编号/标记类型	代表的意义
1——(100000-) 2——(200000-)	autosomal loci or phenotypes(entries created before May 15,1994)
3——(300000-)	X-linked loci or phenotypes
4——(400000-)	Y-linked loci or phenotypes
5——(500000-)	mitochondrial loci or phenotypes
6——(600000-)	autosomal loci or phenotypes (entries created after May 15,1994)
followed by a decimal point and a unique 4-digit variant number	allelic variants
an asterisk (*) before	indicates a gene
a number symbol (#) before	a descriptive entry, usually of a phenotype, and does not represent a unique locus
a plus sign (+) before	indicates that the entry contains the description of a gene of known sequence and a phenotype
a percent sign (%) before	indicates that the entry describes a confirmed mendelian phenotype or phenotypic locus for which the underlying molecular basis is not known
a caret (^) before	no longer exists because it was removed from the database or moved to another entry as indicated
no symbol	generally,indicates a description of a phenotype for which the mendelian basis,although suspected,has not been clearly established or that the separateness of this phenotype from that in another entry is unclear

注:OMIM 中记录编号的说明参考帮助内容"What numbering system is used in the OMIM database?"(网址:http://omim.org/help/faq)

二、癌症基因组图集

1. **TCGA 简介**　癌症基因组图集(The Cancer Genome Atlas,TCGA)旨在绘制 1 万个肿瘤基因组的景观图谱,由美国国家癌症研究所(National Cancer Institute,NCI)和美国国家人类基因组研究所(NHGRI,National Human Genome Research Institute)于 2003 年合作启动,目前共涉及 33 种癌症类型的 7 类基因组数据的综合的、多维图谱被构建公布,其中包括 10 种罕见的癌症类型,数据总量超过2.5Pb(图 16-9)。该基因组信息可帮助癌症研究领域改善癌症的预防、诊断和治疗。

2. **TCGA 应用**　TCGA 中提供了来自11000 个患者的配对肿瘤样本和正常组织的多类型全基因组水平和临床信息数据(如基因组、转录组、表观基因组、临床资料等),为肿瘤中异常改变的生物标记的识别、癌症类型特异的生物标记的识别及肿瘤的异质性分析提供了数据资源。

TCGA 数据下载,以获取乳腺癌(OMIM * 113705)DNA 甲基化谱为例,步骤如下:通过导航栏,进入 Repository,设定过滤参数为"Project Id IS TCGA-BRCA AND Access IS open AND Data Category IS DNA Methylation AND Data Type IS Methylation Beta Value AND Experimental Strategy IS Methylation Array

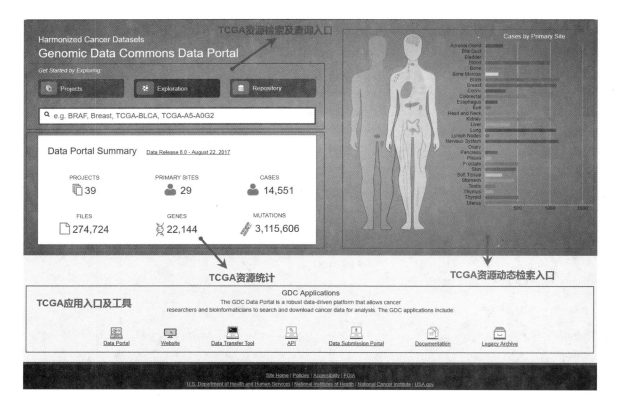

图 16-9　癌症基因组图集（TCGA）主页功能区域及导航栏解读

AND Platform IS Illumina Human Methylation 450"（图 16-10），共筛选出 TCGA 乳腺癌相关的 450K 甲基化谱包含 892 个样本，将满足条件的样本全部添加到下载 Cart 中。点击 Cart 可以查看到待下载文件的统计信息，点击页面中的 Download 按钮即可完成数据的下载。

三、测序读段数据库

1. **SRA 数据库简介**　测序读段数据库（Sequence Read Archive，SRA）是用于存储二代测序的原始数据，包括 Roche 454 GS System®，Illumina Genome Analyzer®，Applied BiosystemsSOLiD System®，HelicosHeliscope®，Complete Genomics®，and Pacific Biosciences SMRT®等新一代测序仪测序产生的原始测序数据和基因序列信息。在 SRA 建立之前，GEO 数据库用于存贮高通量的芯片实验数据的同时，也承载着存储高通量测序数据的功能。但随着新一代测序技术的迅猛发展，以及高通量测序数据的不断累积，专门用于存储高通量测序数据的需求越发迫切。NCBI 在 2007 年年底公布了 SRA 数据库，专门用于存储、显示、提取和分析高通量测序数据的数据库从此诞生。SRA 数据库最初的命名为 Short Read Archive，现已改为 Sequence Read Archive。自建立之初，序列数据迅速累积，涉及多平台、多物种、多种应用的、分层次的 SRA 数据库已经具备一定规模。2007 年开始，SRA 已经迅速累积到了 1.3Tbp，共计 180 亿条小片段，约占人类基因组序列总长度的 85%。SRA 的建立为大家进行数据挖掘提供了更多的机会。处于方便广大用户使用的考虑，NCBI 还将为 SRA 数据简历索引，同时更多的辅助工具，如搜索及比对等功能也将陆续开发出来。SRA 能够将生物序列数据提供给研究组织，通过比较数据集提高重复性和获得新发现（图 16-11）。

　　根据 SRA 数据产生的特点，将 SRA 数据分为四类，包括 Studies（研究课题）、Experiments（实验设计）、Runs（测序结果集）和 Samples（样品信息）（图 16-12）。SRA 中数据结构的层次关系为：Studies->Experiments->Samples->Runs。Studies 是就实验目标而言的，一个研究课题致力于一个特点的研究目

第一步：设定过滤条件

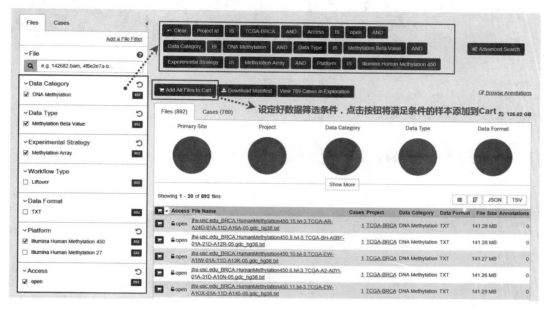

第二步：在Cart中下载数据

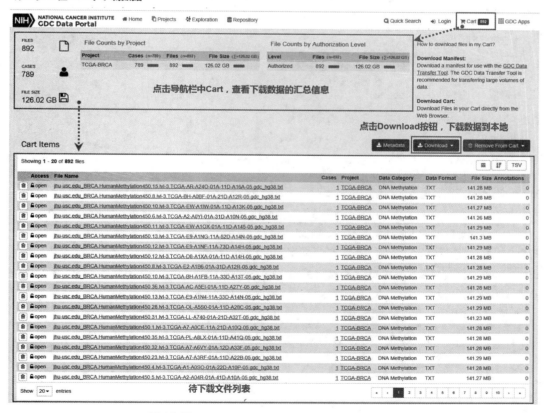

图 16-10 癌症基因组图集（TCGA）数据下载

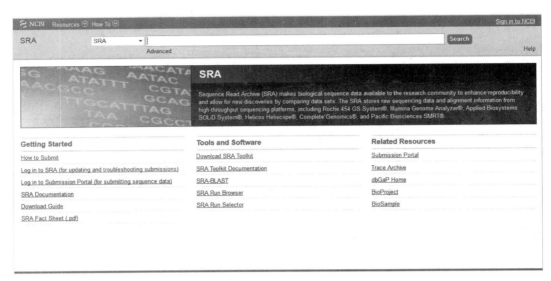

图 16-11　测序读段数据库（SRA）数据库介绍

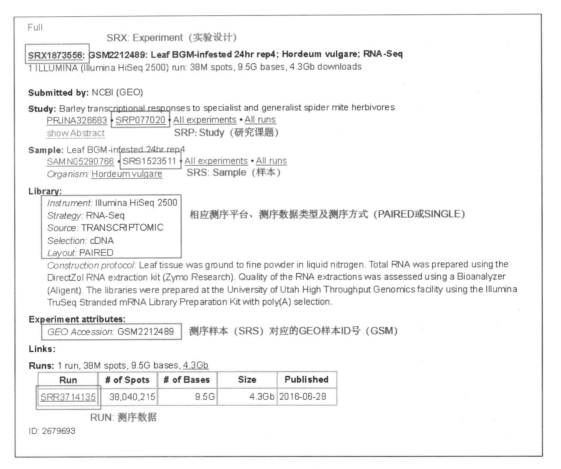

图 16-12　测序读段数据库（SRA）数据

的,可以有很多研究类型,如全基因组测序、转录组学分析、表观基因组学分析,以及宏基因组学分析等,一个 study 可能包含多个 Experiment。Experiments 是 SRA 数据库的最基本单元,就像 PubMed 数据库的每一篇文献是 PubMed 数据库的疾病单元一样。Experiments 包含了 Sample、DNA source、测序平台、数据处理等信息。一个 Experiment 隶属于某个 Study,对一个或多个样本进行测序,产生的测序数据以 runs 的形式存储于 SRA,所以一个 Experiment 可能包含一个或多个 runs。Runs 表示测序仪运行所产生的 reads。SRA 数据库用不同的前缀加以区分:ERP 或 SRP 表示 Studies;SRS 表示 Samples;SRX 表示 Experiments;SRR 表示 Runs。

2. SRA 数据获取　　首先,在 Linux 系统中,如果要下载单个 sra 文件时,需要获取 NCBI 数据库 FTP 中的相应地址,以 ERR260132. sra 数据为例,如下:

```
wget-i  ftp://ftp. ncbi. nlm. nih. gov/sra/sra-instant/reads/ByStudy/sra/ERP/ERP002/ERP002469/ERR260132/ERR260132. sra
```

同样可以将所有 URL(地址)放入一个文件(sralist. txt)之内,进行批量下载,使用 wget 命令,文件中的格式如下所示,每一行表示一个 URL 地址:

```
ftp://ftp. ncbi. nlm. nih. gov/sra/sra-instant/reads/ByStudy/sra/ERP/ERP002/ERP002469/ERR260132/ERR260132. sra
ftp://ftp. ncbi. nlm. nih. gov/sra/sra-instant/reads/ByStudy/sra/ERP/ERP002/ERP002469/ERR260133/ERR260133. sra
```

下载命令为:wget -i sralist. txt,其中-i 表示读取文件中的 url,sralist. txt 是包含所有 URL 的文件。

其次,利用 NCBI 开发的软件包 SRA Toolkit 同样可进行 SRA 数据的下载,并且该软件包可将 SRA 数据库中存贮的. sra 压缩格式的测序数据转换为. fastq 的数据。首先进行下载并安装 SRA Toolkit 软件包,下载地址为 https://trace. ncbi. nlm. nih. gov/Traces/sra/sra. cgi? view = software,最新版本为 2017 年 3 月 14 日更新的 2. 8. 2-1 版本,主要包括 CentOS Linux 64 bit、Ubuntu Linux 64 bit、MacOS 64 bit 和 MS Windows 64 bit 版本。选择相应系统的版本进行下载并安装后,软件包中的 prefetch 命令可进行数据的下载,fastq-dump 可将 sra 格式的数据转换成为 fastq 格式的数据,用于后续的相关分析。关于 SRA Toolkit 软件包的详细说明可参见 SRA Toolkit Documentation(https://trace. ncbi. nlm. nih. gov/Traces/sra/sra. cgi? view = toolkit_doc)(图 16-13)。

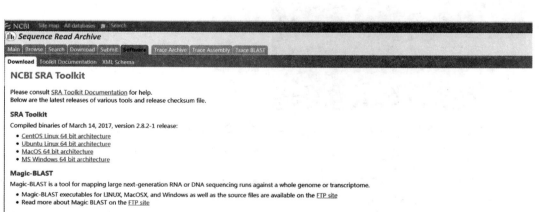

图 16-13　测序读段数据库(SRA)工具包

四、UCSC 数据库

1. UCSC 数据库简介　　UCSC Genome Browser 是由加州大学圣克鲁兹分校（University of California Santa Cruz，UCSC）创立和维护的，该站点包含有人类、小鼠和大鼠等多个物种的基因组草图，并提供一系列的网页分析工具。站点用户可以通过它可靠和迅速地浏览基因组的任何一部分，并且同时可以得到与该部分有关的基因组注释信息，如已知基因、预测基因、表达序列标签、信使 RNA、CpG 岛、克隆组装间隙和重叠、染色体带型、小鼠同源性等。用户也可以因为教育或科研目的加上他们自己的注释信息。UCSC Genome Browser 目前应用相当广泛，比如 Ensembl 就是使用它的人类基因组序列草图为基础的。

UCSC 的主界面主要分为四部分。第一部分界面上端的菜单栏，包括 Genomes、Genome Browser、Tools、Mirrors、Downloads、MyData、Help 和 About Us 几部分，并且每部分都会有更详细的子菜单。用户在使用数据库及其工具（Genome Browser、Table Browser、Gene Sorter、Proteome Browser、VisiGene、Genome Graphs、BLAT 等）时可以从以下站点获得大量的适时帮助，包括 http://genome.ucsc.edu/goldenPath/help/hgTracksHelp.html、http://genome.ucsc.edu/FAQ 等。还可以写邮件到 genome@soe.ucsc.edu（http://genome.ucsc.edu/contacts.html）获得帮助。主界面的第二部分是位于右上部分的 Our tools，其中包含了 UCSC 开发的工具，包括著名的 Genome Borwser，用于可视化基因组数据；BLAT，快速进行

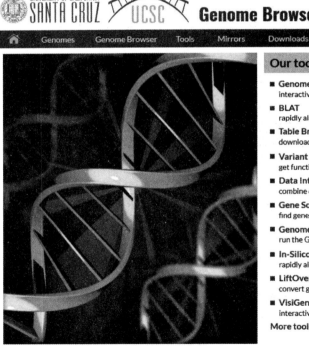

图 16-14　加州大学圣克鲁兹分校（UCSC）主界面及解读

序列与基因组的比对;Table Browser,可通过其进行 Genome Browser database 中进行数据的下载;In-Sil-ico PCR,可进行 PCR 引物的基因组比对;LiftOver,进行不同版本(assemblies)间的基因组坐标的转换等众多工具。主界面还包括 Our story 部分和 What's new 部分,分别是 UCSC 的创建和发展史和新闻栏(图 16-14)。

2. UCSC 基因组浏览器使用 使用 UCSC 基因组浏览器,首先点击工具栏的 Genomes 按钮,并选择镜像地址;接下来进行物种和其基因组装配版本(assembly)的选择,包括 Human、Mouse、Rat、Worm 和 Yeast 等多种模式生物,例如,选择 Human 的 hg19 版本;进入 Genome Browser 的主界面,搜索基因名 *TP53* 得到以下基因组草图(图 16-15)。简单的调整功能和每个区域所代表的含义如图标识。外显子是由代表内含子的横线连接的条形块部分。内含子是指连接条形外显子的细线部分。5′ 和 3′ 非翻译区显示为前面和后面相对比较细的条形块部分。基因内含子内箭头表示转录的方向。在没有内含子可见的情况下,箭头显示在外显子条形块部分。

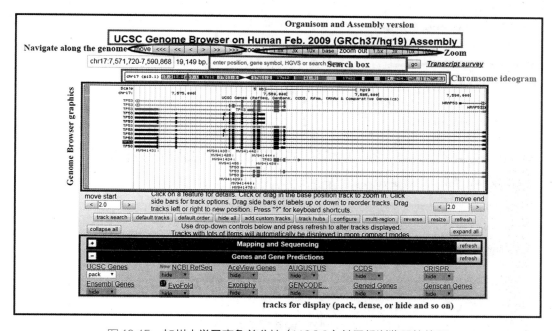

图 16-15 加州大学圣克鲁兹分校(UCSC)基因组浏览器的使用

Gnome Browser 下方是路径的显示设置界面,包括多种特性的路径图(tracks),例如,Mapping and Sequencing、Genes and Gene Predictions、Phenotype and Literature、mRNA and EST、Expression 和 Regulation 等 Track 的分类,每个 track 分类中包含很多路径图(tracks)。可以通过研究需要来选定所需要的显示选项。每个路径都可以通过点击蓝色的字体链接到注释界面。下面是路径的 5 种显示模式,分别为 Hide、Dense、Squish、Dense、Pack 和 Full。Hide 路径不显示,这种模式有助于限制显示,只显示那些感兴趣的路径,方便查看。Dense 显示所有功能压缩成一行。当只需要显示一个注释的总体视图,这种模式有助于减少空间。Squish 每个注释特性的路径图单独显示,但只有 Full 模式 50% 的高度。这种模式有助于减少路径图空间使用的,适用于显示大量的个体特性和得到一个注释的整体视图,特别适合在染色体特定区域显示大量的路径图特性。Pack 分别显示的跟踪显示每个注释功能和标记,但不一定是显示在一个单独的行。当需要查看大量的个体特性时,这种模式有助于减少空间使用,但需要提供的标签和显示尺寸完整模式。Full 每个注释特性的跟踪显示在独立的行中,使用这个选项的路径不要设置太多。

关于 UCSC 基因组浏览器使用的详细说明可参见 UCSC 数据库基因组浏览器使用指南(图 16-16,http://genome.ucsc.edu/goldenPath/help/hgTracksHelp.html),以及基因组浏览器 FAQ(Genome Brower

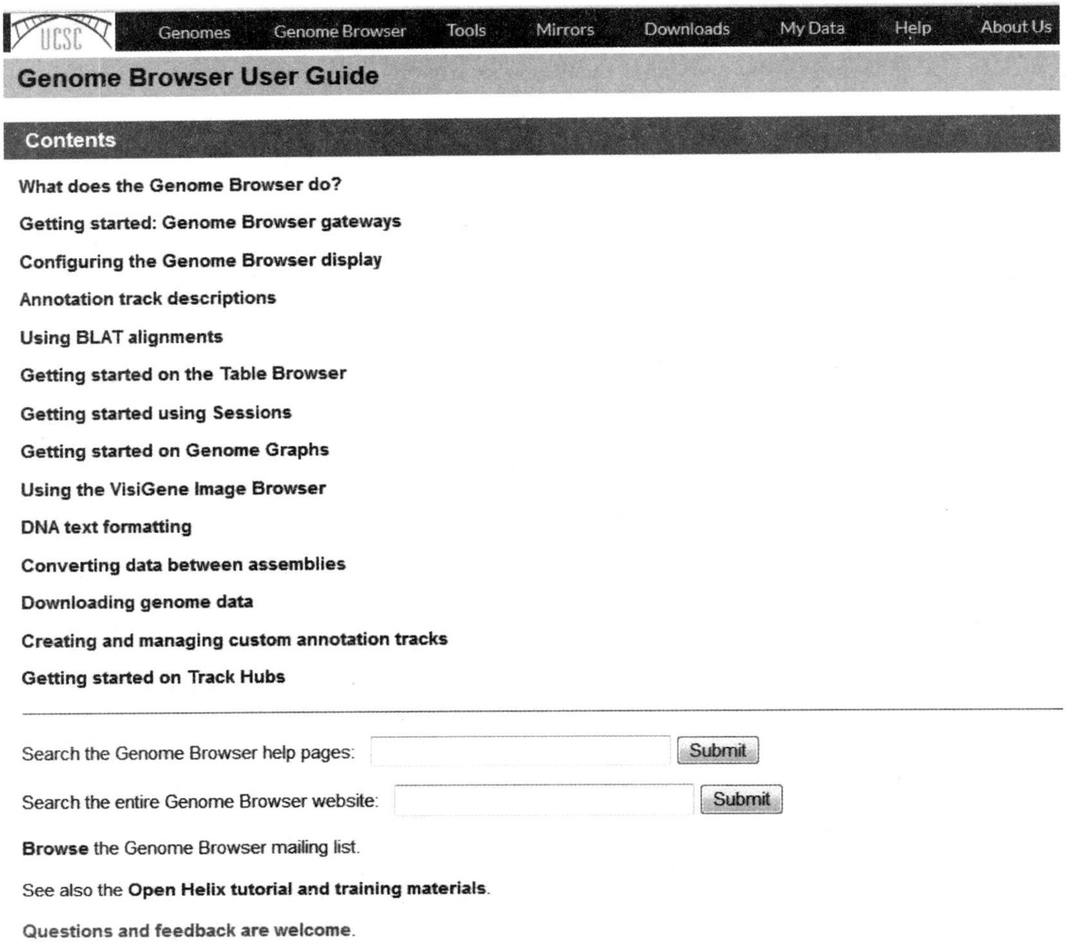

图 16-16　加州大学圣克鲁兹分校（UCSC）浏览器使用指南

FAQ，http：//genome. ucsc. edu/FAQ/）。

小　结

　　生物信息学已成为生物医学、农学、遗传学、细胞生物学等学科发展的强大推动力量，也是药物设计、环境监测等研究领域的重要组成部分。生物信息学在基因的功能发现，疾病基因诊断、蛋白质结构预测、基于结构的药物设计、药物合成和制药工业中起着极其重要的作用，生物信息学的应用大大加快了医学领域对疾病的发生机制、诊断及预后生物标记物的筛选的研究进程。

思　考　题

　　1. 针对转录组的表达谱数据，识别差异表达基因有哪些方法？
　　2. RNA-seq 测序数据的基本分析流程？
　　3. 有哪些重要的表观遗传修饰？测定它们的方法包括什么？
　　4. 简述功能富集分析的意义及常用统计学方法。
　　5. 如何将基因组信息进行可视化展示？

（张　岩）

推荐阅读

［1］高碧珍. 医学生物学. 2 版. 北京：人民卫生出版社,2016.
［2］杨恬. 医学细胞生物学. 3 版. 北京：人民卫生出版社,2014.
［3］胡火珍. 医学生物学. 8 版. 北京：科学出版社,2015.
［4］陈誉华. 医学细胞生物学. 5 版. 北京：人民卫生出版社,2013.
［5］左伋. 医学遗传学. 6 版. 北京：人民卫生出版社,2013.
［6］傅松滨. 医学遗传学. 3 版. 北京：北京大学医学出版社,2013.
［7］杨保胜,李刚. 医学遗传学. 北京：高等教育出版社,2014.
［8］杨焕明. 基因组学. 北京：科学出版社,2016.
［9］杜传书. 医学遗传学. 3 版. 北京：人民卫生出版社,2014.
［10］邬玲仟,张学. 医学遗传学. 北京：人民卫生出版社,2016.
［11］赵彦艳,孙开来. 人类发育与遗传学. 3 版. 北京：科学出版社,2016.
［12］莱克斯. 基因组学概论. 2 版. 薛中庆,胡松年,译. 北京：科学出版社,2016.
［13］陈润生. 生物信息学. 生物物理学报,1999,15：5-13.
［14］Hamosh A,Scott AF,Amberger JS,et al. Online Mendelian Inheritance in Man（OMIM）,a knowledgebase of human genes and genetic disorders. Nucleic Acids Res,2005,33（Database issue）:514-517.
［15］Firth HV,Hurst JA,Hall J. Oxford Desk Reference：Clinical Genetics. New York：Oxford University Press,2005.
［16］Bunz F. Principles of Cancer Genetics. New York：Springer,2008.
［17］Griffiths AJF,Wessler SR,Carroll SB,et al. Introduction to Genetic Analysis. 10th ed. New York：W. H. Freeman and Company. 2012.
［18］Brooker RJ. Genetics：Analysis & Principles. 5th ed. New York：McGraw-Hill Education. 2013.
［19］Karp G. Cell and Molecular Biology：Concepts and Experiments. 7th ed. Hoboken：John Wiley & Sons,Inc. ,2013.
［20］Alberts B,Johnson A,Lewis J,et al. Molecular Biology of the Cell. 6th ed. New York：Garland Science,Taylor & Francis Group,2015.
［21］Nussbaum RL,McInnes RR,Willard HF. Thompson & Thompson Genetics in Medicine. 8th ed. Amsterdam：Elsevier,2015.
［22］Lodish H,Berk A,Kaiser CA,et al. Molecular Cell Biology. 8th ed. New York：W. H. Freeman and Company,2016.

中英文名词对照索引